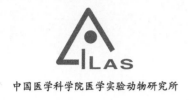

中国医学科学院医学实验动物研究所

中国实验动物学会

实验动物科学丛书 20

丛书总主编/秦川

Ⅳ 比较医学系列

比较传染病学——细菌性疾病

占玲俊　　金梅林　主编

U0252366

科学出版社

北京

内 容 简 介

《比较传染病学》是"实验动物科学丛书比较医学系列"中的一部,分病毒性疾病和细菌性疾病两册,本册为《比较传染病学——细菌性疾病》。本书分总论和各论阐述。总论(第一至三章)介绍了比较医学中细菌性疾病研究的医学意义,细菌的病原学概论及细菌性疾病中动物模型研究的特点。各论(第四至十章)分述了常见细菌传染病的比较医学研究,从病原学、临床表现、宿主易感基因、病理学、影像学、免疫学等方面,比较同一疾病的不同动物模型之间以及动物模型与人类相应疾病之间的异同,总结动物模型的特点和病变规律,用于指导疾病机制、药物和疫苗评价研究。本书以独特的比较医学视角,由国内从事人畜共患细菌性疾病及动物模型研究的资深专家结合科研实践,并参阅大量国内外细菌性疾病领域的最新成果和研究进展编写而成,内容包括比较医学理论体系、动物实验方法和应用指导。

本书可作为比较医学、实验动物学、生物学和医学研究的科研人员和学生,以及对这些领域感兴趣的社会人士参考。

图书在版编目(CIP)数据

比较传染病学. 细菌性疾病/占玲俊, 金梅林主编. —北京: 科学出版社, 2023.4

(实验动物科学丛书/秦川主编)

ISBN 978-7-03-073821-9

Ⅰ. ①比… Ⅱ. ①占… ②金… Ⅲ. ①传染病学–病原–对比研究 ②细菌病–研究 Ⅳ. ①R51

中国版本图书馆 CIP 数据核字(2022)第 219465 号

责任编辑:罗 静 岳漫宇 闫小敏 / 责任校对:郭瑞芝
责任印制:赵 博 / 封面设计:图阅盛世

科学出版社 出版
北京东黄城根北街 16 号
邮政编码:100717
http://www.sciencep.com

北京凌奇印刷有限责任公司印刷
科学出版社发行 各地新华书店经销
*
2023 年 4 月第 一 版 开本:880×1230 A4
2024 年 1 月第二次印刷 印张:11
字数:372 000
定价:128.00 元
(如有印装质量问题,我社负责调换)

丛 书 序

实验动物科学是一门新兴交叉学科，它集成生物学、兽医学、生物工程、医学、药学、生物医学工程等学科的理论和方法，以实验动物和动物实验技术为研究对象，为相关学科发展提供系统的生物学材料和相关技术。实验动物科学不仅直接关系到人类疾病研究、新药创制、动物疫病防控、环境与食品安全监测和国家生物安全与生物反恐，而且在航天、航海和脑科学研究中也具有特殊的作用与地位。

虽然国内外都出版了一些实验动物领域的专著，但一直缺少一套能够体现学科特色的丛书，来介绍实验动物科学各个分支学科和领域的科学理论、技术体系和研究进展。

为总结实验动物科学发展经验，形成学科体系，我从 2012 年起就计划编写一套实验动物丛书，以展示实验动物相关研究成果、促进实验动物学科人才培养、助力行业发展。

经过对丛书的规划设计后，我和相关领域内专家一起承担了编写任务。本丛书由我担任总主编，负责总体设计、规划、安排编写任务，并组织相关领域专家，详细整理了实验动物科学领域的新进展、新理论、新技术、新方法。本丛书是读者了解实验动物科学发展现状、理论知识和技术体系的不二选择。根据学科分类、不同职业的从业要求，丛书内容包括 9 个系列：Ⅰ实验动物管理系列、Ⅱ实验动物资源系列、Ⅲ实验动物基础系列、Ⅳ比较医学系列、Ⅴ实验动物医学系列、Ⅵ实验动物福利系列、Ⅶ实验动物技术系列、Ⅷ实验动物科普系列和Ⅸ实验动物工具书系列。

本丛书在保证科学性的前提下，力求通俗易懂，融知识性与趣味性于一体，全面生动地将实验动物科学知识呈现给读者，是实验动物科学、医学、药学、生物学、兽医学等相关领域从事管理、科研、教学、生产的从业人员和研究生学习实验动物科学知识的理想读物。

丛书总主编　秦　川　教授

中国医学科学院医学实验动物研究所所长

北京协和医学院比较医学中心主任

中国实验动物学会理事长

2019 年 8 月

前　言

比较传染病学是比较研究传染病病原感染实验动物及人类发生发展的比较医学的一门分支学科。重点研究传染病学问题在人及传染病动物模型中的相似性和差异性，从比较病原学、病理学、免疫学、生物化学等方面阐明传染病的疾病特征和致病机制。比较细菌性传染病学不同于传染病学，亦不同于细菌病学，本书对细菌感染的动物模型和相对应的患者进行比较，同时从病原的角度和宿主的角度，比较分析疾病的特点，形成比较医学的知识体系。

本书分总论（第一至三章）和各论（第四至十章）。总论介绍了比较医学中细菌性疾病研究的医学意义，细菌学的概论及细菌性疾病中动物模型研究的特点。各论分述了常见细菌传染病的比较医学研究，从病原学、宿主易感基因、临床表现、病理学、免疫学、影像学等方面，比较同一疾病的不同动物模型之间以及动物模型与人类相应疾病之间的异同，总结动物模型的特点和病变规律，用于指导疾病机制、药物和疫苗评价研究。

本书主要针对常见的人兽共患细菌传染病，比较动物模型与人类疾病的异同，指导细菌传染病的基础研究、药物和疫苗的评价。目前比较医学学科处于起步阶段，无论基础研究还是临床前评价研究，都缺乏专门的学术著作供参考，本书是编者结合本领域的科研发现和比较医学的宗旨，提炼总结的理论体系，有助于提高药物和疫苗评价成功率，同时减少成本，提高产品市场总额，可提高防治水平并产生良好的社会效益。

本书的编者多为本领域有很深造诣且有交叉学科视野的资深专家，本书相关研究结果为阐明传染病的感染、致病和传播机制，疫苗的筛选和药物的评价，以及传染病的防控等提供了重要的理论和技术支撑，为读者使用传染病动物模型提供了信息指南；同时，形成了系统的知识架构，分享了本领域的前沿研究成果。第一至三章为总论，在中国医学科学院医学实验动物研究所秦川教授的指导下由该所占玲俊及唐军撰写；第四至十章为各论，其中第四章由中国医学科学院医学实验动物研究所占玲俊及武汉大学医学部李冬青撰写，第五章由中国疾病预防控制中心布病室崔步云撰写，第六章由中国农业科学院畜牧兽医研究所崔尚金和史利军撰写，第七章由南开大学王磊、郭玺及湖北医药学院李蓓撰写，第八章在华中农业大学陈焕春院士指导下由金梅林和张强撰写，第九章由解放军疾病预防控制中心柯跃华撰写，第十章由中国医学科学院医学实验动物研究所唐军撰写。在此，对上述各位编委通力合作、按时完成书稿撰写任务表示感谢。初稿完成后，由占玲俊、金梅林对全书进行了统一审阅修订。

在本书即将出版之际，我们不能忘记中华人民共和国科学技术部和中国医学科学院，以及中国医学科学院医学实验动物所秦川、魏强、薛靖、孙秀萍、张钰等对我们的大力支持，科学出版社编辑付出的辛劳，在此一并表示诚挚的感谢！同时对参与后期校稿的中国医学科学院医学实验动物研究所王煜、李新雨表示衷心感谢！本书可供相关科研工作者和研究生参考，希望能为相关研究工作提供助益。限于作者水平，不足之处请批评指正。

占玲俊　金梅林

2023 年 3 月 8 日

目　　录

第一章　比较细菌传染病研究的医学意义 ……………………………………………………1

　　参考文献 ……………………………………………………………………………………2

第二章　细菌性传染病概论 ……………………………………………………………………3

　　第一节　细菌的分类 ………………………………………………………………………3

　　第二节　细菌的致病作用 …………………………………………………………………4

　　　　一、细菌的侵袭力 ……………………………………………………………………4

　　　　二、细菌的毒素 ………………………………………………………………………5

　　　　三、超抗原 ……………………………………………………………………………7

　　　　四、免疫病理损伤 ……………………………………………………………………7

　　第三节　宿主的抗感染免疫 ………………………………………………………………7

　　　　一、固有免疫 …………………………………………………………………………8

　　　　二、适应性免疫 ………………………………………………………………………9

　　　　三、抗胞内菌免疫 ……………………………………………………………………10

　　参考文献 ……………………………………………………………………………………11

第三章　比较传染病学中细菌性疾病的动物模型研究 ………………………………………12

　　第一节　多物种模型的比较医学研究 ……………………………………………………12

　　第二节　细菌感染性疾病动物模型研究方法 ……………………………………………13

　　　　一、模型的制备方法 …………………………………………………………………13

　　　　二、选择合适的易感菌株 ……………………………………………………………13

　　　　三、根据实验目的培育和选择合适种类的实验动物 ………………………………14

　　　　四、细菌感染性疾病动物模型的分析方法 …………………………………………14

　　　　五、细菌感染性疾病动物模型的应用 ………………………………………………14

　　参考文献 ……………………………………………………………………………………14

第四章　结核病 …………………………………………………………………………………15

　　第一节　多物种结核病动物模型的比较 …………………………………………………15

　　　　一、结核病动物模型判定标准 ………………………………………………………15

　　　　二、结核病动物模型的特点 …………………………………………………………16

　　　　三、目前结核病动物模型研究面临的问题 …………………………………………16

　　第二节　结核病的病原学特征比较 ………………………………………………………16

　　　　一、生物学性状的比较 ………………………………………………………………19

　　　　二、致病性比较 ………………………………………………………………………22

　　第三节　结核病动物模型与人类疾病的临床表现比较 …………………………………24

　　　　一、结核患者的临床表现 ……………………………………………………………24

　　　　二、不同结核病动物模型的临床表现 ………………………………………………25

　　第四节　结核病动物模型与人类结核病的组织中结核菌特性比较 ……………………26

　　　　一、结核病患者与动物模型体内组织的菌分布 ……………………………………26

二、不同感染期菌量的变化 ·· 28

第五节 结核病动物模型与人类疾病的病理特征比较 ································· 30
　　一、结核病患者的病理特点 ··· 30
　　二、小鼠结核病动物模型的病理特点 ·· 31
　　三、哈氏豚鼠结核病动物模型的病理特点 ·· 32
　　四、兔结核病动物模型的病理特点 ··· 33
　　五、树鼩结核病动物模型的病理特点 ·· 34
　　六、猴结核病动物模型的病理特点 ··· 34
　　七、其他动物模型的病理特点 ··· 35

第六节 结核病动物模型与人类疾病的免疫反应比较 ································· 35
　　一、天然免疫 ··· 35
　　二、特异性免疫 ·· 37

第七节 结核病动物模型与人类疾病的辅助诊断指标比较 ··························· 39
　　一、人类中结核潜伏感染 ··· 39
　　二、结核病动物模型的辅助诊断指标 ·· 40

第八节 结核病动物模型的比较医学用途比较 ··· 41
　　一、结核病的基础研究 ·· 41
　　二、结核病的诊断研究 ·· 42
　　三、结核病动物模型用于疫苗研究 ··· 42
　　四、结核病动物模型用于药物和新型治疗策略评价 ································· 43

　　参考文献 ··· 43

第五章 布鲁氏菌病 ··· 46

第一节 多物种布鲁氏菌病的病原学比较 ·· 46
　　一、布鲁氏菌病与动物实验概述 ·· 46
　　二、毒力实验研究 ··· 46

第二节 比较医学在布鲁氏菌病研究中的意义 ·· 47
　　一、各种实验动物对布氏菌的敏感性及其使用价值 ································· 47
　　二、比较医学实验动物的选用 ··· 47

第三节 豚鼠在布鲁氏菌病研究中的应用 ·· 48
　　一、感染与致病过程 ·· 48
　　二、感染的一般表现 ·· 48
　　三、病理学变化 ·· 48
　　四、血清学反应 ·· 49
　　五、豚鼠在布病的比较医学研究和防治中的应用 ··································· 49

第四节 小白鼠在布鲁氏菌病研究中的应用 ··· 50
　　一、感染与致病过程 ·· 50
　　二、病理学变化 ·· 50
　　三、血清学反应 ·· 51
　　四、小白鼠在布病的比较医学研究和防治中的应用 ································· 51

第五节 家兔在布鲁氏菌病研究中的应用 ·· 51
　　一、感染与致病过程 ·· 51

二、病理学改变 ··· 51

三、血清学反应 ··· 52

四、家兔在布病的比较医学研究和防治中的应用 ·· 52

第六节　大白鼠在布鲁氏菌病研究中的应用 ·· 52

一、感染与致病过程 ··· 52

二、病理学改变 ··· 52

三、血清学反应 ··· 52

四、大白鼠在布病的比较医学研究和防治中的应用 ································· 52

第七节　其他实验动物在布鲁氏菌病研究中的应用 ·· 53

一、鸡 ··· 53

二、猴 ··· 53

第八节　布鲁氏菌病比较医学的生物安全 ··· 53

参考文献 ·· 53

第六章　沙门菌病 ·· 54

第一节　多物种沙门菌病的病原学比较 ··· 54

一、沙门菌属种及亚种 ··· 54

二、沙门菌血清型和不同抗原 ·· 54

三、沙门菌毒力因子与编码基因 ·· 55

四、沙门菌分类比较 ··· 55

第二节　沙门菌病动物模型与人类疾病的宿主易感性基因比较 ···················· 56

第三节　沙门菌病动物模型与人类疾病的临床表现比较 ································· 57

一、人感染沙门菌后的症状 ·· 57

二、动物感染沙门菌后的症状 ·· 57

第四节　沙门菌病动物模型与人类疾病的组织内病原分布及特性比较 ·········· 59

一、人感染沙门菌的病原分布及特性 ··· 59

二、猪感染沙门菌的病原分布及特性 ··· 59

三、禽类感染沙门菌的病原分布及特性 ··· 60

四、兔感染沙门菌的病原分布及特性 ··· 60

五、小鼠感染沙门菌的病原分布及特性 ··· 60

六、大鼠感染沙门菌的病原分布及特性 ··· 61

第五节　沙门菌动物模型与人类疾病的病理特征比较 ······································ 61

一、人感染的病理特征 ··· 61

二、猪感染的病理特征 ··· 62

三、牛感染的病理特征 ··· 62

四、犬感染的病理特征 ··· 62

五、禽类感染的病理特征 ·· 62

六、兔感染的病理特征 ··· 63

第六节　沙门菌病动物模型与人类疾病的免疫反应比较 ································· 63

一、天然免疫 ··· 63

二、获得性免疫 ··· 68

三、沙门菌对宿主免疫的逃逸 ·· 69

第七节　沙门菌病动物模型与人类疾病的鉴别诊断比较 ························70
　　一、人沙门菌病的诊断 ···70
　　二、禽沙门菌病的诊断 ···71
　　三、猪沙门菌病的诊断 ···71
　　四、其他动物沙门菌病的诊断 ···71
第八节　沙门菌在药效或疫苗评价中的比较医学研究 ··························71
　　一、沙门菌载体在人用疫苗研究中的应用 ·······································72
　　二、沙门菌载体在禽用疫苗研究中的应用 ·······································72
　　三、沙门菌载体在猪用疫苗研究中的应用 ·······································72
　　四、沙门菌载体在牛用疫苗研究中的应用 ·······································72
　　五、沙门菌载体在马用疫苗研究中的应用 ·······································73
　　六、减毒沙门菌载体在犬和猫用疫苗研究中的应用 ·····························73
　　七、沙门菌载体在寄生虫疫苗研究中的应用 ·····································73
　　八、沙门菌载体在抗生素有效性和耐药性研究中的应用 ·······················74
　　九、沙门菌小鼠模型在免疫及致病机制研究中的应用 ·························74
参考文献 ··75

第七章　大肠杆菌病 ···76
第一节　多种大肠杆菌的病原学比较 ··76
第二节　不同致病类型大肠杆菌的致病机制比较 ·································77
　　一、肠致病性大肠杆菌（EPEC） ···77
　　二、肠出血性大肠杆菌（EHEC） ···78
　　三、肠产毒性大肠杆菌（ETEC） ···78
　　四、肠侵袭性大肠杆菌（EIEC） ···79
　　五、肠聚集性大肠杆菌（EAEC） ···81
　　六、肠弥散黏附性大肠杆菌（DAEC） ···82
　　七、尿道致病性大肠杆菌（UPEC） ···82
　　八、新生儿脑膜炎大肠杆菌（NMEC） ···84
第三节　大肠杆菌病动物模型与人类疾病的临床表现比较 ····················85
　　一、人类感染大肠杆菌的临床表现 ···86
　　二、动物感染大肠杆菌的临床表现 ···87
　　三、大肠杆菌病动物模型 ···88
第四节　大肠杆菌病动物模型与人类疾病的病理特征比较 ····················89
　　一、人类感染大肠杆菌的病理变化 ···89
　　二、动物感染大肠杆菌的病理变化 ···90
　　三、大肠杆菌病动物模型 ···91
第五节　大肠杆菌病动物模型与人类疾病的免疫反应比较 ····················91
　　一、宿主对肠道内致病性大肠杆菌的免疫反应 ·································92
　　二、中枢神经系统对NMEC的免疫应答 ···94
参考文献 ··95

第八章　链球菌病 ···97
第一节　链球菌病概述 ··97

一、化脓链球菌 ··· 97
二、肺炎链球菌 ··· 98
三、猪链球菌 ··· 98
四、无乳链球菌 ··· 99
五、牛链球菌 ··· 99
第二节 猪链球菌病的病原特征比较 ··· 99
一、血清型分布的比较 ·· 100
二、基因型特征的比较 ·· 100
三、毒力基因的比较 ·· 104
第三节 猪链球菌病的临床症状比较 ·· 106
一、不同血清型菌株的临床症状比较 ·· 106
二、人感染猪链球菌和猪感染猪链球菌的临床症状比较 ································· 106
第四节 猪链球菌动物模型的比较 ··· 107
一、仔猪 ·· 107
二、小鼠 ·· 107
三、斑马鱼 ·· 108
四、其他动物模型 ··· 108
第五节 猪链球菌病的剖检及病理变化比较 ··· 108
一、仔猪模型的病理特征 ··· 108
二、小鼠模型的病理特征 ··· 109
三、其他模型的病理特征 ··· 109
第六节 不同动物感染模型的体内应答比较 ··· 109
一、猪链球菌感染仔猪的体内应答 ··· 109
二、猪链球菌感染小鼠的体内应答 ··· 110
三、猪链球菌感染斑马鱼的体内应答 ·· 111
参考文献 ·· 111
第九章 肺炎链球菌病 ·· 113
第一节 肺炎链球菌概述 ·· 113
一、肺炎链球菌的生物学特性 ··· 113
二、肺炎链球菌的致病性 ··· 113
三、肺炎链球菌的传播及定植 ··· 115
第二节 肺炎链球菌病动物模型的比较 ·· 116
一、肺炎链球菌性肺炎动物模型 ·· 116
二、肺炎链球菌性败血症模型 ··· 118
三、肺炎链球菌性脑膜炎动物模型 ··· 120
四、肺炎链球菌性中耳炎动物模型 ··· 123
第三节 肺炎链球菌性肺炎动物模型和人类肺炎的比较 ··································· 125
一、一般临床表现 ··· 125
二、宿主易感性 ··· 126
三、免疫反应 ·· 126
四、影像学特征 ··· 127

五、病原分布 127

六、病理特征 128

七、肺炎动物模型的局限性 128

八、小结 128

第四节 肺炎链球菌性脑膜炎动物模型和人类脑膜炎的比较 129

一、临床表现 130

二、宿主易感性的决定因素 130

三、免疫反应 131

四、病原分布 132

五、病理特征 132

六、脑膜炎动物模型的应用及局限 133

参考文献 134

第十章 李斯特菌病 136

第一节 李斯特菌病理生理学 137

一、感染过程的细胞生物学 137

二、单增李斯特菌的体内感染 139

三、细菌生理和调控 140

四、未来研究方向 141

第二节 李斯特菌病多物种动物模型的比较 141

一、李斯特菌的自然感染 142

二、李斯特菌的实验性感染 144

第三节 李斯特菌病多种类型动物模型的比较 148

一、口服感染的李斯特菌病动物模型 148

二、妊娠相关李斯特菌病动物模型 150

三、老年李斯特菌病模型 152

第四节 李斯特菌病动物模型与人类疾病的临床表现比较 153

第五节 李斯特菌病动物模型与人类疾病的免疫反应比较 154

一、固有免疫应答 154

二、适应性免疫应答 155

第六节 李斯特菌病动物模型与人类疾病的影像学比较 156

一、体内生物发光成像（BLI） 157

二、磁共振成像（MRI） 157

参考文献 158

第一章　比较细菌传染病研究的医学意义

传染病是全球人类健康的重要威胁，平均每 8 个月就有新的传染病流行。过去，新发传染病多为细菌性疾病，如鼠疫、布鲁氏菌病、链球菌病等，近年来，新发传染病多为病毒性疾病，如严重急性呼吸综合征（severe acute respiratory syndrome，SARS）、流感、寨卡病毒感染等肆虐。随着社会的发展、技术的进步和人类活动范围的扩大，重大及新发再发传染病将是未来生物安全的重要威胁。

传染病的特性之一是由明确的病原感染引起发病致病，最常见的是细菌和病毒，其中致病细菌多数可以在人和动物间传播，通过动物实验进行替代研究，可以为医学研究提供有力的支持。医学上许多重大的发现均和动物实验紧密相关，如传染病病原发现、预防接种、抗生素发现等都离不开动物实验。1878 年，德国科学家罗伯特·科赫（Robert Koch）通过对牛、羊疾病进行研究，发现了结核分枝杆菌（简称结核菌），指出了细菌与疾病的关系。1880 年，法国微生物学家路易斯·巴斯德（Louis Pasteur）在家禽霍乱病的研究中首先用人工致弱的巴氏杆菌制造出禽霍乱疫苗，到 1885 年他又成功地研制出狂犬病弱毒疫苗，开辟了感染与免疫研究的新领域。

然而，动物实验与人类的临床试验还是有差异的。例如，MVA85A 疫苗是一种表达分枝杆菌抗原 85A 的重组安卡拉病毒载体疫苗，是近年来最受瞩目的新型结核疫苗之一。利用动物模型研究证实该疫苗有良好的免疫保护作用，结果表明 MVA85A 疫苗在免疫功能健全者体内可诱导显著、持久的 Th1 细胞免疫反应，但是该疫苗不能在婴儿体内发挥有效的免疫保护作用，因此该研究认为，MVA85A 疫苗不能加强卡介苗（bacillus Calmette-Guérin，BCG）的出生免疫对婴儿抵御结核病的能力。该研究的失败证明，从动物模型到成年感者者，MVA85A 疫苗均可表现出较好的免疫保护力，但是对于婴幼儿，不能发挥有效的免疫保护力，说明婴儿与成年人有差异，也与动物模型存在种属差异有关。

另外一个著名的事件是药物 TGN1412 对类风湿性关节炎和多发性硬化等自身免疫性疾病及白血病的治疗，2006 年 3 月 13 日，8 名健康志愿者在伦敦 Northwick Park 医院接受 TGN1412 药物的 I 期临床试验。结果发现：6 名接受药物注射的志愿者在药物注射后 90min 内都出现严重的全身炎症反应，在输注药物后 12～16h 病情加重，出现多器官功能衰竭和弥散性血管内凝血，因而全部被转入重症监护病房（ICU）接受治疗。在接受药物注射的 2h 内，志愿者出现了意想不到的淋巴细胞和单核细胞耗竭。经抢救，6 名志愿者无一例死亡，但反应最严重的病例，在 ICU 治疗 3 个多月后，因药物不良反应，脚趾和手指缺血坏死，从而接受全部足趾切除术和 3 个手指部分切除术。安慰剂组的 2 名志愿者没有出现任何不良反应。

经调查，TGN1412 药物在生产、储存等过程中不存在任何问题。血清检测发现，志愿者在用药后 1～4h，多种促炎性细胞因子水平显著上升。所有志愿者的外周血淋巴细胞在用药后 8～16h 几乎耗竭，这是典型的细胞因子释放综合征。随后来自英国的帝国理工医学院、伦敦国王学院和 Babraham 研究所的学者报道，人体的记忆 T 细胞可能是 TGN1412 药物 I 期临床试验出现悲剧的原因。大约 50% 的人体 T 淋巴细胞是记忆细胞，即它们在人的一生中因感染和疾病等因素曾经被激活。然而动物模型，如用于药物 TGN1412 临床前研究的动物，没有这么多数量的记忆 T 细胞，这是因为为了预防感染，这些动物一直被置于无菌环境下饲养。CD28 是激发 T 淋巴细胞反应的重要分子，而药物 TGN1412 就具有强烈激发 CD28 的能力。研究者将由表面分子 CD28 激活的记忆 T 细胞注射到健康小鼠体内，这些细胞马上从血液游走到多个器官，包括肾、心脏和肠道，导致这些组织发生损伤。而在未感染的情况下，这些细胞不应该出现于这些部位。

以上的事例提示，细菌感染性动物模型研究与临床研究存在差异。动物模型研究与临床研究存在差异的主要原因：①物种差异，相同的病原菌感染后宿主的疾病表现、病变特征等会有差异。如果不重视这种差异，直接将动物实验的结果类推到人类身上，会导致临床研究的失败。通过比较动物模型和人类疾病的特点，可以总结出两者之间的异同点，相同点可以类推该疾病在人群中的特点，而相异点可提示物种间差异对发病有影响，以便研究疾病机制，同时，认识到相异点对于提高抗菌药物和疫苗研究的临床转化率有帮助。②动物实验的结论是在特定条件下获得的，所得到的结果和结论是有限条件下的结论，不能盲目类推到人类，否则，临床前研究结果很难在临床试验中重现。③动物实验多为单因素作用研究，干预因素可能在某些方面对模型动物有积极作用，但是也常常造成其他严重损害，因此特定的动物实验只关注单因素对动物的特定影响，而人群中临床试验多为复杂因素研究，影响也会涉及多方面。

因此，比较传染病学中的细菌性疾病研究显得很有意义。比较传染病学中细菌性传染病学与常规的传染病学中病原菌学的研究内容不同，病原菌学主要关注病原本身的生物学特性及致病特性等，即使涉及病原与宿主间相互作用，也多从细胞和分子水平上去阐述机制。比较传染病学中细菌性疾病学亦不同于人兽共患病学，人兽共患病学主要关注人与动物之间的传播致病问题。比较传染病学中细菌疾病学主要对细菌感染的动物模型和对应的患者进行多方面的比较，包括从病原的角度和宿主的角度比较分析疾病的特点，形成比较医学的新知识体系。从病原学、宿主易感基因、临床表现、病理学、免疫学、影像学等方面，比较同一疾病的不同动物模型之间以及动物模型与人类相应疾病之间的异同，总结动物模型的特点和病变规律，用于指导疾病机制、药物和疫苗评价研究。

参 考 文 献

李兰娟, 任红. 2018. 传染病学. 北京: 人民卫生出版社.
刘恩岐. 2014. 人类疾病动物模型. 北京: 人民卫生出版社.
秦川, 魏泓. 2015. 实验动物学. 北京: 人民卫生出版社.
施新猷. 2003. 比较医学. 西安: 陕西科学技术出版社.
薛婧. 2020. 比较传染病学——病毒性疾病. 北京: 科学出版社.
张连峰, 秦川. 2012. 常见和新发传染病动物模型. 北京: 中国协和医科大学出版社.

第二章　细菌性传染病概论

第一节　细菌的分类

细菌分类学是一个古老的学科，细菌的分类原则上分为传统分类和系统发育分类两种。前者以细菌的生物学性状为依据，后者以细菌的发育进化关系为基础。具体的细菌鉴定和分类方法包括表型分类、分析分类和基因型分类。基于 16S rRNA 序列分析，将微生物分为古生菌、细菌和真核生物三个域，其中古生菌和细菌为原核生物。医学相关的常见重要细菌如表 2-1 所示。

表 2-1　医学常见重要细菌

类别	属
螺旋体	密螺旋体属
	疏螺旋体属
	钩端螺旋体属
需氧/微需氧、有动力、螺旋状/弧形革兰氏阴性菌	螺菌属
	弯曲菌属
	螺杆菌属
需氧/微需氧、革兰氏阴性杆菌与球菌	假单胞菌属
	军团菌属
	奈瑟菌属
	莫拉菌属
	产碱杆菌属
	布鲁氏菌属
	罗卡利马体属
	鲍特菌属
	弗朗西斯菌属
兼性厌氧革兰氏阴性杆菌	埃希菌属
	志贺菌属
	沙门菌属
	克雷伯菌属
	变形杆菌属
	普鲁威登菌属
	耶尔森菌属
	弧菌属
	巴氏杆菌属
	嗜血杆菌属
厌氧革兰氏阴性直、弯或螺旋菌	类杆菌属
	梭杆菌属
	普雷沃菌属
厌氧革兰氏阴性球菌	韦荣球菌属
立克次体与衣原体	立克次体属
	考克斯体属
	衣原体属
非光合滑行菌	二氧化碳嗜纤维菌属

续表

类别	属
革兰氏阳性球菌	肠球菌属
	葡萄球菌属
	链球菌属
	消化链球菌属
可形成芽孢的革兰氏阳性杆菌与球菌	芽孢杆菌属
	梭菌属
形态规则的无芽孢革兰氏阳性杆菌	李斯特菌属
	丹毒丝菌属
形态不规则的无芽孢革兰氏阳性杆菌	棒状杆菌属
	放线菌属
	动弯杆菌属
分枝杆菌	分枝杆菌属
放线菌	诺卡菌属
	链霉菌属
	红球菌属
无细胞壁细菌	支原体属
	脲原体属

细菌学分类中常用的层次是属和种。种是分类的基本单位，同一菌种的细菌在某些方面存在较明显差异称亚种，差异小的称为型。如按抗原结构不同可分为不同血清型（serotype），如按对噬菌体和细菌素敏感性不同可分为不同噬菌体型（phage-type）和细菌素型（bacteriocin-type），如按生化反应和其他性状不同可分为不同生物型（biotype）。

不同来源的同一菌种的细菌称为菌株（strain）。具有某种细菌典型特征的菌株称为标准菌株（standard strain）或模式菌株（type strain）。

第二节　细菌的致病作用

细菌对宿主的感染致病能力称为致病性（pathogenicity）。细菌致病性的强弱程度一般用毒力表示，常采用半数致死剂量（median lethal dose，LD_{50}）作为衡量毒力的指标。半数致死剂量指在一定条件下能引起 50%实验动物死亡的微生物数量或毒素剂量。微生物毒力越强，LD_{50} 数值越低。细菌的致病性是相对宿主而言的，与细菌本身的毒力、侵入数量、侵入部位及机体免疫水平密切相关。一种细菌在某种宿主体内可能是强致病性的，但在另一种宿主体内则可能是弱致病性甚至是无致病性的。

病原菌的毒力由多种基因决定，这些致病性相关基因在基因组内可能是散在存在的，也可能是成簇存在的。成簇存在的毒力基因称为致病岛或毒力岛（pathogenicity island）。毒力岛的 GC 平均含量往往偏离细菌基因组的平均 GC 含量。

一、细菌的侵袭力

侵袭力（invasiveness）是指致病菌突破宿主皮肤、黏膜等生理屏障进入机体并在体内定植和播散的能力。细菌的侵袭力包括黏附、定植和产生侵袭性相关物质的能力。与侵袭力相关的物质主要有黏附素、荚膜、侵袭性酶类、侵袭素和细菌生物膜等。

1. 黏附素

细菌首先要黏附并定植在宿主皮肤、黏膜上皮细胞表面等后才能侵入机体。这一过程包括两个必要条件，即黏附素（adhesin）和宿主细胞表面的相应受体。黏附素可分为菌毛黏附素和非菌毛黏附素两大类。菌毛黏附素存在于细菌菌毛顶端，如大肠杆菌的菌毛黏附素和淋病奈瑟菌的菌毛黏附素。非菌毛黏附素存在于菌毛之外，如鼠疫耶尔森菌的外膜蛋白、A 群链球菌细胞壁的脂磷壁酸（LTA）-M 蛋白复合物及 F 蛋白、肺炎支原体的 P1 蛋白等。

黏附素能与宿主细胞表面的相关受体发生特异性结合，介导细菌进入宿主组织细胞中生长繁殖，形成细菌群体，这称为定植（colonization）。黏附素的受体多为靶细胞表面的糖类或糖蛋白。例如，大肠杆菌 I 型菌毛黏附素的受体是肠黏膜上皮细胞表面的一种 D-甘露糖；衣原体的表面凝集素的受体是靶细胞的一种 N-乙酰葡糖胺。细菌的黏附作用与其致病性密切相关。

2. 荚膜

荚膜具有抗宿主吞噬细胞和体液中杀菌物质的作用，有利于病原菌在体内的存活、繁殖和播散。荚膜在细菌的免疫逃逸过程中起着重要作用。此外，A 群链球菌的 M 蛋白、伤寒沙门菌的 Vi 抗原及大肠杆菌的 K 抗原等位于细胞壁外层结构，称为微荚膜，作用类似于荚膜。

3. 侵袭性酶类

许多在组织中繁殖的细菌可释放侵袭性胞外酶，有利于提高病原菌的抗吞噬作用及促进其向周围组织扩散。例如，致病性葡萄球菌凝固酶能使血浆中的可溶性纤维蛋白原转变为固态的纤维蛋白包绕在菌体表面，有利于抵抗宿主吞噬细胞的吞噬。A 群链球菌产生的透明质酸酶可分解细胞间质的透明质酸，有利于细菌及其毒素的扩散。淋病奈瑟菌、脑膜炎奈瑟菌、血链球菌、口腔链球菌、流感嗜血杆菌等可产生 sIgA 蛋白酶，以分解免疫球蛋白 IgA，破坏黏膜的特异性防御功能。

4. 侵袭素

细菌的黏附是感染过程的第一步，有些细菌只需定植在组织细胞表面即可引起局部感染，而有些细菌还会侵入细胞内繁殖并播散到其他组织器官引起侵袭性感染。细菌的这一侵袭能力受侵袭基因所控制，可产生侵袭素介导细菌侵入邻近的上皮细胞尤其是黏膜上皮细胞内。常见的具有侵袭能力的病原菌包括鼠伤寒沙门菌、福氏志贺菌、肠侵袭性大肠杆菌、空肠弯曲菌、假结核耶尔森菌、淋病奈瑟菌等。

5. 细菌生物膜

细菌生物膜（biofilm）是指细菌黏附于接触表面，分泌多糖基质、纤维蛋白、脂质蛋白等，将其自身包绕其中而形成的大量细菌聚集膜样物，是细菌的群体结构。生物膜是细菌在生长过程中为了适应周围环境而形成的一种保护性生存形态。与游离细菌相比，生物膜的形成不仅有利于细菌附着在一些支持物表面上，而且可阻挡抗生素的渗入和机体免疫的杀伤作用。此外，生物膜内的细菌彼此之间还容易进行信号传递、耐药基因和毒力基因的捕获与转移。铜绿假单胞菌、表皮葡萄球菌等极易形成生物膜，是引起感染的常见致病菌。

二、细菌的毒素

细菌毒素按其来源、性质和作用特点可分为外毒素和内毒素两种。

（一）外毒素

外毒素是细菌合成并分泌的毒性蛋白。革兰氏阳性菌中的破伤风梭菌、肉毒梭菌、白喉棒状杆菌、产气荚膜梭菌、A 群链球菌、金黄色葡萄球菌等，以及革兰氏阴性菌中的痢疾志贺菌、霍乱弧菌、肠产毒性大肠杆菌、铜绿假单胞菌、鼠疫耶尔森菌等均能产生外毒素。多数外毒素在胞内合成后分泌至胞外，也有的在菌体破坏后释放，如痢疾志贺菌和肠产毒性大肠杆菌。

1. 外毒素的主要特性

（1）大多数外毒素是蛋白，由决定其毒性效应的活性亚基（active subunit）和结合靶细胞表面特异性受体的结合亚基（binding subunit）构成。

（2）毒性作用强且对组织器官有高度选择性。例如，肉毒毒素能阻断胆碱能神经末梢释放乙酰胆碱，引起骨骼肌麻痹而致病；白喉毒素对外周神经末梢、心肌细胞等有亲和性，通过抑制靶细胞蛋白合成而致病。

（3）绝大多数外毒素不耐热，如白喉毒素在 58～60℃经 1～2h 处理、破伤风毒素在 60℃经 20min 处理即可被破坏。但葡萄球菌肠毒素例外，可耐受 30min 的 100℃处理。

（4）抗原性强，其结合亚基是保护性抗原，适用于疫苗研制。采用 0.4%甲醛溶液处理外毒素，去除其毒性而保留免疫原性的生物制品称为类毒素（toxoid）。类毒素注入机体后，可刺激机体产生具有中和作用的抗毒素抗体，可用于进行主动免疫预防。

2. 外毒素的分类及作用

根据外毒素对宿主细胞的亲和性及作用靶点等，可将外毒素分为神经毒素（neurotoxin）、细胞毒素（cytotoxin）和肠毒素（enterotoxin）三大类。

（1）神经毒素主要作用于神经组织，引起神经传导功能紊乱。包括破伤风痉挛毒素、肉毒梭菌产生的肉毒毒素等，种类不多但毒性作用强烈，致死率高。

（2）细胞毒素能直接损伤宿主细胞，如白喉毒素可抑制蛋白合成，A 群链球菌溶血素 O、肺炎链球菌溶血素、大肠杆菌溶血素等可破坏细胞膜引起红细胞溶解。细胞毒素破坏细胞膜的作用机制有两种类型，一是成孔毒素（pore-forming toxin）以多个毒素分子单体插入细胞膜形成孔道，以改变膜电位和细胞内外渗透压；二是磷脂酶类可分解细胞膜的卵磷脂，破坏细胞膜的完整性。

（3）肠毒素是一类作用于肠上皮细胞引起肠道功能紊乱的毒素。霍乱毒素、艰难梭菌毒素、产毒性大肠杆菌的不耐热毒素（heat-labile toxin，LT）和耐热毒素（heat-stable toxin，ST）等属于此类。

（二）内毒素

内毒素是革兰氏阴性菌细胞壁中的脂多糖（lipopolysaccharide，LPS）组分，只有在细菌裂解后才被释放出来。LPS 由结构及生物学活性互不相同的三部分组成，即 *O*-特异多糖链（*O*-specific pelysaccharide chain）、核心多糖（coreoligosaccharide）、类脂 A（lipid A）。螺旋体、衣原体、支原体、立克次体也有类似的 LPS，具有内毒素活性。

1. 内毒素的主要特点

（1）由革兰氏阴性菌细胞壁产生，其化学性质是脂多糖。

（2）理化性质稳定，160℃处理 2～4h 或用强酸、强碱、强氧化剂煮沸 30min 才被灭活。这一性质具有重要的临床实践意义，如内毒素污染了注射液和药品后，难以用加热的方法使其灭活。

（3）毒性作用相对较弱且对组织无选择性。由于结构上的相似性，各种革兰氏阴性菌产生的内毒素的致病作用基本类似。

（4）不能经甲醛溶液脱毒而成为类毒素。

2. 内毒素引起的主要病理生理反应

1）发热反应

极微量（1～5ng/kg）的内毒素就可引起人体体温上升。内毒素作用于巨噬细胞、血管内皮细胞等，可产生白细胞介素（interleukin，IL）-1、IL-6 和肿瘤坏死因子（tumor necrosis factor，TNF）-α等细胞因子。这些细胞因子是内源性致热原，可作用于宿主下丘脑体温调节中枢，导致产热增加、微血管扩张、炎症反应等，这些反应也是机体的保护性免疫应答。

2）白细胞数量变化

内毒素进入人体初期，使中性粒细胞黏附到组织毛细血管壁上，血液循环中的中性粒细胞数减少。数小时后，由 LPS 诱导的中性粒细胞释放因子刺激骨髓释放中性粒细胞进入血液，使血液循环中的中性粒细胞数显著增加。

3）内毒素血症和内毒素性休克

当血液中革兰氏阴性菌大量繁殖、感染灶释放内毒素入血时，都会导致内毒素血症（endotoxemia）。内毒素可作用于巨噬细胞、中性粒细胞、内皮细胞等并诱导 TNF-α、IL-6、IL-1 等产生，使小血管功能紊乱造成微循环障碍，从而导致组织器官毛细血管灌注不足、缺氧、酸中毒等。高浓度内毒素还可导致弥散性血管内凝血（disseminated intravascular coagulation，DIC）。严重时可导致以微循环衰竭和低血压为特征的内毒素性休克甚至死亡。

3. 内毒素的致病机制

LPS 可通过两种方式与宿主细胞结合。一是非特异性结合，LPS 的脂质 A 通过亲脂性疏水作用与细胞膜磷脂结合，从而改变磷脂膜的完整性、流动性、膜电势等理化性质，影响细胞的状态和功能。二是特异性结合，LPS 通过其脂质 A 与相应受体结合。LPS 有多种膜受体，包括 CD14 分子。LPS 与 CD14 结合后激活 Toll 样受体（Toll-like receptor，TLR），启动多种跨膜信号转导，包括 NF-κB 通路。

LPS 主要通过作用于各种参与天然免疫的细胞、内皮细胞等，诱导产生多种细胞因子、炎症因子、急性期蛋白、活性氧/氮分子，以及激活特异性免疫细胞，引起组织细胞及全身性多种病理生理反应。

三、超抗原

超抗原（superantigen，SAg）是一类可强烈刺激淋巴细胞增殖和过量 T 淋巴细胞及细胞因子产生的特殊抗原。某些细菌、病毒及支原体等微生物能产生超抗原类活性物质。其特点包括：不经过抗原呈递细胞（antigen presenting cell，APC）处理即可与主要组织相容性复合体（major histocompatibility complex，MHC）-Ⅱ类分子结合，激活 T 淋巴细胞增殖并释放大量细胞因子如 IL-1、IL-2、TNF-α 和干扰素（interferon，IFN）-γ 等。此外，超抗原分子能以不同功能区同时与 T 细胞受体（T cell receptor，TCR）和抗原呈递细胞的 MHC-Ⅱ分子结合，刺激产生大量 T 淋巴细胞克隆。例如，葡萄球菌肠毒素和毒性休克综合征毒素-1（toxic shock syndrom toxin-1，TSST-1）、链球菌致热外毒素等可引起毒性休克综合征、猩红热等。

四、免疫病理损伤

在微生物感染的情况下，有些原本没有直接毒性的抗原物质，有可能通过激活机体的免疫应答如超敏反应等，导致组织细胞发生免疫病理损伤，最终导致疾病。例如，长期或反复感染链球菌，可引起Ⅲ型超敏反应，免疫复合物沉积于血管基底膜导致肾小球肾炎、风湿性关节炎、风湿性心脏病等。结核分枝杆菌引起的结核病变与Ⅳ型超敏反应密切相关。在这类由免疫病理损伤造成的疾病中，宿主免疫状态是重要的因素。

第三节　宿主的抗感染免疫

宿主免疫系统具有识别和清除病原菌感染的防御功能。病原微生物或其产物进入机体时，机体通过固有免疫和适应性免疫应答来对其进行识别与清除。

一、固有免疫

固有免疫是机体在长期种系发育和进化过程中形成的一系列防御病原微生物等的免疫机制。参与固有免疫的主要组分包括屏障结构、吞噬细胞及体液和组织中的某些免疫成分等。

（一）屏障结构

1. 皮肤与黏膜

皮肤与黏膜的免疫功能包括：①阻挡与排出作用。体表上皮细胞的脱落与更新可清除附着于其上的微生物。呼吸道黏膜上皮的纤毛运动、肠道的蠕动等使病原菌难以定植而被排出。②分泌杀菌物质。例如，皮肤汗腺分泌的乳酸使汗液呈酸性，不利于细菌生长；皮脂腺分泌的脂肪酸有杀菌作用；不同部位的黏膜能分泌不同的抗菌物质，如溶菌酶、抗菌肽、胃酸、蛋白酶等。③正常菌群的拮抗作用。皮肤和黏膜表面的正常菌群构成了微生物屏障，它们可通过与病原体竞争受体和营养物质及产生抗菌物质等方式阻止病原菌的黏附及生长。

2. 血脑屏障

血脑屏障由软脑膜、脉络膜、脑毛细血管和星状胶质细胞等组成。其通过脑毛细血管内皮细胞层的紧密连接和吞饮作用，阻挡病原体及其毒性产物从血流进入脑组织或脑脊液，从而保护中枢神经系统。

3. 胎盘屏障

胎盘屏障由母体子宫内膜的底蜕膜和胎儿绒毛膜共同组成。此屏障可防止母体内的病原微生物进入胎儿体内，保护胎儿免受感染。

（二）吞噬细胞

病原体突破皮肤或黏膜屏障侵入体内后，首先会受到吞噬细胞的吞噬作用影响。吞噬细胞分为两大类，一类是小吞噬细胞，主要指血液中的中性粒细胞；另一类是大吞噬细胞，即单核巨噬细胞，包括血液中的单核细胞和各组织器官中的巨噬细胞。

1. 吞噬细胞对病原菌的识别模式

病原体内存在一些在进化上非常保守的与致病性相关的组分，称为病原体相关分子模式（pathogen associated molecular pattern，PAMP）。宿主细胞内则存在可识别这些 PAMP 并介导适应性免疫启动的受体，称为模式识别受体（pattern recognition receptor，PRR）。PAMP 包括细菌细胞壁成分如肽聚糖和脂多糖、细菌蛋白、脂类及核酸等。

2. 吞噬和杀菌全过程

1）趋化

吞噬细胞在趋化因子的作用是被吸引穿过毛细血管壁募集到局部炎症部位。趋化因子的种类很多，主要包括补体活化产物 C5a、C3a 等，细菌成分或代谢产物，以及某些细胞因子等。

2）识别与黏附

吞噬细胞表面存在多种模式识别受体如 CD14、Toll 样受体、选择素、清道夫受体、甘露糖受体等。这些模式识别受体能结合病原体 PAMP，使病原体附着到吞噬细胞表面，进而捕获细菌。血浆中脂多糖结合蛋白能与 LPS 结合形成复合物，通过 CD14 与吞噬细胞相结合，从而增强吞噬细胞的吞噬作用。中性粒细胞和单核巨噬细胞表面具有 IgG Fc 受体与补体 C3b 受体，可通过调理作用增强其吞噬和杀伤能力。

3）吞噬

吞噬细胞与病原体结合后，通过吞噬作用将其摄入，形成吞噬体。

4）杀灭与降解

吞噬体形成后，逐渐接近溶酶体并与其融合，形成吞噬溶酶体。其杀菌机制主要包括依赖氧和不依赖氧的两类系统。依赖氧的杀菌系统通过氧化酶作用，使分子氧活化成多种活性氧和活性氮产物如过氧化氢、一氧化氮等直接作用于微生物，或通过髓过氧化物酶（myeloperoxidase，MPO）和卤化物的协同来杀灭微生物。不依赖氧的杀菌系统则通过溶菌酶、酸性环境和杀菌性蛋白发挥作用。杀灭后的病原体进一步由蛋白酶、核酸酶、酯酶等进行降解并排出。

3. 吞噬作用的结果

1）完全吞噬

如同大多数化脓性球菌被中性粒细胞吞噬，病原体也在吞噬溶酶体中被杀灭和降解，一般在 5～10min 死亡，30～60min 被降解。

2）不完全吞噬

某些胞内寄生菌如结核分枝杆菌或病毒等，在免疫力低下的机体中虽被吞噬却不被杀灭，称为不完全吞噬。有的病原体能在吞噬细胞内生长繁殖，导致吞噬细胞死亡，或随吞噬细胞经淋巴液或血液播散到其他组织。

3）抗原呈递

巨噬细胞吞噬和降解病原体后，可将抗原决定簇处理呈递给 T 淋巴细胞，激活适应性免疫应答。

4）组织损伤

吞噬细胞在吞噬过程中，也可能破坏邻近的正常组织细胞，造成组织损伤和炎症反应。

（三）体液和组织中免疫组分

机体正常组织和体液中存在多种抗菌物质，可协同其他杀菌因子发挥作用。

1. 补体

补体是存在于体液中的一种球蛋白，由巨噬细胞、肠上皮细胞、肝和脾细胞等产生。补体系统经由经典途径和旁路途径被激活。补体活化产物 C3a、C5a 具有趋化作用，C3b、C4b 具有调理作用，膜攻击复合物 C3b-9 能溶解破坏某些细菌和病毒的包膜。在感染早期抗体出现前，补体可以通过旁路途径被激活而发挥趋化、调理、溶菌、溶细胞等防御作用，是一种重要的抗感染天然免疫机制。

2. 溶菌酶

溶菌酶是一种碱性蛋白，主要来源于吞噬细胞，广泛分布于血清、唾液、泪液、乳汁和黏膜分泌物中。其作用于革兰氏阳性菌的胞壁肽聚糖，使其裂解。大部分革兰氏阴性菌对溶菌酶不敏感，但在特异性抗体参与下，溶菌酶也可破坏革兰氏阴性菌。

3. 抗菌肽

抗菌肽是一类富含碱性氨基酸的小分子多肽，种类有数百种。其广泛表达于各类组织细胞中，杀菌机制是破坏细菌细胞膜的完整性，使细菌溶解死亡。

二、适应性免疫

适应性免疫包括体液免疫和细胞免疫两大类，分别由 B 淋巴细胞和 T 淋巴细胞介导。

（一）体液免疫

体液免疫的效应分子是抗体，其效应主要表现在以下几方面。

1. 抑制病原体黏附

黏附于上皮细胞是许多病原体导致感染的第一步。血液中的抗黏附素或抗体，尤其是黏膜表面的分泌型 IgA 型抗体，通过针对病原体表面黏附相关分子的封闭作用，发挥阻断细菌黏附及病毒进入靶细胞的作用。

2. 调理吞噬作用

抗体和补体增强吞噬细胞吞噬、杀灭病原体的作用称为调理作用。中性粒细胞和单核吞噬细胞上有抗体 IgG 的 Fc 受体，因而 IgG 抗体可通过其 Fab 段与病原体抗原结合，通过 Fc 段与吞噬细胞结合，从而促进吞噬细胞对病原体的吞噬和杀灭。

3. 中和细菌毒素

机体产生的针对毒素的特异性抗体称为抗毒素。抗毒素能阻断外毒素与靶细胞上特异性受体结合，或封闭毒素的活性部位，从而使毒素失去毒性作用。特异性抗体可作用于外毒素、内毒素及其他类型的毒素，针对白喉毒素、破伤风毒素等外毒素的抗毒素已在临床被广泛应用。

4. 抗体和补体的联合溶菌作用

抗体如 IgG、IgM 与相应病原体或受病原体感染的靶细胞结合后，经过经典途径激活补体，由补体的膜攻击复合物将细菌或细胞溶解。

5. 抗体依赖细胞介导的细胞毒作用（antibody-dependent cell-mediated cytotoxicity，ADCC）

IgG 的 Fc 段与自然杀伤（natural killer，NK）细胞上 Fc 受体结合，可增强 NK 细胞的细胞毒作用，从而裂解受感染的靶细胞。

（二）细胞免疫

细胞免疫的效应细胞主要是细胞毒性 T 细胞（cytotoxic T lymphocyte，CTL）和 Th1 细胞。

1. CTL

病原体经抗原加工，形成抗原-MHC 分子复合物，呈递给 T 淋巴细胞，使其活化、增殖，分化为 CTL。CD8+ CTL 是细胞免疫反应的重要效应细胞，可直接杀伤靶细胞。杀伤机制包括：①CD8+ CTL 释放穿孔素和颗粒酶等分子裂解靶细胞。②CD8+ CTL 活化后表达 FasL，其与靶细胞表面的 Fas 分子结合，激活靶细胞内部的凋亡通路。CTL 也可通过非溶细胞机制如分泌细胞因子 IFN-γ、TNF-α 等发挥抗感染作用。

2. Th1 细胞

效应 Th1 细胞能分泌 IL-2、IFN-γ、TNF-α 等多种细胞因子，招募和协调吞噬细胞及多种免疫细胞进入感染部位发挥作用。IFN-γ 可活化巨噬细胞，增强其对胞内微生物的杀灭作用。Th1 细胞分泌的细胞因子还可增强 NK 细胞的杀伤作用，促进单核细胞向炎症局部浸润及促进 CTL 分化成熟等，全面增强固有免疫和适应性免疫应答。

三、抗胞内菌免疫

细菌在机体内的生存环境可分为细胞外与细胞内两种。绝大部分细菌存在于细胞外，如宿主细胞表面、组织间隙和血液、淋巴液、组织液等体液中，属于胞外菌。但还有一部分细菌属于胞内菌。兼性胞内菌既可以在宿主细胞内也可以在宿主细胞外生长繁殖，如结核分枝杆菌、伤寒沙门菌、单增李斯特菌等。专性胞内菌则必须在细胞内生存，如立克次体、衣原体等。发生胞内菌感染时，由于存在宿主细胞的保护作用，抗体不能进入细胞内发挥作用，机体抗菌作用主要依靠细胞免疫来清除胞内细菌。

1. 吞噬细胞对胞内菌的作用

胞内菌主要被单核巨噬细胞吞噬。但在特异性细胞免疫产生之前，未活化的单核巨噬细胞往往难以杀死其吞噬的细菌。但被特异性激活的单核巨噬细胞产生反应性氧中间物（reactive oxygen intermediate，ROI）、反应性氮中间物（reactive nitrogen intermediate，RNI）的能力增强，尤其会产生大量的一氧化氮，能更有效地杀伤多种胞内菌。此外，中性粒细胞在感染早期有一定作用，NK 细胞可直接杀伤感染的靶细胞。

2. 细胞免疫对胞内菌的作用

抗胞内菌感染的细胞免疫主要是通过 Th1 细胞和 CTL 细胞来发挥作用的。CD4[+] Th1 细胞可分泌多种细胞因子（IL-2、IFN-γ、TNF-α 等），以激活并增强巨噬细胞对靶细胞的杀伤能力，有利于其对胞内菌的清除。CTL 在细胞免疫抗某些胞内菌（如结核分枝杆菌）感染中可直接杀伤靶细胞。CTL 抗胞内菌感染的作用机制主要包括：①通过穿孔素、颗粒酶的介导发挥细胞毒作用，破坏靶细胞，使病原菌释放，其经抗体等调理后由巨噬细胞吞噬杀伤。②颗粒酶对胞内菌的直接杀伤作用。③通过分泌 Th1 型细胞因子如 IFN-γ 等活化巨噬细胞，增强其杀伤能力。

3. 特异性抗体对胞内菌的作用

尽管抗体无法进入细胞内发挥作用，但在细菌进入细胞之前，抗体可阻断细菌侵入细胞。对于游离细菌，抗体也可以阻断其播散及再次侵入细胞。因此，抗体对于阻断胞内菌的扩散是有积极作用的。

参 考 文 献

李兰娟, 任红. 2018. 传染病学. 北京: 人民卫生出版社.
刘恩岐. 2014. 人类疾病动物模型. 北京: 人民卫生出版社.
秦川, 魏泓. 2015. 实验动物学. 北京: 人民卫生出版社.
施新猷. 2003. 比较医学. 西安: 陕西科学技术出版社.
薛婧. 2020. 比较传染病学——病毒性疾病. 北京: 科学出版社.
张连峰, 秦川. 2012. 常见和新发传染病动物模型. 北京: 中国协和医科大学出版社.

第三章 比较传染病学中细菌性疾病的动物模型研究

感染性动物模型的重要性在历次传染病大流行的防治中得到了充分的展示,而其中细菌性疾病动物模型多为人兽共患病动物模型,不仅有助于研究细菌的生物学特性和致病性,还可用于研究宿主致病相关的免疫、病理反应和机制等,同时为抗细菌药物研究及疫苗评价提供了临床前研究的工具。理想的动物模型和标准的评价体系可以解释疾病发生的机制,也可提高临床前研究的转化成功率。

第一节 多物种模型的比较医学研究

细菌感染性疾病是传染病中的重要部分,其动物模型与病毒感染性疾病动物模型有相似处,均属于由生物因素作用(即病原感染)诱变的动物模型,但两者也有区别,细菌感染性疾病动物模型制备无须考虑宿主中病原的受体,但是实验动物对细菌的易感性存在差异,因此同一病原的不同动物模型之间会有差异。单一的动物模型不能复制出病原感染后的所有表现,所以需要用不同的动物模型来研究疾病的各种特性,并且应该依据所研究的疾病内容来选择动物模型。以结核病为例,结核菌对多数实验动物普遍易感,研究者已利用小鼠、大鼠、豚鼠、兔、猴、牛、鱼等动物制备了各种不同的结核病模型,为结核病的机制研究及新药、疫苗和诊断试剂的开发提供了应用基础。

虽然单一的动物模型不能模拟全部疾病特点,但是理想的结核病动物模型应该具备的特点有以下几个方面。

(1)对于很多细菌性疾病的动物模型而言,同一病原感染后动物模型各具特点,目前认为,能够从某方面模拟结核病变及其机制的模型,都可认为是成功的细菌感染性疾病动物模型。例如,从比较医学的角度讲,结核菌感染动物后能从某方面或多方面模拟结核病,包括模拟结核病人的临床表现,模拟结核病的多种病程(潜伏感染、潜伏感染的复发、急性活动性感染、慢性迁延病程、慢性感染急性加重、血行播散型粟粒状结核等)、基本病理变化(渗出性病变、增生性病变和坏死性病变),有典型的结核肉芽肿病变,体内有持续复制的结核菌。

(2)细菌性疾病动物模型可以稳定复制,评价指标有较高的特异性和敏感性。例如,结核病动物模型有典型的结核肉芽肿病变,并可在病灶部位分离出结核分枝杆菌;早期的血液学指标如红细胞沉降率(erythrocyte sedimentation rate,ESR)(简称血沉)和 C 反应蛋白(C-reactive protein,CRP)或影像学指标等能较早提示结核病变,具有较高的检测敏感性,可以分离出目标病原菌。

(3)动物模型有人类临床研究不可替代的优势。细菌感染性疾病动物模型可以模拟疾病的全过程,并且能随时跟踪采样,疾病的周期可控。例如,就诊的结核病患者多为活动性结核病患者,在人类中无法进行潜伏感染的全程研究及复发机制的研究,但可以在参数稳定的潜伏-复发感染动物模型上进行。

在选择动物制备模型时,应考虑以下几个因素:①动物的遗传特性,细菌感染不同的人群后引起的临床表现各不相同,提示宿主基因与疾病表现型之间可能存在一定的联系。②动物的可用性,有些研究需要的动物种类特殊,如近交系动物、遗传突变型动物、免疫缺陷型动物等,这些特殊品系的动物能否获得对于实验成功与否至关重要。③动物的饲养,包括饲养费用、饲养难易程度、动物麻醉、外科手术、组织样本处理等。④动物的数量,每项研究必须保证有一定的动物数才具有统计学意义,否则结论是不可靠的。⑤实验目的,如药物研究多采用大鼠模型,疫苗研究多选用豚鼠模型。

利用同种动物采用不同感染剂量和造模方法也可以建立不同病变或病程的动物模型。例如,结核菌低剂量感染可以制备潜伏感染模型,高剂量感染可以制备活动性感染模型;气溶胶吸入感染可以制备肺结核模型;骨关节注射感染可以制备骨结核模型。而不同种属的动物感染后,模型的特点不一样。通过对模型进行精细化分析，可以总结出每种模型能模拟人类疾病特点的相似性和差异性，主要从以下几个方面进行比较：①同种病原不同物种模型的比较，根据动物的特性，确定模型的特征性指标，以确定最合适的实验动物。②病原学的比较，比较不同菌种的易感性，如幽门螺杆菌感染时，悉尼株可以对小鼠致病造模，而其他菌株对小鼠较难致病。通过比较选择合适的菌株，并确定合适的感染剂量和感染途径。③临床表现和疾病进程的比较，根据患者的临床表现，如体温、体重、呼吸道症状、消化道症状，或者疾病的进程，与动物模型进行对照分析。④模型多指标的比较，比较不同动物模型之间，以及动物模型与患者的指标变化规律，包含细菌感染性疾病动物模型的靶器官菌量、特征性病变、免疫学反应、影像学变化及实验室血液学检测指标的变化等。⑤细菌感染性疾病动物模型在应用中的比较，在疾病机制研究、药物和疫苗评价方面，对于每种模型，比较其在应用中的优势，明确每种模型的应用范围和应用中的模型参数及评价指标。疾病机制研究多采用基因改造小鼠，并且由于慢性感染模型和急性感染模型研究目的的不同，选择的模型也不同，并且不同的药物类型、免疫策略需要不同的模型。同一种药物在不同模型中的评价参数也许不同。

通过对不同动物模型进行比较医学研究，并对每种模型的特点进行精细挖掘，为模型应用提供了针对性的指南，可提高基于动物模型的药物和疫苗评价研究的临床转化成功率，而基因敲除动物模型可以揭示细菌感染的致病机制。

第二节　细菌感染性疾病动物模型研究方法

细菌感染性疾病动物模型是研究细菌生物学、病原学、宿主免疫学和病理学等的基础，对细菌感染性疾病动物模型进行科学的研究和分析是保障上述研究成功的前提。

从模型产生的原因来看，细菌感染性疾病动物模型为诱发性动物模型，通过生物致病因素即人为诱发动物形成类似人类疾病的模型。细菌感染性疾病动物模型按致病菌的不同可分为原发感染模型和继发感染模型，其中原发感染模型的致病菌多为人兽共患病的致病菌，而继发感染模型的致病菌多为条件致病菌，在特定免疫力状态下细菌才致病。

一、模型的制备方法

根据病原致病的特点，确定感染途径。原发感染模型常见的感染途径有静脉感染、吸入感染、经口感染和皮下感染等，如肺结核模型可采用吸入感染和静脉感染，而大肠杆菌可以经口进行消化道感染。对于多病灶的感染，某些部位的感染模型需要通过原位感染来获得，如骨关节感染和脑膜结核感染，即通过在脊柱或骨关节进行原位注射感染获得骨关节感染模型，而脑膜结核感染需要在蛛网膜下腔进行注射感染来获得模型。继发感染模型如猪链球菌感染或白色念珠菌感染，需要采用激素或免疫制剂使模型动物处于低免疫状态，或者直接采用免疫缺陷实验动物，然后利用条件致病菌感染来获得模型。

根据模型的种类，确定标准化的感染剂量。一般来说，同种病原菌采用的感染剂量不同，获得的模型种类不同，如用低于 100CFU 的结核菌静脉感染小鼠，可以获得潜伏感染模型，而用 $10^3\sim10^7$CFU 的结核菌静脉感染可以获得活动性感染模型，采用 10^8CFU 以上的菌量会导致结核菌感染后的动物暴发性死亡。为了保障动物模型的标准化和可重复性，需要采用同一种子批的菌株进行标准定量后感染。

二、选择合适的易感菌株

不同亚型的菌株对不同实验动物的致病性不同，如幽门螺杆菌的悉尼株可以对小鼠致病，而其他亚型的幽门螺杆菌不能对其致病，但可以对沙鼠致病。另外，不同亚型的菌株对同一种实验动物感染获得的模型也不同，研究人员发现，高毒力肺炎球菌血清型（3 和 6）会导致致死性败血病，而毒力较小的肺炎球菌血清型（9 和 19）会导致中耳炎。

不同血清型的猪链球菌引起的症状不同，甚至同一血清型的不同菌株感染所引起的症状也不同。例如，2 型强毒猪链球菌菌株感染仔猪后，不仅发病速度快（24h 内便可发病），而且猪链球菌病的常见症状几乎全都可以观察到。而另外两个强毒血清型 7 型和 9 型感染感染仔猪后，除死亡以外，最常见的症状为关节炎，其他症状几乎不可见，并且感染后发病时间较 2 型明显延后，通常为感染后第 2 天或第 3 天。另外，猪链球菌 9 型强毒菌株能够引起仔猪出现心内膜炎和脑膜炎等症状。因此，需要选择合适的易感菌株造模，并且根据最终模型病变的不同选择合适的易感菌株。

三、根据实验目的培育和选择合适种类的实验动物

根据目标菌致病情况，培育和选择合适的实验动物，以满足研究需要。例如，肠道菌研究需要采用无菌动物感染目标菌；研究群体遗传多样性对疾病的影响，需要培育模拟群体遗传多样性的近交小鼠资源库；而研究结核肉芽肿形成的机制，需要选择猴或者斑马鱼；空洞型结核研究需要选择实验兔或 C3HeB/FJ 小鼠。此外，如猪链球菌感染时，不同年龄、不同品系的猪对猪链球菌均感染，其中，以新生和哺乳仔猪最易感，死亡率最高，成年猪发病较少，常呈隐性感染。因此，培育和选择合适的实验动物是保障实验研究成功的前提。

四、细菌感染性疾病动物模型的分析方法

细菌感染性疾病动物模型的分析方法主要包括病原学、病理学、血液学、影像学等分析。病原学分析有组织器官的菌分布、菌量分析，病理学分析包括大体病理病变和组织病理病变分析，血液学分析包括血象和血生化等分析，影像学分析包括病原的荧光成像、病变组织的放射性成像等分析。细菌病原学分析可以直接从痰、排泄物或组织样本等中分离菌进行培养、鉴定和定量分析，也可以用荧光标记方法进行活体菌的分布和数量分析，或者针对组织原位的菌采用组织化学或染色方法来确证。组织病变分析可以在感染过程中进行活组织采样活检，以及在实验终点进行解剖取材，以观察大体病变和进行组织病变分析，也可以通过影像学方法如 X 射线、计算机断层扫描术（computer tomo-graphy，CT）、超声或磁共振成像（magnetic resonance imaging，MRI）等来间接检测病变。此外，通过血液、脑脊液等进行实验室检查，可以提供更多的检测指标。

五、细菌感染性疾病动物模型的应用

细菌感染性疾病动物模型可以应用于细菌的生物学、病原学研究，还可以作为抗菌药物和疫苗评价研究的工具。对于细菌感染的精细机制，可以用基因改造的菌株感染实验动物来研究细菌中关键基因在感染中的致病机制，也可以利用基因改造的动物研究宿主关键基因在感染中的作用机制。对于不同的抗菌药，应选用不同的模型，不同的免疫方案也需要针对性的模型。例如，结核病研究中，生物制剂和中药需要选择中剂量的感染模型，而且用药需要在感染早期开始，而化学药则需要较高剂量的活动性结核感染模型，治疗窗可以在感染后 2 周开始。对于疫苗，多选用豚鼠模型，其中初免-加强疫苗多选用活动性感染模型，而治疗性疫苗多选潜伏-复发感染模型。

参 考 文 献

李兰娟, 任红. 2018. 传染病学. 北京: 人民卫生出版社.
刘恩岐. 2014. 人类疾病动物模型. 北京: 人民卫生出版社.
秦川, 魏泓. 2015. 实验动物学. 北京: 人民卫生出版社.
施新猷. 2003. 比较医学. 西安: 陕西科学技术出版社.
薛婧. 2020. 比较传染病学——病毒性疾病. 北京: 科学出版社.
张连峰, 秦川. 2012. 常见和新发传染病动物模型. 北京: 中国协和医科大学出版社.

第四章 结 核 病

结核病是由结核分枝杆菌（简称结核菌）感染引发的疾病，以肺结核多见，结核菌也可在肺外多组织致病。结核菌感染后有 90%以上患者为潜伏感染，5%～10%发展为活动性结核，活动性结核患者可通过咳嗽咳痰传播疾病。

据世界卫生组织（World Health Organization，WHO）统计，结核病是全世界人类十大死因之一，2007 年以来死亡率排在获得性免疫缺陷综合征（acquired immune deficiency syndrome，AIDS）（简称艾滋病）之前。6 个国家的结核病新发病例占到全世界的 60%，印度在数量上居首，随后是印度尼西亚、中国、尼日利亚、巴基斯坦和南非。2020 年数据显示：全球约有 1000 万人患有结核病，120 万人因该病死亡（包括 20.8 万人类免疫缺陷病毒感染者）。结核病是人类免疫缺陷病毒（human immunodeficiency virus，HIV）（又称艾滋病病毒）携带者的头号杀手：艾滋病患者的死亡有 35%由结核病所致。全世界约有 100 万名儿童患结核病，17 万名儿童死于结核病（不包括 HIV 阳性儿童）。全世界有 48 万人患耐多药结核病，约有 9.5%的耐多药结核病患者为广泛耐药结核病患者。从世界情况来看，仅有 52%的耐多药结核病患者和 28%的广泛耐药结核病患者成功得到治疗。耐多药和广泛耐药结核病及与 HIV 感染相关的结核病的诊断较为复杂且费用昂贵，甚至有些耐多药结核病患者出现无药可治的情况。

然而，结核病是可防可治的疾病。在 2000～2019 年，估计有 6600 万人的生命通过结核病诊断和治疗得以挽救。WHO 的目标是：到 2035 年实现"初步消灭"结核病，2050 年实现"完全消灭"结核病，该目标是新近制定的可持续发展目标中与卫生相关的目标之一。因此，结核病的诊防治研究依然是当下迫切的需求。

结核病动物模型是结核病诊防治研究的重要工具。针对不同的研究目的制备了不同物种不同病程的结核病动物模型，包括小鼠、豚鼠、兔、斑马鱼、牛和猴等不同物种的潜伏与活动性结核病模型。利用模型不仅可以进行结核病致病机制的基础研究，还可以为结核病的药物和疫苗效果评价等提供可靠的临床前数据，用于指导临床试验。

第一节 多物种结核病动物模型的比较

结核分枝杆菌感染动物制备的模型是用于阐明结核病发病机制，评估结核病新药、疫苗和诊断试剂效果的重要工具。实验动物对结核菌普遍易感，但是每种实验动物感染后的疾病特点不同。目前已经在不同实验动物中建立结核病模型，如小鼠、大鼠、豚鼠、兔、树鼩、牛、猴、斑马鱼的结核病模型相继有报道，其中最常用的结核病动物模型有小鼠、豚鼠、兔和非人灵长类。虽然这些动物模型对结核菌的敏感性及感染后的疾病特点、病程与人类存在差异，但是它们能从不同方面模拟结核病患者的部分或全部疾病特点或疾病进程。通过整合不同的模型特点，可以避免"盲人摸象"，尽量真实地还原结核病的本来"面目"。每一种结核病动物模型都有各自的优缺点，针对性、系统性地构建结核病动物模型可以满足不同的应用需求。

一、结核病动物模型判定标准

感染模型不等同于疾病模型，理想的结核病动物模型应该具备的特点包括：①能从某方面或多方面模拟结核病，结核菌感染动物后能模拟人结核病的临床表现、结核病的多种病程（肺结核的潜伏感染、急性活动性感染、慢性迁延病程、慢性感染急性加重、血行播散型粟粒状结核等，以及肺外结核如骨结核、淋巴结结核等），有典型的结核肉芽肿样病变，体内有持续复制的活结核菌。由于每种结核病动物模型各具特点，目前认为，能够从某方面模拟结核病病变及其机制的模型都可认为是成功的结核病动物模型。②结核病动物模型及其评价指标可以复制，模型的制备方法可以标准化，评价指标有较高的特异性和敏感性。最重要的一点是结核病动物模型能弥补人类结核病研究的不足，即可在动物模型中呈现在人类中难以观察到的某些疾病过程或进行利用人体难以实现的研究。例如，结核病患者的潜伏感染常难以发现，就诊患者往往处于活动性结核阶段，因此潜伏感染及潜伏复发过程在患者中难以研究和评价。此外，通过动物解剖，可以动态连续地监测组织原位病变和结核菌复制等生物学特性，这些研究在患者中难以实现。③新药或疫苗需要首先在动物模型上开展研究才能进入临床研究。

二、结核病动物模型的特点

多数物种对结核菌易感，因此模型多样，分析评价困难。结核病的病变特点决定了模型的复杂性。患者感染结核菌后病变可累及肺、肠、骨关节和脑等不同组织，而病程有潜伏感染、急性暴发感染、慢性感染急性加重及感染后自愈等多样性，病理分型上有原位综合征和急性/亚急性血行播散型肺结核等。多数实验动物对结核菌普遍易感，但是采用不同感染剂量、不同感染途径、不同物种，甚至在大动物中采用同一感染剂量、同一感染途径、同一物种制备的结核病动物模型也千差万别，制备有典型特点的结核病动物模型是难点。

三、目前结核病动物模型研究面临的问题

首先，目前国内外结核病动物模型研究较零散，每个实验室一般进行单一物种或单一用途的结核病动物模型研究。例如，美国匹兹堡大学的 Flynn 团队在近 20 年中主要进行猴结核病动物模型致病机制研究，而美国约翰斯·霍普金斯大学的 Karakousis 团队主要利用豚鼠和小鼠结核病动物模型进行相关研究，新泽西罗格斯大学纽瓦克分校的 Kaplan 则主要利用兔结核病动物模型进行机制研究等。其中小鼠和猴结核病动物模型报道最多。同一实验室缺乏系统的模型，导致结核病系统性基础和应用研究难以开展。其次，采用同一物种、同一感染途径、同一标准菌株在不同实验室制备的模型会有所不同，因此利用不同实验室的模型无法进行多物种动物模型的比较医学研究。

由于动物的遗传特点、微生物学背景及生物学特性不同，同一种疾病在不同实验动物中的表现会有所差异。此外，动物模型制作方法的不同会导致动物模型病变和结局不同。总结本研究组前期结核病动物模型及文献报道的结核病动物模型可知：结核病在小鼠、豚鼠、兔、树鼩、实验猴（恒河猴、食蟹猴）等不同动物中的发病特点不同，病程不同，模拟人结核病的比较医学参数不同，每种结核病动物模型各具其优缺点。

表 4-1 总结了各活动性结核病动物模型的特点，包括动物选择、菌株选择、感染途径、临床表现、病理、荷菌量、病变程度、病程时长、模型稳定性、检测指标科学性和安全性等方面的区别，展示了其整体的优势和劣势（表 4-1）。

第二节　结核病的病原学特征比较

目前，用于建立结核病动物模型的菌株主要有三型：人型结核分枝杆菌（*Mycobacterium tuberculosis*）、牛型结核分枝杆菌（*Mycobacterium bovis*）、海洋分枝杆菌（*Mycobacterium marinum*）。

人型结核分枝杆菌（简称人型结核菌）是人类结核病的主要病原菌，该菌可侵犯人体全身各组织器官，以肺部感染最多见。结核病是发展中国家危害最严重的慢性传染病之一，每年都有大量的新发病例和死亡病例。牛型结核分枝杆菌与人型结核菌具有很高的相似性，但是在进化过程中获得了不同的宿主

表 4-1 目前结核动物模型的优缺点

动物品系	菌株选择	感染方法	模型种类	在医学研究中的优势	在医学研究中的劣势	应用领域
C57BL/6、C3HeB/FeJ	H37Rv、MDR	尾静脉感染、气溶胶感染	小鼠结核病急性感染模型	1. 动物体型小，成本相对低 2. 有清楚的遗传背景，有相对成熟的免疫试剂，可进行结核病免疫机制研究 3. 可制备基因工程小鼠的结核病模型，进行结核病致病机制研究 4. 急性感染比较均一，肺、脾、肝有结核病变，组织荷菌量较高 5. 人源化小鼠结核病模型病理病变与人类结核病类似，可以作为人类免疫缺陷病毒（HIV）和结核菌共感染研究的候选模型	1. 小鼠对结核菌感染有一定的抵抗力，临床表现不明显 2. 感染后无明显的结核病临床表现，结核肉芽肿结构与人类并不相同，无朗格汉斯巨细胞，肉芽肿外围无上皮样细胞，除C3HeB/FeJ小鼠外，其他品系小鼠不出现环死性病变 3. 能和制感染，在肺、脾、肝可见病变，但不发展为全身播散型疾病	1. 可进行结核病的免疫机制研究 2. 可用于研究特定基因在结核致病机制中的作用 3. 可用于快速抗结核药物、疫苗评价
C57BL/6、C3HeB/FeJ	H37Rv	尾静脉感染、气溶胶感染	小鼠结核病潜伏感染模型	1. 自然潜伏感染 2. 药物或疫苗作用后获得潜伏感染模型 3. 潜伏期小鼠肺、脾、肝有少量的肉芽肿非肿样病变，组织荷菌量在一段时间内保持在较低水平，随后复发，荷菌量水平升高	1. 目前所获得的模型同组内潜伏期长短不一，复发水平差异较大，整个潜伏-复发周期较长 2. 应用周期长 3. 潜伏期与复发时组织荷菌量偏高 4. 缺乏复发复预测指标	1. 可用于潜伏感染机制研究 2. 可用于潜伏期防治研究（药物和疫苗）
哈氏豚鼠	H37Rv	气溶胶感染、皮下感染	豚鼠急性结核病模型、各种疫苗评价模型	1. 对结核菌非常易感 2. 大体病理可见肺、肝、脾有粟粒状结节，结核肉芽肿组织病理与人类结核病非肿样病变，有干酪样环死 3. 对抗结核药物、疫苗和新药开发、药物评价有的重要模型	1. 缺乏特异性的免疫试剂，因此不能进行深入的机制研究 2. 缺乏结核病的一般临床表现 3. 不能形成自发潜伏感染	1. 可用于药物评价 2. 可用于评价不同疫苗或免疫方案的效果，如初免免疫苗模型、初免-加强疫苗模型、治疗性疫苗研究
新西兰兔	H37Rv	脊椎打孔感染（10^8CFU）	兔肺、骨、皮肤结核病和结核性脑膜炎模型	1. 肺部形成的肉芽肿能发生环死和液化，容易形成空洞，能模拟患者的空洞型结核 2. 可制备脊柱结核模型进行骨结核的治疗研究 3. 可形成皮肤溃疡型结核性脑膜炎	1. 结核病的临床症状不明显 2. 相关免疫试剂缺乏 3. 对结核菌易感性低于豚鼠，虽然略高于小鼠	1. 可用于空洞型或环死性结核的诊断研究 2. 结核传播机制研究的首选模型 3. 骨关节和脊柱结核研究的优选模型 4. 可用于结核性脑膜炎和皮肤结核病变的诊疗研究
食蟹猴、恒河猴	H37Rv、Erdman、MDR（100～500CFU）	纤维支气管镜感染	猴结核病潜伏感染模型、活动性结核感染模型	1. 可以模拟结核病的多种临床表现，如低热、消瘦、咳嗽、精神委靡、呼吸急促等 2. 可模拟人类的结核潜伏感染、多种活动性结核病程 3. 可发展为肺结核及肺、脾、骨结核等肺外结核，偶见小脑病变、结核肉芽肿病变与人类结核肉芽肿相似，可有典型的朗格汉斯巨细胞	1. 转基因动物比较难制备，免疫试剂不丰富，在一定程度上限制了特定基因与结核致病机制研究 2. 成本昂贵，并且实验室空间占位大，限制了动物模型的使用数量 3. 模型的个体差异大，在药效和疫苗研究中难以评价	1. 可用于抗结核药物和疫苗评价（个性化评价） 2. 可用于个性化的疾病制研究（精准理疗）
中缅树鼩	H37Rv（10^3～10^6CFU）	尾静脉、腹股沟静脉感染	树鼩结核病急性感染模型、结核性胸腔积液模型	1. 病重时有体重减轻、活动度降低等临床症状 2. 腹膜、肺、肾、脊柱劳损可见结核结节 3. 结核病的皮肤结核病变 4. 可利用结核病的皮肤结核病变和结核性胸腔积液学、转录组学方法研究结核致病机制	1. 临床表现不明显 2. 结核肉芽肿结构与人类结核不同，未见朗格汉斯巨细胞，无干酪样环死 3. 同一感染剂量可获得不同程度的感染 4. 全基因组目前已测序，但未对基因组和蛋白进行功能分类，同时缺乏研究所需的免疫试剂，无法进行深入的机制研究	1. 可用于肺结核、结核性胸腔积液、皮肤结核病机制研究 2. 可用于致病机制研究

续表

动物品系	菌株选择	感染方法	模型种类	在医学研究中的优势	在医学研究中的劣势	应用领域
Wistar 大鼠	HN878/W4 (500CFU)	气管切开感染	大鼠结核潜伏感染模型	1. 模型成本相对大动物低 2. 形成持续性潜伏感染，便于研究结核菌从早期潜伏到后期潜伏的生物学性状 3. 肺组织形成肉芽肿，由淋巴细胞、巨噬细胞和中性粒细胞组成	1. 潜伏感染中肺组织荷菌量偏高，为 4～5 $\log_{10}$CFU 2. 肉芽肿结构与人类肉芽肿不相似 3. 大鼠对结核菌感染的抗性比小鼠强	可用于药物的吸收、分布、代谢、毒理及细菌清除研究，因此是抗结核新药研究的良好模型
弗里赛去势公牛	牛分枝杆菌 (10⁴CFU)、鸟分枝杆菌	气溶胶感染	牛结核的传播模型	1. 下呼吸道包括左右肺的上、中、下、副肺叶，以及纵膈淋巴结均有病理病变，组织中菌养阳性 2. 研究结核病易感性基因的良好模型 3. 胎牛结核模型是研究早期免疫反应的良好模型；在肉芽肿形成早期的作用与成年牛结核模型有差异，致敏宿主抗结核的能力有差异	1. 有完整和非完整结构的肉芽肿，非完整结构肉芽肿与人类结核肉芽肿不同，早期是由巨噬细胞、淋巴细胞构成的肉芽肿，晚期形成的散在肉芽肿组织中菌松散的肉芽肿，中心坏死和矿物质沉积 2. 完整结构肉芽肿有纤维样上皮细胞，中心坏死或空洞；肉芽肿随病变时期不同所具有的免疫细胞不同，非完整结构以 WC1 细胞较多，完整结构肉芽肿以 γδT 细胞较多；局部发生免疫反应时出现朗格汉斯细胞	1. 多用于研究疫苗的保护作用 2. 可用于研究结核的免疫机制
斑马鱼 (幼鱼和成年鱼)	海洋分枝杆菌		斑马鱼结核病模型	1. 体型小、繁殖快、空间占用少，虫体可用的相互作用。成虫可用于研究门专门研究结核的天然免疫。幼虫可用于研究天然和获得性免疫 2. 海洋分枝杆菌感染没有生物安全风险，研究周期短（4h），研究周期短 3. 研究宿主对结核病易感性与结核病易感性的关联最早在斑马鱼结核模型中发现 4. 研究宿主多态性基因引起的肉芽肿形成的动态过程，感染后 1 周可形成肉芽肿，对结核发病机制研究有重要意义 5. 通过控制感染剂量来制备潜伏感染、慢性感染和急性活动性感染 6. 成年和幼年斑马鱼结核变引起的表型的表现上互为补充，某些基因突变引起的表型与成年斑马鱼中相反	1. 不能感染人型结核菌标准株，只能感染海洋分枝杆菌 2. 尽管人型结核分枝杆菌与海洋分枝杆菌的氨基酸序列同源性近 85%，但是两者在宿主体内生长和存活的机制不同，不能完全替代 3. 缺乏斑马鱼的免疫交变分子和细胞试剂，特异性抗体，因此斑马鱼结核机制研究目前难以开展，只能通过转录组学或蛋白质组学或深度测序来进行免疫反应研究 4. 缺乏斑马鱼结核病感染的临床症候和表现，无法模拟结核病的大多数表现	1. 结核菌毒力因子研究的极佳模型 2. 可用于抗结核复合物药效和毒性评价研究 3. 宿主对结核易感性研究的良好模型 4. 肉芽肿形成过程研究的良好模型

偏嗜性、表型和致病性。海洋分枝杆菌是一种存在于海水和淡水中的细菌，属分枝杆菌类，与人型结核菌同属，可感染鱼类和人。

一、生物学性状的比较

（一）形态与染色

人型结核菌为细长略弯曲的杆菌，直径约 0.4μm，长 1～4μm，呈单个或分枝状排列，可聚集成团。分枝杆菌一般用齐-尼（Ziehl-Neelsen）抗酸染色法染色，以 5%石炭酸复红加温染色后可以着色，但用含 3%盐酸的乙醇不易脱色，若以亚甲蓝复染，则分枝杆菌显现为红色，而其他细菌和背景中的物质为蓝色（图 4-1A）。此外，结核分枝杆菌细胞壁外尚有一层荚膜，一般制片时因遭受破坏而不易看到。制备电镜标本时若固定前用明胶处理，可防止荚膜脱水收缩。在电镜下可看到菌体外有一层较厚的透明区，即荚膜，荚膜对人型结核菌有一定的保护作用。人型结核菌在体内外经青霉素、环丝氨酸或溶菌酶处理可影响细胞壁中肽聚糖的合成，巨噬细胞吞噬人型结核菌后其溶菌酶可破坏肽聚糖，导致其变为 L 型细菌，呈颗粒状或丝状。异烟肼影响分枝菌酸的合成，可使其变为抗酸染色阴性。这种形态和染色变异在肺内外结核菌感染标本中常能见到。临床上结核性冷脓肿和痰标本中甚至可见非抗酸性革兰氏阳性颗粒，过去称为 Much 颗粒，该颗粒在体内或细胞培养中能恢复为抗酸染色阳性，即 L 型细菌。

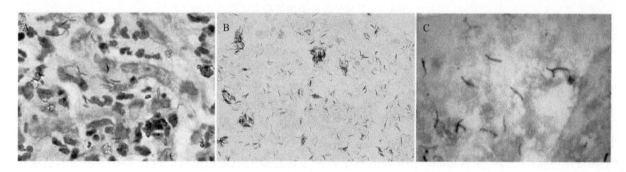

图 4-1　三种分枝杆菌抗酸染色比较（×100）
A：人型结核菌；B：牛型结核分枝杆菌；C：海洋分枝杆菌

牛型结核分枝杆菌从形态上来看与人型结核菌类似，也表现为杆菌属形态，菌体平直或微弯，有时分枝呈丝状，不产生鞭毛、芽孢或荚膜。相对来说，牛型结核分枝杆菌短而粗，人型结核菌稍显细长、平直或稍弯曲（图 4-1B）。

海洋分枝杆菌见光可产生黄色素，因此它在固体培养基上的菌落为黄色粗糙型菌落（图 4-2C）。镜下观察显示为直径 1～10μm 的杆菌，菌体有分枝，但没有鞭毛，抗酸染色为阳性（图 4-1C）。

（二）培养特性

人型结核菌为专性需氧菌，营养要求高，生长缓慢，12～24h 繁殖一代，接种后 3～4 周才出现肉眼可见的菌落。菌落干燥坚硬，表面呈颗粒状，乳酪色或黄色（图 4-2A）。其在液体培养基上生长成粗糙皱纹状菌膜形态的培养物，若在培养基内加入水溶性脂肪酸，可降低细菌表面疏水性，使其呈分散生长，有利于进行药敏试验。人型结核菌不发酵糖类，其与牛型结核分枝杆菌的区别在于可合成烟酸和还原硝酸盐，而后者不行。海洋分枝杆菌的生长速度比人型结核菌要快很多，在实验室培养环境下大约每 4h 可繁殖一代，该菌在水温处于 28～32℃时生长复制最为活跃，超过 37℃则较难生存。而人型结核菌需要约 20h，该菌最适宜的生长温度是 20～25℃，在 37℃时生长速度反而减慢。

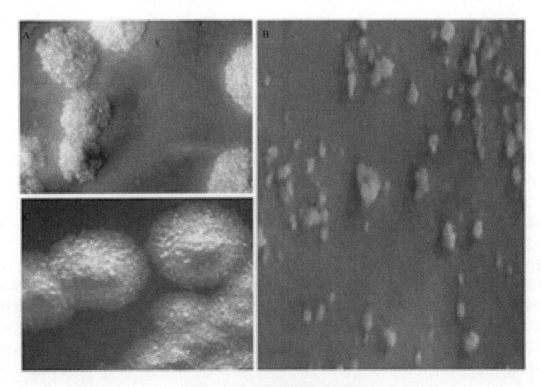

图 4-2　三种分枝杆菌菌落特点比较
A：人型结核菌；B：牛型结核分枝杆菌；C：海洋分枝杆菌

（三）关键基因和功能

1. 人型结核菌（*M. tuberculosis*）

1998 年，英国 Sanger 中心完成了人型结核菌有毒株 H37Rv 的全基因组测序。其大小约为 4 411 529 个碱基对，含 4411 个基因，有潜在编码能力的基因有 3977 个，约占 90.2%。有 3924 可读框，其中约 40% 有功能，42% 可能有功能，16% 为孤独序列，与其他微生物无相似性。包含 250 个参与脂肪酸代谢的基因，39 个基因参与聚酮类化合物的代谢。

1）与脂肪酸代谢相关的基因

H37Rv 毒株含有 250 个参与脂肪酸代谢的基因，包括降解脂肪酸和合成脂肪酸的基因，其中合成脂肪酸的基因主要有 *Fas* Ⅰ（Rv2524）和 *Fas* Ⅱ，它们编码脂肪酸合酶（fatty acid synthase），用于合成分枝菌酸，其参与构成人型结核菌细胞壁的脂质成分。

分解脂肪酸的基因远远多于合成脂肪酸的基因，因为人型结核菌主要通过降解宿主细胞膜的脂质获得脂肪酸前体分子并加以利用，以完成自身脂质代谢。其中，人型结核菌基因组中许多基因族都能编码 β-氧化酶，以降解宿主细胞膜的脂肪酸。

2）与耐药相关的基因

人型结核菌对许多抗生素具有天然抵抗力，导致结核病治疗困难，主要是由于高度疏水的细胞膜的屏障作用，但同时许多潜在的抗性由蛋白的基因突变导致，其中包括水解酶或药物修饰酶，如 β-内酰胺酶和氨基糖苷乙酰转移酶，以及许多潜在的药物外排系统（drug-efflux system）蛋白，如众多的 ABC 转运蛋白。

3）与致病相关的基因

（1）过氧化氢酶（catalase）基因：编码过氧化氢酶，帮助人型结核菌对抗吞噬细胞产生的活性氧。

（2）*Mce* 基因：编码巨噬细胞定植因子 42（macrophage colonization factor 42）和 sigma 因子。

（3）毒力基因簇（virulence gene cluster）：又称为 RD1（region of difference 1）（Rv3871～Rv3879c），编码 ESAT-6（6kDa early secretory antigenic target）和 CFP10（culture filtrate protein-10）（又指 Rv3874）。

ESAT-6 具有裂解细胞膜的能力，是人型结核菌逃逸至细胞周质所必需的毒力因子，CFP-10 是 ESAT-6 的分子伴侣。RD1 区域是人型结核菌在宿主细胞内存活并且成功致病的关键基因。

（4）PE/PPE 基因家族（proline-glutamate，PE/proline-proline-glutamate，PPE）：结核菌大约 10% 的编码基因属于 PE/PPE 基因家族，编码酸性的、甘氨酸丰富的蛋白。这些蛋白具有保守的 N 端序列，与致病性密切相关，缺少这段序列会影响细菌在巨噬细胞中的生长及肉芽肿的形成。

除了上述基因以外，参与人型结核菌细胞壁构成的诸多基因均与细菌毒力有关，但很难确证究竟谁是关键基因。

2. 牛型结核分枝杆菌（*M. bovis*）

牛型结核分枝杆菌基因组在核苷酸水平上有 99.95% 以上序列与人型结核菌是相同的，没有广泛的易位、重复或逆序。利用比较基因组学的方法分析牛型结核分枝杆菌与人型结核菌的基因组，发现前者与后者的基因组相比，缺失了 11 个基因片段，范围在 1～12.7kb。对于牛型结核分枝杆菌来说，除了基因座 *TbD1* 外没有独特的基因，*TbD1* 是现有大多数人型结核菌菌株所缺少的。牛型结核分枝杆菌与人型结核菌在基因组上的差异，导致两种细菌细胞壁的成分和分泌蛋白的表达存在不同，从而导致它们在宿主抗感染免疫过程中所发挥的作用存在巨大差异。

如图 4-3 所示，与人型结核菌的细胞壁相比，牛型结核分枝杆菌明显缺失了编码 ESAT-6 蛋白家族的基因，包括 Rv2346c、Rv2347c、Rv3619c、Rv3620c、Rv3890c（Mb3919c）和 Rv3905（Mb3935c）。ESAT-6 蛋白家族具有 T 细胞表位，能激活细胞免疫。缺少编码 ESAT-6 蛋白的基因对于牛型结核分枝杆菌来说可能抗原呈递受到影响。

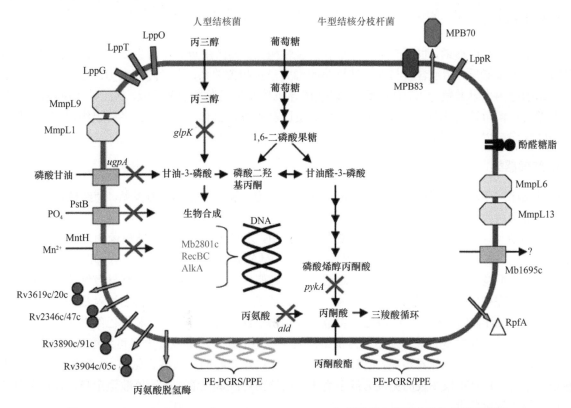

图 4-3　*M. bovis* AF2122/97 和 *M. tuberculosis* H37Rv 细胞壁蛋白基因表达的差异示意图

蓝色和红色的线分别代表人型结核菌（*M. tuberculosis*）和牛型结核分枝杆菌（*M. bovis*）的细胞壁，上面标注了两种细菌各自特殊的表面分子和跨膜转运蛋白；LppO/T/G/R：脂蛋白，MmpL1/9/6/13：跨膜转运蛋白，PstB：磷酸 ABC 转运蛋白 ATP 结合蛋白，*ugpA*：SN-甘油-3-磷酸 ABC 转运体渗透酶基因，MntH：二价金属阳离子转运体，Rv3619c/20c、Rv2345c/47c、Rv3890c/91c、Rv3904c/05c：人型结核菌基因，Mb2801c、RecBC、AlkA、Mb1695c：人型结核菌基因，*glpK*：甘油激酶基因，*pykA*：丙酮酸激酶基因；*ald*：丙氨酸脱氢酶基因；MPB83/70：牛型结核分枝杆菌细胞表面脂蛋白，RpfA：牛型结核分枝杆菌分泌蛋白，PE-PGRS/PPE：结核分枝杆菌类蛋白家族；橙色箭头表示分泌蛋白；图的内部显示了细菌碳水化合物代谢的关键步骤，红色的交叉表示牛型结核分枝杆菌与人型结核菌的代谢过程相比缺失或受损的步骤；蓝色的基因表示牛型结核分枝杆菌与人型结核菌相比缺失的与 DNA 相互作用的蛋白编码基因

3. 海洋分枝杆菌（*M. marinum*）

海洋分枝杆菌的基因组序列大约为 6600kb，是人型结核菌基因组的 1.5 倍，两者在核酸序列和氨基酸序列上大约有 85% 的同源性。通过进化树分析，显示两种分枝杆菌来源于同一祖先。它们在基因组上的区别在于海洋分枝杆菌多出 2200kb 的基因片段，其编码一些特殊蛋白，有利于细菌更好生存。例如，海洋分枝杆菌能合成 β-胡萝卜素来保护菌体免受光氧化损伤。

（1）CrtB（carotenoid B）基因：编码一种八氢番茄红素合酶（phytoene synthase），用于合成色素，但这个基因在人型结核菌中是缺失的。

（2）ESAT-6：海洋分枝杆菌的毒力基因，与人型结核菌相同。

（3）ESX（ESAT-6 secretion systems），和人型结核菌一样，ESX 基因家族也是海洋分枝杆菌的毒力基因之一（表 4-2）。ESX 分泌系统可以帮助海洋分枝杆菌从带菌液泡（*Mycobacterium*-containing vacuole，MCV）里逸出进入宿主细胞质，以及促进细菌在细胞间传播。

表 4-2　与细菌毒力和生物学性状相关的基因表达情况的比较

名称	ESAT-6	ESX 基因家族	CrtB（合成色素）
人型结核菌	有	有	无
牛型结核分枝杆菌	无	未知	无
海洋分枝杆菌	有	有	有

二、致病性比较

（一）人型结核菌

人型结核菌无内毒素，也不产生外毒素和侵袭性酶类，其产生致病作用主要依靠菌体成分，特别是胞壁所含的大量脂质。脂质含量与人型结核菌的毒力呈正相关关系，含量越高毒力越强。通常认为：细菌在组织细胞内大量增殖，引起炎症反应，以及诱导机体发生迟发型超敏反应，从而导致组织器官损伤。

人型结核菌可通过呼吸道、消化道和破损的皮肤黏膜进入机体，从而侵犯多种组织器官，引起相应器官的结核病，以肺结核最为常见。

1. 肺部感染

通过飞沫或尘埃，人型结核菌经呼吸道极易进入肺泡，故肺部感染最为多见。肺结核可分为原发感染和继发感染两大类。

原发感染（原发肺结核）是指首次感染人型结核菌，多见于儿童。人型结核菌随飞沫和尘埃通过呼吸道进入肺泡，被巨噬细胞吞噬后，由于细菌细胞壁的硫酸脑苷脂和其他脂质成分抑制吞噬体与溶酶体结合，溶酶体不能发挥杀菌溶菌作用，因此结核菌在细胞内大量生长繁殖，最终导致细胞死亡崩解，释放出的结核菌在细胞外繁殖或再被细胞吞噬，重复上述过程，如此反复产生渗出性炎症病灶，称为肺结核原发灶。原发灶内的结核菌可经淋巴管扩散至肺门淋巴结，引起淋巴管炎和淋巴结肿大，X 光片显示哑铃状阴影，称为原发复合征。随着机体抗结核病免疫力的建立，原发灶大多可纤维化和钙化而自愈。但原发灶内可长期潜伏少量结核菌，不断刺激机体强化已建立起的抗结核病免疫力，也可作为以后内源性感染的来源。只有在极少数的免疫力低下者中，结核菌可经淋巴液、血液扩散至全身，导致全身粟粒状结核或结核性脑膜炎。

继发感染是肺结核的一个最主要类型，是指在原发感染过程中肺内遗留的潜在性病灶复燃或人体再次感染结核菌而导致的肺结核。多见于成年人，大多为内源性感染，极少由外源性感染所致。由于机体已形成针对结核菌的特异性细胞免疫，对再次侵入的结核菌有较强的局限能力，故原发后感染的特点是病灶局限，一般不累及邻近的淋巴结。主要表现为慢性肉芽肿性炎症，形成结核结节，发生纤维化或干酪样坏死；病变常发生在肺尖部位。

2. 肺外感染

部分肺结核病患者体内的结核菌可经血液、淋巴液扩散侵入肺外组织器官，引起相应的脏器结核病变，如脑、肾、骨、关节、生殖器官等结核病。艾滋病患者等免疫力极度低下者，严重时可造成全身播散型结核。痰菌被咽入消化道可引起肠结核、结核性腹膜炎等。通过破损皮肤感染结核菌可导致皮肤结核病。近年有许多报道的肺外结核病标本中 L 型结核菌的检出率比较高，应引起足够重视。

值得指出的是，人体感染结核菌后，发病与否取决于感染菌株的毒力、数量和机体的免疫状态，若机体免疫状态良好，感染菌株的毒力不强且数量有限，一般不发病，但可形成针对该菌的带菌免疫，即细菌可以"休眠"状态存在于体内，刺激感染免疫的继续和存在。若机体免疫功能低下，感染菌株的毒力强且数量较多，即可引起结核病的发生和发展。

3. 免疫性与超敏反应

机体可产生抗结核菌抗体，如血清中抗结核菌蛋白的特异性 IgG，但其对机体的免疫保护作用尚不明确。机体的抗结核菌免疫主要是细胞免疫，包括致敏的 T 淋巴细胞和被激活的巨噬细胞。结核菌的免疫性及致病性均与其感染后诱发机体产生的细胞免疫应答和迟发型超敏反应有关。

结核菌感染人体后，被主要靶细胞——单核巨噬细胞吞噬，并可以长期在细胞内生存，在炎症反应过程中，巨噬细胞逐步分化为结核肉芽肿病灶中的上皮样细胞和特征性的朗格汉斯细胞，还可以作为抗原呈递细胞呈递 MHC-结核抗原肽，为 $CD4^+$ T 细胞所识别。当机体免疫力较强，单核巨噬细胞发挥吞噬、凋亡作用或诱导适当炎症反应时，细菌可被清除，而当机体免疫力较弱，出现坏死、过度炎症等免疫病理损伤时，则细菌在细胞内长期生存或向周围扩散。

$CD4^+$ T 细胞在抗结核菌的细胞免疫中起重要作用。一方面，其可分泌多种细胞因子，激活巨噬细胞，通过活性氮、活性氧介导杀死胞内结核菌。另一方面，$CD4^+$ T 细胞被激活后，Th0 细胞在细胞因子作用下，分化为 Th1、Th2、Th17、Th22 和调节性 T 细胞（Tr1、Th3）等细胞亚群，参与结核菌引发的免疫反应和致病过程。其中，Th1 细胞分泌 IFN-γ、IL-2、TNF-α 等，作用于巨噬细胞，活化的巨噬细胞能消化并杀死被吞入的结核菌，同时释放 IFN-γ 等细胞因子，因此 Th1 在宿主抗结核菌免疫中发挥着主要作用。Th2 细胞分泌 IL-4、IL-5、IL-10 和转化生长因子（TGF）-β，抑制 Th1 介导的保护性免疫应答。Th1/Th2 应答失衡是导致结核病发生、发展的重要机制。

此外，细胞毒性 $CD8^+$ T 细胞通过分泌颗粒溶素、穿孔素，在机体清除靶细胞和杀灭吞噬细胞内外的结核菌方面发挥关键作用，γδT 细胞、NK 细胞等也发挥了一定的抗结核菌免疫作用。

除了细胞免疫，结核菌的某些成分会刺激 T 淋巴细胞形成致敏性 T 细胞。当再次感染结核菌时，致敏性 T 细胞会释放细胞因子，产生强烈的迟发型超敏反应，形成以单核巨噬细胞浸润为主的炎症反应，易发生干酪样坏死和形成液化空洞。因此，结核菌感染时，细胞免疫与迟发型超敏反应同时发生。

儿童结核病大多为初次感染，由于机体尚未建立免疫和超敏反应，常形成急性全身粟粒状结核和结核性脑膜炎。成年人结核病大多为复发或再次感染，机体已建立抗结核菌的免疫和超敏反应，故病灶常为慢性局灶性病变，形成结核结节，发生纤维化或干酪样坏死。

因此，结核菌的致病性可能与其在宿主体内大量增殖、菌体成分毒力作用和机体免疫病理反应之间的综合作用有关。

（二）牛型结核分枝杆菌

牛型结核分枝杆菌是导致牛结核病的病原体，而食用生的、受感染的牛奶也可引起人的结核病。由于牛奶巴氏灭菌法的广泛使用，人类感染牛型结核分枝杆菌已经相当少见。牛型结核分枝杆菌有多种传播途径，包括气溶胶飞沫传播、直接接触传播（接触感染动物的排泄物），具体传播方式取决于被感染的物种，目前已知牛型结核分枝杆菌可以感染的哺乳动物有牛、人、鹿、美洲驼、猪、家猫、野生食肉动物（狐狸、郊狼）和杂食动物[常见的有毛尾负鼠（又称帚尾袋貂）和啮齿动物]等。

牛型结核分枝杆菌一般不引起肺部感染，而主要导致髋关节、膝关节及脊椎部骨髓病变及淋巴结感染。但如经呼吸道吸入，亦可发生与结核菌完全相同的感染，难以区别。如能对已感染的牛（结核菌素试验阳性）予以控制，以及对牛奶严格消毒和管理，此菌引起的感染不难控制。

（三）海洋分枝杆菌

与结核菌一样，海洋分枝杆菌也属于胞内菌。其被巨噬细胞吞噬后能在细胞内复制，从而躲避宿主的免疫监视。巨噬细胞游走于组织中，与其他免疫细胞共同作用，形成结核肉芽肿。

值得注意的是，在病理表现上，海洋分枝杆菌引起的人类皮肤肉芽肿和结核菌导致的皮肤肉芽肿难以区分。二者重要的病理特征均为上皮细胞和淋巴细胞包裹中心的坏死组织（图 4-4）。但是，由于海洋分枝杆菌的最适生长温度较结核菌低，因此，海洋分枝杆菌不会入侵人体温度较高的内脏器官，通常引起以手部为主的皮肤结核病。除了在海滩游泳可以导致感染外，水族爱好者若饲养了已经感染的鱼类，也可因为清洗水族箱导致感染。

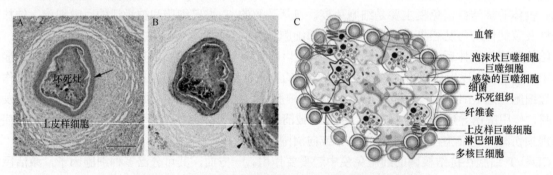

图 4-4　海洋分枝杆菌肉芽肿病理特征和结构示意图

A：海洋分枝杆菌肉芽肿镜下病理特征，中心为坏死灶，其外围是上皮样细胞；B：肉芽肿结节中的海洋分枝杆菌；C：肉芽肿的结构

总结三种亚型分枝杆菌的致病性，并比较其传播途径、结核病累及的组织器官、肉芽肿结构的异同，见表 4-3。

表 4-3　三种分枝杆菌致病特性的比较

名称	传播途径	肺结核病	皮肤结核病	生殖系统结核病	肉芽肿
人型结核菌	呼吸道，消化道，经皮肤（破损的皮肤黏膜）	多见	有，少见	有	有
牛型结核分枝杆菌	呼吸道，消化道，性传播	有	有，少见	未知	有
海洋分枝杆菌	皮肤接触传播	无	主要	未有报道	有

第三节　结核病动物模型与人类疾病的临床表现比较

结核病动物模型可以从不同方面模拟人类结核病，然而每种结核病动物模型的临床表现各有差异，与患者的临床表现也不尽相同。具体的临床表现如下。

一、结核患者的临床表现

临床上结核病根据发病的过程可分为原发性结核病和继发性结核病两大类，根据发病的部位分为肺结核病（临床上简称肺结核）和肺外结核病（临床上简称肺外结核）两大类。肺结核患者除少数发病急促外，临床上多呈慢性过程。肺结核的临床症状主要包括如下方面。

（1）全身中毒症状：包括发热、盗汗、乏力、食欲不振、体重减轻、内分泌功能紊乱、血液系统异常、失眠等。

（2）咳嗽、咳痰：咳嗽是肺结核患者的最常见症状，多为干咳，或少量有白色黏液痰，继发感染后则咳嗽加重，痰量增加，且为黄色脓性痰。

（3）咯血：有 1/3～1/2 的肺结核患者在不同病期咯血，是肺结核患者死亡的主要原因之一。

（4）胸痛与呼吸困难：肺结核患者可有胸痛，但无特异性，也不代表病情恶化；肺结核患者多数未出现呼吸困难，重度毒血症和高热可引起呼吸频率增速，但是真正的呼吸困难见于肺结核合并其他肺心血管疾病等。

肺外结核最常累及的部位为脑膜炎和骨，其中脑膜炎结核病常有发烧和头疼症状，骨结核病有低热和骨关节疼痛及活动障碍症状。

结核病经过治疗后，可以痊愈，少数转为潜伏感染，即无明显的临床症状，当抵抗力下降时，结核病复发，表现为上述结核病的临床症状。

二、不同结核病动物模型的临床表现

目前，根据研究需要，已经在多种实验动物中建立了结核病动物模型，不同模型能从不同方面模拟人类结核病的临床表现。

（一）猴结核病动物模型

猴结核病动物模型能模拟多数结核病患者的临床症状，感染后持续性低热，恒河猴的体温在 38～40℃波动，食蟹猴的体温在 36.8～38.5℃波动。猴眼睑结核菌素皮肤试验（tuberculin skin test，TST）可见明显的肿胀。随着病变的加重，实验猴逐渐消瘦，出现咳嗽、咯血，活动度降低，精神萎靡嗜睡，日均进水食量明显减少。当实验猴极度消瘦时，可同时出现呼吸急促、张口呼吸、倒立呼吸等呼吸困难的表现。当体温在几日之内迅速下降到 36℃以下，或者体重迅速下降 20%时，提示感染的实验猴处于濒死状态。

（二）小鼠结核病动物模型

小鼠感染结核菌后 10 周内体重有不同程度的下降，尾静脉注射和腹腔注射感染 6～8 周龄（16～20g）C57BL/6 小鼠（简称 C57 小鼠），其体重均在感染后第 7 周开始下降，而 BALB/c 小鼠体重下降是从感染后第 6 周开始。相比较腹腔注射感染，尾静脉注射感染组体重下降幅度较大，C57BL/6 是尾静脉注射感染后第 7 周开始有明显下降（3g 左右）；C57BL/6 腹腔注射感染后体重下降的幅度较小，在 1g 左右。感染剂量不同，体重变化也有较大的差异，感染剂量为 10^5CFU/ml 的 BALB/c 小鼠体重从感染后第 6 周开始下降，而感染剂量为 10^4CFU/ml、10^3CFU/ml 的小鼠体重在感染后第 6 周时均未下降反而持续上升，与空白对照组小鼠体重类似。

C57BL/6 和 BALB/c 均无咳嗽、咯血等症状，也无明显的活动障碍。高剂量（10^5CFU/ml 以上）感染的 C57BL/6 和 BALB/c 小鼠毛发凌乱不规则，活动少，日均进水食量减少，抓取小鼠时可明显感觉肌肉对抗力弱。

（三）哈氏豚鼠结核病动物模型

过去，通过豚鼠蹊部皮下注射、腹腔注射、静脉注射感染结核菌制备豚鼠结核病动物模型，近年来，多采用低剂量气溶胶感染结核菌制备豚鼠结核病动物模型。10CFU/ml 的结核菌经气溶胶感染哈氏豚鼠，15～20 天后结核菌在肺组织中呈对数生长，同时第 14 天可以扩散至肺外组织如脾和肝等，肺外组织中结核菌又能复种到肺组织，引起肺的再次损伤。豚鼠经 10CFU/ml 的低剂量结核菌气溶胶感染后，15～20 周内死亡，平均生存时间（median survival time，MST）为 15 周。

虽然豚鼠肺结核病变程度与感染剂量不一定呈正相关，但是感染剂量与 MST 有关，如 1000CFU/ml 及以上的剂量 MST 为 3 周，100CFU/ml 的感染剂量 MST 为 10 周，10CFU/ml 的感染剂量 MST 为 13 周。豚鼠结核病动物模型随着感染时间的推移，体重持续下降，当体重下降 20%或者出现呼吸急促，提示豚鼠濒死。蹼部皮下注射感染的，在注射部位可见溃疡性病变，可触及腹股沟淋巴结有不同程度的肿大。感染后期，豚鼠病变在进行性加重，肉眼可见豚鼠的毛发凌乱不规则，严重者脱毛比较明显，眼睛充血变红，日均进水食量明显减少，抓取哈氏豚鼠时其躲避动作迟钝或者不明显躲避。

（四）新西兰兔结核病动物模型

新西兰兔结核病动物模型主要有肺结核病动物模型、骨结核病动物模型及皮肤溃疡结核病动物模型。以上结核病动物模型临床表现与感染途径有关。

选择 24 周龄、体重为 3.0～3.5kg 的新西兰兔，经腰椎注射 0.2ml 结核菌液（5mg/ml），感染 4 周、6 周和 8 周内连续监测腰椎的影像学变化，通过磁共振灌注加权成像[magnetic resonance（MR）-perfusion weighted imaging（PWI）]方法，发现初过增强率（first-pass enhancement rate，Efrst）、早期增强率（early enhancement rate，Ee）、峰值高度（peak height，PH）、最大上升斜率（maximum slope of increase，MSI）、最大信号增强率（maximum signal enhancement rate，Emax）和信号增强率（signal enhancement rate，SER）在脊柱结核病早期诊断中具有较高的价值。

皮下注射结核菌制备结核病的皮肤病变模型时，注射部位先出现硬结，然后随着感染的发展硬结逐渐变软、液化，在感染后 11～17 天产生溃疡，溃疡产生后 2 天液化面积达到最大，溃疡逐渐增大，后慢慢愈合变小。

兔肺结核病动物模型可以通过多次中剂量或单次高剂量气溶胶感染制备，5 次 500CFU/ml 的结核菌气溶胶感染，每次间隔 3 周，或者 1 次 2500CFU/ml 结核菌气溶胶，4 次对照溶液气溶胶感染，影像学检测发现多次气溶胶中剂量感染比单次气溶胶高剂量感染的肺组织炎症重，肺空洞明显。影像学检测可提示肺结核肉芽肿的液化和空洞病变。低剂量气溶胶感染制备的兔肺结核病动物模型中，自然潜伏感染的实验兔只呈现结核菌素皮试阳性，无其他明显临床表现，活动性肺结核也无明显的一般临床症状。

（五）中缅树鼩结核病动物模型

经尾静脉或股静脉途径，感染 10^3CFU/ml 或 10^6CFU/ml 结核菌 H37Rv 后，两种剂量感染的成年中缅树鼩均表现为结核潜伏感染或活动性结核，区别在 10^6CFU/ml 感染组以活动性结核病模型为主。高剂量感染中缅树鼩后第 5 周疾病加重，可出现少数动物死亡，体重降低 30% 以上，某些中缅树鼩感染后第 8 周活动度明显降低，体重下降 20% 以上，多数中缅树鼩体重变化无明显规律。中缅树鼩腹股沟静脉注射部位有皮肤溃疡样病变，部分动物出现结核性胸膜炎和胸腔积液。

第四节　结核病动物模型与人类结核病的组织中结核菌特性比较

结核菌感染机体后，诊断金标准是从病灶部位分离出活的结核菌。结核菌可累及肺和肺外组织，痰培养呈阳性可以证实有肺部结核菌感染，而脑脊液培养呈阳性可提示有脑膜炎结核，骨髓穿刺物培养呈阳性提示骨结核病。由于患者和动物模型存在差异性，结核菌在患者和动物模型体内的分布也存在差异。

一、结核病患者与动物模型体内组织的菌分布

（一）结核病患者中结核菌的分布

结核菌感染人体后，约 90%的感染者处于结核潜伏感染状态，无法直接检测出结核菌的分布。另外的 10%左右的感染者可发展为活动性结核，活动性结核有原发性结核和血行播散型结核，均为细菌在组织器官中播散、复制而导致病变发生。

原发性结核可在肺和肠形成原发病灶，其中肺原发复合征是指在原发性肺结核发生时，由肺部原发

病灶、淋巴管炎和肺门淋巴结结核构成的原发复合征，有的还累及胸膜。血行播散型结核病变常累及肺、肠道、脊柱和骨关节、颈淋巴结、胃、肝、腹膜、脑膜、皮肤等部位。

肺结核原发病灶在左上肺居多，继发性肺结核或血行播散型肺结核常见于右上肺尖、后段或下叶上段、左上肺尖后段。

当结核菌入侵肠道后，多在回盲部引起结核病变，其他部位按发病率高低依次为升结肠、空肠、阑尾、十二指肠和乙状结肠、横结肠、降结肠等。

骨结核病（简称骨结核）大多是由肺结核继发的，但也有患者没有肺结核病史，属于结核菌的隐匿性感染。结核菌核大多首先发生在肺部，肺部感染通过血液播散可以到达全身骨骼系统，发病于脊柱的骨结核（又称骨痨）最多，约占所有骨结核的一半，其次是膝、髋、肘、踝等关节。四肢躯干骨、胸骨、肋骨、颅骨等则很少发病。

因此，结核菌的分布跟感染部位有关，菌培养或组织原位抗酸染色结果又与取样有关。结核患者痰培养阳性率并不高，有文献报道，英国结核患者痰培养阳性率约为70%，而我国仅为37.7%。结核患者的病灶如果靠近支气管，痰液中多含结核菌，而如果病灶远离支气管，痰液中所含的结核菌较少。而骨结核病变较深，取样困难的，培养阳性率较低，也可能存在菌培养假阳性。

（二）猴结核病动物模型中结核菌的分布

结核菌通过气溶胶或经纤维支气管镜感染实验猴后，可形成结核潜伏感染和活动性结核。潜伏感染的实验猴体内菌分布可通过复发后菌分离培养结果来追溯。活动性结核不能形成类似于人的原发复合征，但可形成血行播散型结核，常累及的部位有肺、肝、脾、肾、睾丸、附睾、肠腔、腹膜，以及颈部、肺门、腹股沟淋巴结等。由于猴的肺支气管解剖结构与人不同，因此猴的肺结核好发部位以左右肺上叶及两肺下叶近肺门处为主，肺门淋巴结有累及。所以，以上病灶部位菌培养多为阳性。

在猴结核病动物模型中，脑结核、骨结核比较罕见，皮肤结核未见报道。

（三）树鼩结核病动物模型中结核菌的分布

树鼩感染结核菌后，有结核潜伏感染和活动性结核两种，潜伏感染不能培养出结核菌，而活动性结核病动物模型的肺、肝、脾、肾、唾液腺、回肠、生殖器组织液可培养出结核菌。另外，树鼩还可以形成结核性胸膜炎，出现胸腔积液，胸腔积液可培养出结核菌。肺、脾、肝、肾上腺、肾、皮下组织和肌肉及小脑镜下均可见抗酸染色阳性的结核菌。

（四）小鼠、豚鼠结核病动物模型中结核菌的分布

小鼠经气溶胶、静脉注射及腹腔注射感染结核菌后，有结核潜伏感染和活动性结核两种，潜伏感染不能分离出结核菌，但是可以通过复发追溯潜伏期的菌分布，肺、脾、肝组织中可能存在潜伏的结核菌。活动性结核小鼠，肺、脾和肝组织中能分离出结核菌，少数小鼠肾、眼睑等部位也可以分离出结核菌。

豚鼠通过皮下注射或气溶胶感染，模型中脑积液中可培养出结核菌。肺、脾、肝菌培养也为阳性，可提示有脑膜炎结核。活动性结核病动物模型中，腹股沟淋巴结、肠系膜淋巴结、颈淋巴结、肺、脾、肝均可培养出结核菌，注射部位皮肤取材进行抗酸染色，可见抗酸染色阳性的结核菌。

（五）新西兰兔结核病动物模型中结核菌的分布

兔结核病动物模型主要有肺结核病动物模型、皮肤结核病动物模型和骨结核病动物模型，眼结核病动物模型偶尔可见，由于模型制作的方法不同，病灶局限的位置不同，但在感染过程中，肺、皮肤组织、脊柱、骨关节等病灶内均能分离出结核菌。组织样本进行抗酸染色，也能在病灶内肉芽肿里见到抗酸阳性的结核菌。

（六）其他动物模型中结核菌的分布

斑马鱼和牛的结核病动物模型主要用于研究结核肉芽肿的免疫机制，同时通过实验证实，以上实验的肉芽肿内存在结核菌，然而结核菌的靶器官和肉芽肿外靶细胞报道较少，因此结核菌的靶器官和靶细胞尚需要进一步研究。

二、不同感染期菌量的变化

（一）结核患者中荷菌量的变化规律

结核菌感染人后，90%以上患者处于潜伏感染，5%~10%发展为活动性结核。潜伏感染的个体当机体抵抗力下降时，可发展为活动性结核。然而，患者中结核菌只能进行定性检测，判定为阳性或阴性，而不能检测体内结核菌复制和分布的变化规律。

（二）小鼠结核病动物模型中荷菌量的变化规律

结核病动物模型可用于连续监测体内结核菌分布的变化，也可以用于研究结核菌在体内的复制规律。

连续监测自然潜伏感染 C57 小鼠中细菌数量的变化，肺、脾组织荷菌量曲线如图 4-5 所示，感染 3 周时，肺、脾组织荷菌量达到一个小高峰值，到感染后 8 周时下降到 10^2CFU/ml 以下，然后逐渐上升，但是一直保持低水平，直到感染后 20 周，肺组织荷菌量达到 50CFU/ml 以上，而脾组织荷菌量达到 10^4CFU/ml 以上，提示自然潜伏感染复发成活动性结核。

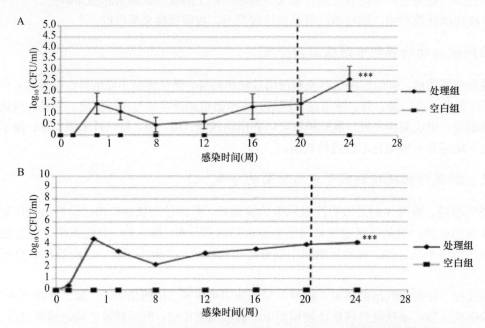

图 4-5　小鼠自然潜伏感染结核病动物模型中肺、脾组织荷菌量变化曲线
A：肺组织荷菌量变化曲线；B：脾组织荷菌量变化曲线（***为 $P<0.001$，虚线处表示以 20 周为界）

由于自然潜伏感染的病程周期较长，在实验研究中，研究者可以采用疫苗和药物干预的方法获得小鼠结核的潜伏感染模型，即著名的 Cornell 模型，其荷菌量变化曲线如图 4-6 中"□"曲线所示。

由于 Cornell 模型的复发均一性较差，因此应用受限，在 Cornell 模型的基础上进行改进优化，可以获得较稳定均一的 C57 小鼠多病程结核病动物模型，可用于快速评价。小鼠感染 10^6CFU/ml 结核菌后，肺、脾、肝组织的荷菌量在感染 2 周后达到 10^3~10^4CFU/ml，异烟肼治疗 4 周后，肺组织的荷菌量为 0，脾、肝组织的荷菌量均为 10^2CFU/ml，达到潜伏感染的水平，再经过 4 周，潜伏期的荷菌量上升，肺组织的荷菌量达到 10^3CFU/ml，肝、脾组织的荷菌量达到 $10^{4.5}\sim10^5$CFU/ml。潜伏后期经过 TNF-α 抗体诱导的 C57 小鼠，肺和脾组织的荷菌量均可达到 $10^4\sim10^5$CFU/ml，肝的荷菌量达到 $10^3\sim10^4$CFU/ml，TNF-α 抗体诱导复发水平明显比自然复发高，且组内个体差异小。

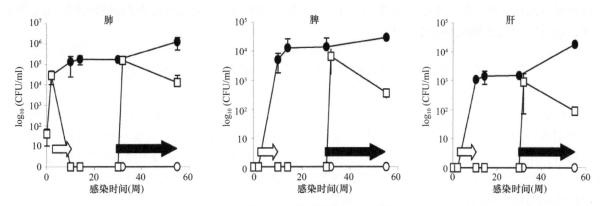

图 4-6　C57 小鼠潜伏-复发感染模型的荷菌量变化曲线
○和□分别代表异烟肼（INH）和利福平（RMP）联用（INH-RMP）治疗 8 周的治疗组，➡是指开始自由进水给药，对照组（●）为自由进水不含药

用 30CFU/ml 的结核菌感染 C57 小鼠，感染后 30～55 周，小鼠进食含有 2.5%氨基胍和 10%的葡萄糖的饲料（图 4-6 中黑色箭头），此时□代表治疗后复发的小鼠，○代表治疗后潜伏感染的小鼠；感染后 55 周，解剖取肺、脾、肝进行荷菌量计数；化疗结束后小鼠组织活菌培养为阴性

C3HeB/FeJ 小鼠经气溶胶感染结核菌后，未经干预治疗的小鼠经过急性期和慢性期发展，肺组织的荷菌量逐渐升高，其中感染后 4 个月内荷菌量为 $10^5\sim10^7$CFU/ml，4 个月后进入慢性期，荷菌量从 10^7CFU/ml 下降到 10^4CFU/ml。当结核菌感染 4 周后，开始用抗生素连续治疗 13 周，即到 17 周进入潜伏期，潜伏期持续到感染后 30 周共 13 周，感染后 30 周进入复发期（relapse infection stage），其肺、脾、肝组织的荷菌量变化如下。

初始感染（primary infection）后 4 周内，全肺的荷菌量逐渐上升到 6.5 $\log_{10}$CFU/ml，感染后 5～30 周，荷菌量均值在 6～7.5 $\log_{10}$CFU/ml 波动，从感染后 5 周开始应用抗生素治疗，连续 13 周，到感染后 17 周时，荷菌量变为 0.1 $\log_{10}$CFU/ml，从感染后 22 周开始荷菌量上升到 2 $\log_{10}$CFU/ml 以上，感染后 30～56 周，荷菌量维持在 3.5～4.8 $\log_{10}$CFU/ml。

初始感染后 4 周内，全脾的荷菌量可上升到 5.5 $\log_{10}$CFU/ml，感染后 5～30 周，荷菌量在 4.5～5.5 $\log_{10}$CFU/ml 波动，而抗生素治疗 13 周后到感染后 17 周时，荷菌量变为 0.15 $\log_{10}$CFU/ml，从感染后 22 周开始荷菌量约为 0.15 $\log_{10}$CFU/ml，30 周后开始进入复发期，荷菌量从 1 $\log_{10}$CFU/ml 上升，直到 56 周，其荷菌量在 1～4 $\log_{10}$CFU/ml 波动，其中感染后 31～43 周（除 35 周外）荷菌量持续上升，56 周荷菌量下降。

全肝的荷菌量在感染 4 周后达到 5 $\log_{10}$CFU/ml，感染后 5～17 周，荷菌量在 3～4 $\log_{10}$CFU/ml 波动，治疗结束后，即感染后 17 周，其荷菌量接近 0.15 $\log_{10}$CFU/ml，感染后 22～31 周，荷菌量一直保持在 0.15 $\log_{10}$CFU/ml，33 周上升到 0.8 $\log_{10}$CFU/ml，35 周为 1 $\log_{10}$CFU/ml，43 周后下降至 0.5～0.8 $\log_{10}$CFU/ml，56 周降至 0.1～0.8 $\log_{10}$CFU/ml。

（三）实验兔结核病动物模型中荷菌量的变化规律

低剂量结核菌以气溶胶方式感染新西兰实验兔后，可制备肺结核的潜伏感染模型，感染 5 周后，肺组织的荷菌量可以从 0 周的 1.5 $\log_{10}$CFU/ml 上升至 3.5 $\log_{10}$CFU/ml，感染后 10 周时，荷菌量降至 0.5 $\log_{10}$CFU/ml，15 周上升至 2.5 $\log_{10}$CFU/ml，20 周降至 1 $\log_{10}$CFU/ml，25 周降至 0。高剂量感染和低剂量感染分别获得的潜伏感染模型，荷菌量变化曲线有差异，从感染 5 周后开始出现差异，

10 周荷菌量降至 3.25 log$_{10}$CFU/ml，15 周降至 1 log$_{10}$CFU/ml，到 20 周仍然维持在 1 log$_{10}$CFU/ml。

总结小鼠和兔经结核菌气溶胶感染获得的潜伏感染模型，结核活动期，从感染开始后荷菌量升高，4～5 周后达到平台期，荷菌量达到 3～7 log$_{10}$CFU/ml，利用药物治疗后，感染进入潜伏期，荷菌量多为 0～1 log$_{10}$CFU/ml，药物诱导后，某些模型潜伏感染复发，荷菌量多为 1～5 log$_{10}$CFU/ml，某些模型感染依然保持潜伏状态。根据各种动物模型的组织荷菌量变化曲线，可以指导给药的起始时间，用于判断疗效，还可用于结核菌的致病特性研究。

第五节　结核病动物模型与人类疾病的病理特征比较

结核病发病后大体病理可见组织器官上存在结核结节，组织病理病变为特征性结核肉芽肿，而肉芽肿有空洞性、干酪样和增生性病变，这三种病变一方面与病变程度有关，另一方面与动物物种差异有关，不同物种其组织病变中肉芽肿的结构层次、巨噬细胞形态等不相同，通过比较不同动物模型和患者的病变，可以为患者的病变研究提供针对性的优选模型，还能通过不同动物模型及患者病变的比较医学研究，探讨结核病的病变机制。

一、结核病患者的病理特点

结核菌感染分为原发感染和继发感染。发生原发感染时菌可播散入血流，或通过原发性淋巴结引流使其他淋巴结受到感染，引起继发感染。

（一）原发复合征

原发感染的特征性病变称为原发复合征，由肺部原发病灶、淋巴管炎和肺门淋巴结结核构成。肺的原发灶[常称作贡氏（Ghon）灶]一般发现于上肺叶的下部或下肺叶的上部，主要发生于右上叶，很少见于肺尖区，且原发灶多位于胸膜下肺区。原发灶一般是单个，偶可见两个或多个。

原发灶经过早期的非特异的异物性炎症反应，在 48h 内聚集中性粒细胞、单核细胞及单核上皮样细胞，2 周后有巨噬细胞浸润，巨细胞开始形成，之后逐渐出现淋巴细胞，到 2 个月时，淋巴细胞突然增多，在发展中结核结节的上皮样细胞周围形成淋巴细胞区。与此同时，在感染后 2 周末，结核结节中心区细胞开始干酪化，3～7 周时发生干酪样坏死。随着结节的增大，干酪样病变增加。到第 2 个月末，结核结节的主要构成成分聚齐，有巨噬细胞的干酪中心，中心周围有上皮样细胞和淋巴细胞。随着机体对菌及其产物的致敏性不断增强，病灶周围淋巴细胞浸润增加，区域淋巴结开始增大。偶见原发灶并不处于静息状态，干酪样病变中心区液化，液化物排入支气管后，形成空洞型病变。

原发复合征较易累及肺部右侧淋巴结，其次是肺部左侧淋巴结，甚至可累及不属于原发感染区的淋巴结。淋巴结可出现钙化，钙化后干酪形成，活菌可持久存在多年。原发灶远处淋巴结受波及而发生干酪样病变，最后累及纵隔内的多数淋巴结，引发淋巴血行播散。

（二）继发结核感染的病变特征

继发结核感染分为淋巴播散和血行播散两种，淋巴播散可以通过淋巴结直接扩延，侵犯一个脏器或管道。血行播散可不引起明显的病变，发病的多为血行播散的粟粒状结节。

结核结节是特殊的肉芽肿样病变，肉眼不易见到，3～5 个肉芽肿融合在一起，为粟粒大小的灰白色或灰黄色增生性病变，粟粒状结节略隆起于脏器表面或其切面。镜下可见典型的结核结节，中央区有 1～2 个朗格汉斯细胞，细胞核多达数十个，细胞体积大，周围有许多放射状排列的上皮样细胞。上皮样细胞呈梭形或多边形，单核，核仁为 1～2 个，胞质多。外层为淋巴细胞，肉芽肿的最外层被致密的成纤维细胞包绕。在部分结核结节中心，可见坏死甚至是空洞。

二、小鼠结核病动物模型的病理特点

目前，已经报道的小鼠结核病动物模型有 C57BL/6、BABL/c、C3HeB/FeJ，结核菌经过尾静脉和气溶胶途径感染小鼠，因感染剂量不同，可以制备自然潜伏感染模型和急性感染模型。急性感染经过药物治疗后，可能远期复发。然而在小鼠中难以复制类似于人类感染的原发复合征，可通过静脉感染制备血行播散型结核病动物模型。

（一）大体病理

小鼠急性感染模型中，在感染后 8 周时，10^3CFU/ml、10^4CFU/ml、10^5CFU/ml 剂量组的 BABL/c 和 C57BL/6 小鼠尾静脉注射组均有肉眼可见的病灶，肺和脾均有不同程度的眼观病理变化。解剖发现，主要在肺有不同程度粟粒大小的结核病灶，且脾大。BABL/c 小鼠腹腔注射组的各剂量感染组也都有粟粒状病理变化，C57BL/6 小鼠腹腔注射组的 10^3CFU/ml 剂量组无病理变化，10^4CFU/ml、10^5CFU/ml 剂量组肺均有病理变化，而脾没有变化（图 4-7）。

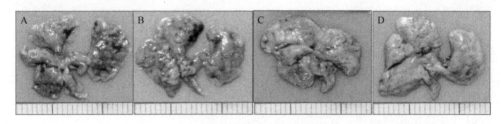

图 4-7 BABL/c 及 C57BL/6 小鼠结核病动物模型中肺的大体病变
A：雌性 BABL/c 小鼠的 10^3CFU/ml 剂量感染组；B：雌性 BABL/c 小鼠的 10^5CFU/ml 剂量感染组；C：雌性 C57BL/6 小鼠的 10^3CFU/ml 剂量感染组；D：雌性 C57BL/6 小鼠的 10^5CFU/ml 剂量感染组

感染后 10 周后，BABL/c 和 C57BL/6 小鼠尾静脉注射组的 10^3CFU/ml、10^4CFU/ml、10^5CFU/ml 剂量组均有肉眼可见的病灶，C57BL/6 小鼠的腹腔注射组也出现了肉眼可见的结节状病理变化。BABL/c 小鼠各剂量的两种感染途径组肺均已经有严重的病理变化，有粟粒状结核结节，主要特点是分布在全肺不同的部位，且脾大；C57BL/6 小鼠的 10^3CFU/ml、10^4CFU/ml、10^5CFU/ml 剂量组肺均出现粟粒状结核结节，但主要分布在肺叶的边缘，脾没有明显的变化（图 4-7）。

C3HeB/FeJ 感染 4 周和 14 周后，解剖小鼠，全肺组织均肉眼可见发白的结核样病变，如图 4-8 所示，而脾和肝的病变未见报道。组织病理可见肺组织有干酪样病变或空洞型病灶。

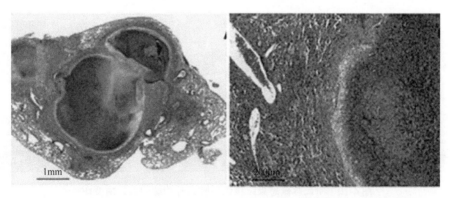

图 4-8 C3HeB/FeJ 小鼠肺组织肉芽肿样病变图[HE（苏木精-伊红染色）]
左图：小鼠结核肉芽肿的低倍全景图；右图：小鼠肉芽肿边界处的高倍图

（二）组织病变

BABL/c 和 C57BL/6 小鼠肺结核肉芽肿结构与人类肺结核肉芽肿不同，是由松散的巨噬细胞、淋巴细胞和中性粒细胞聚集形成的肉芽肿样病变，淋巴细胞浸润在血管周围较明显，但肉芽肿内无朗格汉斯细胞，肉芽肿最外层无上皮样细胞包绕，病变中心是由上述免疫细胞形成的增生样病变。而C3HeB/FeJ小鼠的肉芽肿结构与人类的肉芽肿结构比较类似，外层由纤维囊性组织包裹，肉芽肿中心区可发生干酪样和液化坏死，含有大量的中性粒细胞和巨噬细胞，干酪样坏死灶的外围被泡沫样巨噬细胞包绕。

BABL/c 和 C57BL/6 小鼠肝组织病理染色后可见大小不等的数量较多的肉芽肿样病变，肉芽肿主要由巨噬细胞、较多淋巴细胞及少数中性粒细胞构成，汇管区周围病变明显，伴肝细胞水肿（图 4-9）。

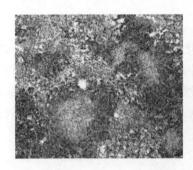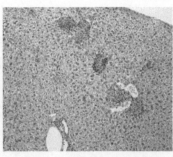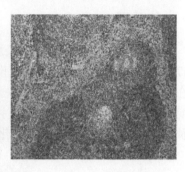

图 4-9   C57BL/6 小鼠肺、肝和脾组织的病变图
从左到右分别为肺、肝、脾组织的 HE 染色组织病变图

BABL/c 和 C57BL/6 小鼠脾组织的白髓与红髓可见以巨噬细胞为主的肉芽肿，也可见淋巴细胞和中性粒细胞，红髓偶可见干酪样坏死病变。

C3HeB/FeJ 小鼠感染结核后脾、肝组织的病变未见报道。

三、哈氏豚鼠结核病动物模型的病理特点

已报道的哈氏豚鼠结核病动物模型有急性感染模型，潜伏-复发模型，相对应地，在疫苗评价中有初免疫苗模型、初免-加强疫苗模型（急性感染模型）和治疗性疫苗模型（潜伏-复发模型）。

（一）大体病变

哈氏豚鼠感染结核菌后，感染注射位点周围会出现溃疡，腹股沟等处淋巴结出现肿大。解剖后，肉眼可见全肺出现透亮的粟粒状结节，肝组织有肉眼可见的粟粒大到黄豆大的白色病变，脾组织有融合的大小不等的白色透亮的结节样病变（图 4-10）。

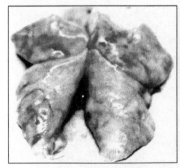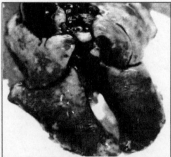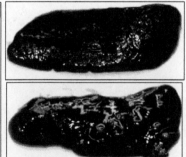

图 4-10   哈氏豚鼠感染结核菌后肺、肝和脾的大体病变图
从左到右分别为肺、肝和脾组织的大体病变，病变分别表现为：肺组织的透亮粟粒状结节，肝组织的粟粒大到黄豆大的白色病变，脾组织有融合白色透亮的结节样病变

（二）组织病变

10^4CFU/ml、10^3CFU/ml、10^2CFU/ml 剂量蹊部皮下感染 6 周后，豚鼠均有不同程度肺组织内血管

旁淋巴细胞浸润，肺组织内有由多种细胞聚集形成的实变性肉芽肿样病变，肝也有大小不等的散在的肉芽肿和坏死灶，病变主要集中在脾，脾白髓被肉芽肿破坏，肉芽肿中可见干酪样坏死灶，也可出现多核细胞。

结核肉芽肿组织病理与人体内的结核肉芽肿非常相似，中央区有干酪样坏死，有巨噬细胞，但未见朗格汉斯巨细胞，中心区往外有中性粒细胞、淋巴细胞浸润，最外层被纤维上皮样细胞包裹。

四、兔结核病动物模型的病理特点

结核菌通过气溶胶途径感染新西兰实验兔后，实验兔可以处于带菌的潜伏感染状态，经低剂量气溶胶感染的实验兔在感染后前 5 周内肉芽肿较少，之后随着感染时间的推移，肉芽肿数量增加。经低剂量和高剂量感染的实验兔均在感染 15 周后出现较多的直径较大的肉芽肿结节。

（一）大体病变

实验性感染后，新西兰大白兔的肺、骨关节、皮肤和脑膜可发生结核的特异性病变。肺结核形成的肉芽肿会发生坏死和液化，容易形成类似于结核患者的空洞型肺结核。脊柱和骨关节均可发生结核性骨破坏，皮肤出现溃疡性结核，结核性脑膜炎形成积液。

不同剂量结核菌以气溶胶途径感染实验兔后，连续观察 25 周，发现高剂量组和低剂量组在感染后肉芽肿个数递减，其中 5 周时个数最多，高剂量组均值接近 200 个，低剂量组均值接近 50 个；低剂量组在感染后 10 周时肉芽肿个数明显减少，接近于 0 个，而高剂量组在感染后 20 周时肉芽肿个数接近于 0 个（图 4-11 和图 4-12）。

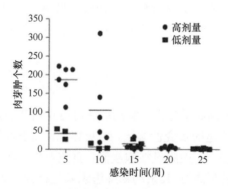

图 4-11　不同剂量结核菌感染新西兰兔后肉眼可见的肉芽肿个数变化

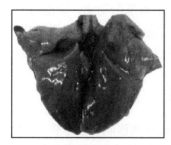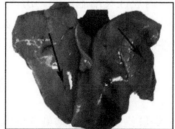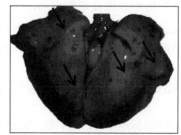

图 4-12　实验兔感染后肺组织的大体病变

从左到右分别为实验兔感染后 5、10 周和 15 周肺组织的结核结节状病变；箭头所指为肉眼可见的结核病灶

（二）组织病变

实验兔感染结核菌后，肺组织的肉芽肿样病变类型与人的肉芽肿类似，有增生性肉芽肿、干酪样坏死的肉芽肿和空洞型肉芽肿。增生性肉芽肿中有大量的巨噬细胞、淋巴细胞和中性粒细胞（感染后 5 周），随着感染的加重，肉芽肿中间出现干酪样坏死，干酪样坏死被上皮样巨噬细胞和淋巴细胞套包绕

（感染后 10 周），感染后 15 周，肉芽肿中心的干酪样坏死区被上皮样巨噬细胞替代（图 4-13）。

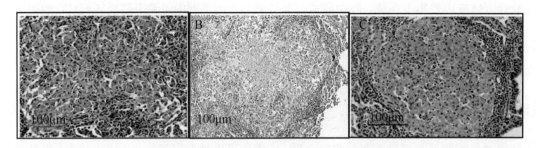

图 4-13　实验兔感染后肺组织结核肉芽肿样病变
A：实验兔感染后 5 周肺组织的增生性肉芽肿样病变；B 和 C：实验兔感染后 10 周和 15 周的干酪样病变。

五、树鼩结核病动物模型的病理特点

树鼩为低等非人灵长类，在结核病动物模型研究中有潜在的应用价值。利用低剂量和高剂量结核菌经静脉注射感染树鼩，均存在结核潜伏感染和活动性结核。大体病变和组织病变详述如下。

（一）大体病变

感染 5 周后 10^6CFU/ml 的高剂量组 6 只树鼩有 1 只病重死亡，树鼩体型明显消瘦，死亡后及时解剖，胃肠组织有自溶现象，皮下、肋间隙、膈肌、后腹膜可见 1～5mm 大小不一的结节，肾有肉眼可见的灰白色病灶。高剂量组感染 5 周和 8 周后均有 4 只在静脉注射部位出现皮肤溃疡，低剂量组（10^3CFU/ml）感染 8 周后，6 只中有 1 只在注射部位出现皮肤溃疡。高剂量组感染 8 周和 11 周后均有 2 只出现胸腔积液，约 1ml，感染 11 周有 1 只头部皮下有脓肿。高剂量组各时间段肺组织均有肉眼可见的结节状病灶。

（二）组织病变

高剂量组感染 5 周后，1 只树鼩病重死亡，解剖后脾内可见肉芽肿，周围炎细胞浸润；肝内炎细胞浸润；左肺及右肺可见多个界限清楚的实变性病灶，中央坏死，周围炎细胞浸润；肾间质内灶性炎细胞浸润；肾上腺灶性坏死，炎细胞浸润，被膜炎细胞浸润；真皮及皮下组织灶性坏死，炎细胞浸润；肌肉组织灶性坏死，炎细胞浸润（脓肿形成）；其余动物肺组织未见特异性改变。感染 8 周和 11 周后肺组织可见大面积坏死，大体病理可见结核结节，组织病变可见结节中央坏死，周围大量炎细胞浸润。各时间段均可见肝内小灶性炎细胞浸润，肾组织内灶性炎细胞浸润。出现皮肤溃疡的动物，取溃疡皮肤病检，可见真皮及皮下组织出血坏死、炎细胞浸润，肌肉组织大片坏死、炎细胞浸润。感染 8 周后某些树鼩活动度明显降低，这些动物除肺组织特异性病变外，另可见小脑组织灶性坏死，周围少量炎细胞浸润。

六、猴结核病动物模型的病理特点

用结核菌标准株 H37Rv 或 Erdman 经纤维支气管镜感染食蟹猴或恒河猴制备猴结核病动物模型，根据文献报道和编者所在团队的研究，发现相同剂量的结核菌感染实验猴以后，结核发病情况因个体不同而异，有急性发病在几年内持续进展至濒死的，有急性发病在 3 个月内暴发性濒死的，有潜伏感染 1 年以上缓慢发病最终濒死的。取急性感染实验猴解剖，大体病变和组织病变如下。

（一）大体病变

自然感染发生结核病的猴，在病变部位出现明显的结核结节性肉芽肿和干酪样坏死灶。结节常见于肠腔和腹腔的浆膜上，一般为粟粒大至绿豆大的透明或半透明灰白色或黄色结节，珍珠状，相互联结，状如葡萄。而结节中心常出现干酪化或钙化。

经纤维支气管镜感染的实验猴可发展为肺结核及肝、脾、肾、纵隔结核等肺外结核，偶见小脑病变、骨结核。血行播散型结核，肺、肝、脾、肾、纵隔、脊柱肋间隔均可见粟粒状结节，灰白色或黄色结节可见于肺、肾、脾、肋间隔等组织。

（二）组织病变

猴结核病动物模型的病理学特点即组织器官发生增生性或渗出性炎症，或两者同时存在。动物抵抗力强时，机体对结核菌的反应以细胞增生为主，形成增生性结核结节，由上皮样细胞和巨噬细胞集结在结核菌周围构成特异性肉芽肿组织；当机体抵抗力降低时，机体的反应则以渗出性炎症为主，即在组织中有纤维蛋白和淋巴细胞的弥漫性沉积，随后发生干酪样坏死、化脓或钙化，这种变化常见于肺和淋巴结。肉芽肿结构层次与人类结核肉芽肿类似，病变中央区有典型的朗格汉斯巨细胞（Langerhans giant cell），有少量的中性粒细胞（neutrophilic granulocyte）和树突状细胞（dendritic cell，DC），外层是类上皮样细胞和淋巴细胞，最外层是纤维上皮样细胞。

七、其他动物模型的病理特点

斑马鱼结核病动物模型是用海洋分枝杆菌感染获得的模型，是研究结核肉芽肿形成机制和过程的良好模型，其主要病变是肉芽肿，但肉芽肿中缺乏结核患者的特征性朗格汉斯巨细胞。

牛结核病动物模型是用牛型结核分枝杆菌感染获得的模型，下呼吸道包括左右肺的上、中、下、副肺叶，以及纵隔淋巴结均有病理病变，有完整和非完整结构的肉芽肿，非完整结构肉芽肿与人类结核肉芽肿不同，早期是由巨噬细胞、淋巴细胞和少量浆细胞组成的结构松散的肉芽肿，晚期形成的散在肉芽肿无纤维上皮样细胞、中心坏死和矿物质沉积。完整结核肉芽肿有纤维样上皮细胞、中心坏死或空洞。不同病变时期肉芽肿内免疫细胞成分不同，非完整结构肉芽肿以 WC1$^+$（workshop cluster 1）γδT 细胞较多，完整结构肉芽肿中 γδT 细胞较多。局部发生免疫反应时出现朗格汉斯巨细胞。

第六节　结核病动物模型与人类疾病的免疫反应比较

一、天然免疫

（一）结核患者免疫反应中重要的天然细胞及免疫因子

天然免疫是机体抵抗病原微生物感染的第一道防线，其中巨噬细胞（macrophage，MΦ）、树突状细胞（DC）、中性粒细胞和自然杀伤细胞（natural killer cell，NK）是机体识别外源病原体入侵的重要固有免疫细胞，它们通过模式识别受体结合细菌表面的抗原，从而引发吞噬、自噬、细胞凋亡及形成炎性小体等细胞生理反应（图 4-14），导致不同的感染结局。然而，结核菌从进入机体的那一刻起，就与各种天然免疫细胞进行博弈，其相互作用过程复杂，感染结局随机体免疫系统的功能状态不同有极大差异。

1. 巨噬细胞

结核菌与巨噬细胞的相互作用非常复杂，巨噬细胞通过多种机制抑制及杀灭结核菌，同样，结核菌以多种方式逃避巨噬细胞的杀伤，尤其重要的是结核菌可调控巨噬细胞的凋亡。作为结核菌在机体内存活的宿主细胞，巨噬细胞的凋亡情况在一定程度上决定了结核菌的命运，对结核病的发生、发展及预后都具有重要影响。

1）结核菌可抑制巨噬细胞的直接杀菌作用

巨噬细胞吞噬结核菌后形成吞噬小体，通过氧依赖杀伤作用杀灭吞入的结核菌，在吞噬作用激发下，

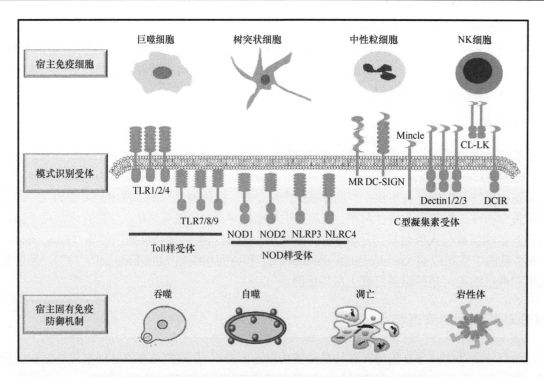

图 4-14 结核菌感染的天然免疫细胞及其抗结核的相关机制

TLR：Toll 样受体；NOD：核苷酸结合寡聚结构域；MR：甘露糖受体；DC-SIGN：CD209 抗原样蛋白 E；Mincle：C-type lectin domain family 4 member E；DCIR：C-type lectin domain family 4 member A；CL-LK：一种可溶性 C 型凝集素

发生呼吸爆发，产生活性氧中间体和活性氮中间体，这些物质有强的氧化作用和细胞毒作用，对结核菌有强的杀伤作用。然而，结核菌可以通过降低磷脂酶 D 的活性，抑制活性氧中间体和活性氮中间体的产生，并下调主要组织相容性复合物-Ⅱ（MHC-Ⅱ）的表达，抑制吞噬溶酶体的成熟等。研究还发现，通过增强磷脂酶 D 的活性，可增强巨噬细胞对人型结核菌的反应，恢复巨噬细胞的天然防御机制。

2）结核菌可调控巨噬细胞的凋亡

凋亡是巨噬细胞和结核菌博弈的另一手段。一方面，细菌诱导巨噬细胞凋亡能有效避免巨噬细胞对自身的直接杀伤作用。多项研究表明，巨噬细胞的凋亡依赖胱天蛋白酶（caspase）-1 的介导，而在结核菌感染过程中，巨噬细胞会产生大量的 TNF-α 和 IL-1β，IL-6 可以显著增强 caspase-1 的活性，进而促进巨噬细胞的凋亡。此外，由于巨噬细胞凋亡后其内容物并不外溢，便于结核菌继续逃避宿主的免疫监视。另一方面，巨噬细胞凋亡水平因其感染的结核菌毒力水平不同而存在差异，结核菌毒力越强，巨噬细胞凋亡水平越低，如强毒株 H37Rv 感染后，巨噬细胞凋亡水平与对照组（未感染组）相比无显著差异。

2. 树突状细胞

DC 细胞的主要作用是抗原呈递，是介导天然免疫和特异性免疫之间的桥梁。DC 细胞通过其表达的模式识别受体甘露糖受体（mannose receptor，MR）和 DC-SIGN（dendritic-cell specific ICAM-3 grabbing non-integrin）等识别结核菌表面的脂蛋白、糖苷或糖脂，摄入细菌后将其抗原成分呈递给 T 淋巴细胞。然而，结核菌亦可通过诱导 DC 细胞表达 IL-10，以及降低 IL-12 的表达来抑制 DC 细胞的成熟，进而阻止特异性细胞免疫的发生。

3. 中性粒细胞

中性粒细胞是肺结核感染灶浸润数量最多的免疫细胞，它受复杂的细胞因子和趋化因子调控。中性粒细胞释放的弹性蛋白酶（elastase）、胶原酶（collagenase）和髓过氧物酶（myeloperoxidase），不加选择地破坏细菌和宿主细胞。因此，中性粒细胞是强有力的能清除细菌的效应细胞，同时导致了宿主的免疫病理反应。在宿主体内，结核菌也影响中性粒细胞的功能，如 RD-1（region of difference 1）毒力因子诱导中性粒细胞坏死，阻止细胞凋亡等。

4. NK 细胞

NK 细胞发挥抗细菌免疫作用是非特异性的，不受 MHC 的限制。多种结核菌细胞壁的成分（如分枝菌酸）能直接激活 NK 细胞表面的天然细胞毒性受体（natural cytotoxicity receptor）NKp44，使 NK 细胞发挥细胞毒效应，降低结核菌在胞内的生存率。此外，NK 细胞产生的 IFN-γ 和 IL-22 也可以促进巨噬细胞吞噬溶酶体的融合，抑制细菌在胞内生长，以及通过上调 CD54、TNF-α、粒细胞-巨噬细胞集落刺激因子（granulocyte-macrophage colony stimulating factor，GM-CSF）和 IL-12 的表达，促进 γδ$^+$T 细胞的增殖。γδ$^+$T 细胞是一种执行天然免疫功能的 T 淋巴细胞，其 T 细胞受体（TCR）由 γ 和 δ 链组成，并且排列缺乏多样性，可直接识别某些完整的多肽抗原。由结核菌的蛋白抗原活化的 γδ$^+$T 细胞能有效抑制结核菌的生长。

（二）结核动物天然免疫功能与人类的差异

上述许多抗结核固有免疫防御机制的研究结果大多基于小鼠结核病动物模型。与人类肺结核一样，小鼠肺结核早期病灶都是泡沫状巨噬细胞和各种淋巴细胞浸润，呈现类脂性肺炎的表型。抗酸染色均显示泡沫状巨噬细胞周围及内部有结核菌的存在。然而，小鼠结核病动物模型与人类结核病还是有明显差异的。例如，小鼠肺结核病动物模型中肺不形成严格意义上的肉芽肿，而出现肉芽肿样病变，肺泡填满了泡沫状巨噬细胞，但是很少见朗格汉斯巨细胞。有文献报道，如果激活的 CD4$^+$T 细胞和巨噬细胞通过 CD40 与 CD40L 紧密接触，T 淋巴细胞会分泌 IFN-γ，并且上调树突状细胞特异性跨膜蛋白（dendritic cell specific transmembrane protein，DC-STAMP）的表达，导致朗格汉斯巨细胞的形成。小鼠结核病动物模型罕见朗格汉斯巨细胞，可能与巨噬细胞等固有免疫细胞的相关分子、受体存在种源差异有关，又或者与结核菌诱导其 CD4$^+$T 细胞活化的程度与人类不同有关，如果没有足够水平的 DC-STAMP，巨噬细胞不会形成朗格汉斯巨细胞，这与小鼠对结核菌感染有一定的抵抗力而临床表现不明显的实验观察是一致的。总之，人类与其他模型动物的天然免疫细胞在抗结核过程中存在功能差异，以及相关调控机制需要进一步阐述及证明。

二、特异性免疫

机体抗结核菌感染的特异性免疫主要是细胞免疫和迟发型超敏反应（delayed type hypersensitivity，DTH）。入侵的结核菌被巨噬细胞、DC 细胞吞噬后，经处理加工，将抗原信息传递给 T 淋巴细胞，使之致敏。当致敏的 T 淋巴细胞再次遇到结核菌时，便释放出系列的淋巴因子（包括趋化因子、巨噬细胞移动抑制因子、巨噬细胞激活因子等），使巨噬细胞聚集在细菌周围，吞噬并杀灭细菌，然后变为上皮样细胞和朗格汉斯巨细胞，最终形成结核结节，使病变局限化（图 4-15）。

结核病引发的免疫反应和迟发型超敏反应（Ⅳ型 DTH）常同时发生与相伴出现。超敏反应的出现提示机体已获得免疫力，对病原菌有抵抗力。然而超敏反应同时伴随着干酪样坏死，试图破坏和杀灭结核菌。已致敏的个体动员机体防御反应较未致敏的个体快，但组织坏死也更明显。因此，机体感染结核菌所呈现的临床表现取决于不同的特异性免疫反应。如以保护性反应为主，则病灶局限，结核菌被杀灭。如主要表现为组织破坏性反应，则机体呈现有结构和功能损害的结核病（表 4-4）。大多数免疫功能正常的人感染结核菌后，机体会产生强有力的 DTH 反应，以有效地控制原发性肺结核。但是 DTH 反应对继发结核感染没有控制效果。

人类结核病与动物结核病动物模型特异性免疫功能的比较

结核菌进入机体后，宿主针对结核菌产生的特异性免疫反应的程度和水平与感染结局密切相关。以小鼠结核病动物模型为例，不同品系的小鼠对结核菌的抵抗力不一样，早期的肉芽肿形成有利于限制细

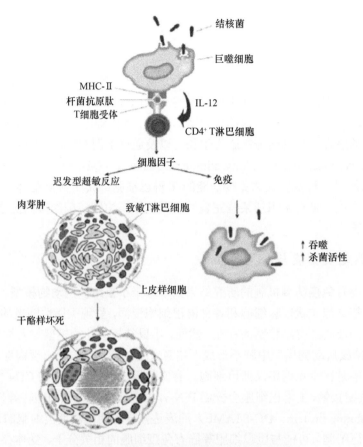

图 4-15　抗结核菌感染的特异性免疫机制

表 4-4　结核病的基本病变与机体的免疫状态

病变	机体状态		结核菌		病理特征
	免疫力	变态反应	组织荷菌量	毒力	
渗出为主	低	较强	多	强	浆液性或纤维素性
增生为主	较强	较弱	少	较弱	结核结节
坏死为主	低	强	少	强	干酪样坏死

菌生长和蔓延，若肉芽肿出现坏死，则利于细菌扩散，而结核菌诱导的特异性 T 淋巴细胞分泌的 IFN-γ 水平是决定是否出现坏死灶的根本原因。因此，T 淋巴细胞介导的特异性免疫反应（Th1 型免疫反应）是控制病程发展的关键因素。例如，C3HeB/FeJ 小鼠感染结核菌后产生的结核特异性 Th1 型免疫反应是较弱的，不足以控制细菌的蔓延。因此，可形成由巨噬细胞和一些嗜酸性粒细胞组成的小型肉芽肿（microgranulomas），并在感染后 2～3 周即开始形成坏死灶，细菌可由坏死的细胞蔓延到邻近的细胞，而在 C57BL/6（B6）小鼠结核病动物模型中就看不见坏死灶，只有少量的中性粒细胞浸润，细菌依旧可以存在于巨噬细胞内。各种小鼠结核病动物模型特异性免疫反应与人类的比较见表 4-5。

表 4-5　各种小鼠结核病动物模型特异性免疫反应与人类的比较

临床类型	免疫反应		感染控制	小鼠模型（动物品系）	病灶是否有坏死
	天然免疫	特异性免疫			
无症状	可清除结核菌	检测不出 Th1 型免疫反应激活	可防止再次感染结核菌	目前没有此模型	无
潜伏感染、再发感染	不能完全清除结核菌	Th1 型免疫反应的强度足够控制病情	最初感染的细菌可复制，但疾病不进一步发展	C57BL/6（B6）	无

续表

临床类型	免疫反应		感染控制	小鼠模型（动物品系）	病灶是否有坏死
	天然免疫	特异性免疫			
原发感染、肺结核、血行播散型结核	不足以清除结核菌，以及不能控制病程发展	Th1 型免疫反应的强度不足以控制结核病进展，但没有出现免疫缺陷的表现	结核菌可复制，并进展成疾病	BABL/c C3HeB/FeJ B6-sst1s CBA I/St DBA/2 A/J	无 有 NP，NG 有 NG 有 NG 有 NG 有 NP 有 NP
孟德尔遗传易感分枝杆菌易感病（MSMD）	不足以清除无毒结核菌	由于 IFN-γ 分泌不足，或对 IFN-γ 无反应，Th1 型免疫反应受抑制	允许环境中和无毒结核菌的复制；如果未激活特异性免疫反应，可造成播散型感染	B6-ifng^tm B6-stat1^tm B6-irf1^tm B6-prdkc^tm	有 NP

注：NP. 坏死性结核肺炎；NG. 坏死性结核肉芽肿

第七节　结核病动物模型与人类疾病的辅助诊断指标比较

结核菌感染人群后，90%以上患者处于潜伏感染状态，5%～10%发展为活动性结核。WHO 发布的《2017 年全球结核病报告》显示，全球结核菌菌阴结核患者占总患者例数的 50%，而我国近年的菌阴肺结核患者约占总患者例数的 70%，因此结核病的诊断除了借助临床表现和痰培养以外，还可以通过实验室检查指标来辅助。

一、人类中结核潜伏感染

（一）结核潜伏感染者

按照 2018 年 5 月 1 日执行的结核诊断新标准，结核潜伏感染（latent tuberculosis infection，LTBI）常用的检测方法是结核菌素试验及 γ-干扰素（IFN-γ）释放试验。按照新标准，用 5IU（或 2IU）结核菌素皮试，48h、72h 和 96h 时观察皮试反应，其中 72h 皮试反应参考标准：硬结平均直径＜5mm 或无反应者为阴性；硬结平均直径≥5mm 且＜20mm 为阳性反应，其中硬结平均直径为 5～9mm 为弱阳性（+），为 10～19mm 为阳性（+++）；硬结平均直径≥20mm 或局部出现双圈、水疱、坏死及淋巴管炎者为强阳性（++++）。目前最常用的 γ-干扰素释放试验检测方法有两种：一种是基于酶联免疫吸附试验检测全血 γ-干扰素水平；另一种是基于酶联免疫斑点试验检测结核菌特异性的效应 T 细胞斑点数。无免疫功能的缺陷人群以结核菌素纯蛋白衍生物（purified protein derivative，PPD）试验硬结平均直径为阳性值范围或 γ-干扰素释放试验阳性确定为结核菌自然感染。

（二）活动性或非活动性肺结核患者

对于活动性结核，按照新标准，除了有结核菌的接触史和结核病临床表现外，需要影像学检查和实验室检查来辅助确诊。肺结核影像学改变有由原发性肺结核、血行播散型肺结核、继发性肺结核、气管及支气管结核、结核性胸膜炎等所致的不同类型的影像学改变。渗出性病变、增生性病变及变质性病变属于结核病变的活动性改变。

影像学检查出现以下一项或多项表现，并排除其他原因所致的肺部影像学改变，可考虑为非活动性肺结核：孤立性或多发性钙化病灶；边缘清晰的索条状病灶；硬结性病灶；净化空洞；胸膜增厚、粘连或伴钙化。普通肺结核患者采用胸部 X 光片摄影检查 90%的病灶均能发现。

（三）肺外结核患者

肺外结核中骨结核和结核性胸膜炎等，可以根据病史和影像学检查、实验室检查、免疫学检查结果等来判定。

实验室检查包括细菌学检查、分子生物学检查、结核病理学检查、免疫学检查和支气管镜检。其中细菌学检查有涂片抗酸染色阳性或者荧光染色阳性、结核菌培养阳性；分子生物学检查是指结核菌核酸检测阳性；而免疫学检查包括结核菌素皮肤试验中度阳性和强阳性、IFN-γ 释放试验阳性、结核抗体阳性；支气管镜检包括气管和支气管有病变，也可以抽吸分泌物检测、刷检或者活检证实病变。

除此以外，还有其他辅助指标，如与健康对照相比，急性期血沉下降，血清中 IFN-γ、TNF-α、IL-6等上升，经过药物治疗后，IFN-γ、TNF-α、IL-6 等下降，与病变减轻的趋势吻合。

综上，结核病的确诊以细菌培养阳性为金标准，免疫学检查方法包括皮试和 γ-干扰素释放实验的结果为重要依据，结合病史、临床表现、影像学结果、辅助诊断等进行综合判定分析，其中病原学和病理学结果作为确诊依据。

在结核病动物模型中可进行多项辅助指标的检测，其中小鼠和猴结核病动物模型研究最多，后文将分别总结其相关的辅助指标。

二、结核病动物模型的辅助诊断指标

除了特征性病变和组织中菌的培养，其他辅助指标可以帮助提示结核病的感染、发病和进展情况，其中小鼠结核病动物模型作为最常用的动物模型，其免疫学指标的研究比较深入，而猴结核病动物模型由于进化原因临床表现最接近人类患者，因此辅助指标研究较多，具体举例如下。

（一）小鼠结核病动物模型辅助诊断指标

小鼠结核潜伏感染模型制备成功与否无法通过结核菌素皮肤试验来判定,但可以采用全血 γ-干扰素水平或结核菌特异性的效应 T 细胞斑点数来确定。小鼠急性感染的辅助免疫学诊断指标有：IFN-γ、TNF-α、IL-6、IP-10（interferon-inducible protein-10）、IL-12p40、IL-17、人单核细胞趋化蛋白-1（monocyte chemoattractant protein-1，MCP-1）、γ-干扰素诱导单核因子（monokine induced by interferon-gamma，MIG），其中，IFN-γ、IP-10、IL-17 在感染后第 4 周血清浓度明显升高，第 9 周处于最低水平，到第 22 周表达水平又上升，但低于第 4 周；而 TNF-α、IL-6 在感染早期即感染后 4 周内升高，但不明显，第 9 周处于最低水平，TNF-α 在感染后第 17 周处于最高水平，然后到第 30 周持续下降，而 IL-6 自感染至第 17 周持续上升，至第 30 周时达最高水平；IL-12p40 感染后 4 周内轻微上升，第 9~22 周明显上升，之后下降；MCP-1 与 IL-12p40 变化类似，不同的是感染后 17 周内 MCP-1 波动较大，表达水平较低；MIG 与其他因子的表达模式不同，自感染后第 4 周持续上升至第 22 周，到第 30 周左右表达下降，但依然处于高表达水平。

（二）猴结核病动物模型辅助诊断指标

1. 实验室指标的检测

恒河猴感染结核菌后的前 2 周血沉相对稳定，但是在感染后第 4 周发病迅速，血沉加快，感染后第 6 周不同疾病进展实验猴的血沉都有一定程度的提高，在感染后第 9 周疾病快速发展的实验猴血沉仍较高，而缓慢进展的实验猴血沉降至较低水平。

2. 免疫学指标的检测

使用检测结核抗体的胶体金法对感染动物的血清进行分析,在动物感染结核菌后第 6 周和第 9 周时，血清结核抗体阳性。

3. 影像学指标的检测

恒河猴的暴发结核病动物模型中，胸部 CT 影像和 X 光片检查结果显示右肺中下叶存在实变影，纵隔发生右向移位，心脏偏于右侧，可能是由右侧肺中下叶不张引起的；右肺上叶和左肺多处存在片状实变影，散点状结节影多见。根据 CT 影像和 X 光片检测结果判断有支气管结核和肺结核的可能。

恒河猴的急性结核病动物模型中，胸部 CT 影像和 X 光片检查结果显示右肺下叶存在片状实变影，纵隔发生右向移位，心脏偏于右侧，可能是由右侧肺下叶不张引起的；肺组织偶见散点状结节影。CT 影像和 X 光片检测结果提示肺结核。

恒河猴缓慢进展的结核病动物模型中，早期临床表现为潜伏感染，胸部 CT 影像和 X 光片检查无明显影像学改变，经过数月发展后，结核病临床表现加重，胸部 CT 影像和 X 光片检查结果显示右肺中下叶后段存在渗出影，经过 1~2 年后疾病加重，CT 影像显示较多的肺实变。

第八节　结核病动物模型的比较医学用途比较

一、结核病的基础研究

结核病动物模型在结核病的致病机制研究中有重要作用，不仅可以从结核菌的角度探索致病机制，还可以从宿主细胞的角度去阐明免疫和发病机制。此外，还可以利用动物模型进行新技术方法的研究。因此，结核病动物模型不仅可以为临床研究提供基础，还能弥补临床研究的不足。

（一）结核病的潜伏-复发感染模型在基础研究中的应用

潜伏感染的早期诊断和复发预防常难以在人类中进行深入研究，而动物模型可以填补这一块空白。目前，潜伏-复发感染模型有自发和人为干预制备两种，包括小鼠、猴、大鼠、兔等物种，普遍存在的问题是潜伏期长短不稳定，潜伏期菌量偏高且组内个体差异大，复发的起点和复发水平不齐，不利于应用。因此，模型的制备周期需缩短，潜伏-复发期需更稳定。

结核病的潜伏-复发感染动物模型不仅可用于连续动态地研究结核菌的致病机制，尤其是持留菌，还可用于进行系统性的天然免疫和获得性免疫的全过程机制研究。此外，还可以根据需要，多时间点解剖动物，进行多组织脏器的肉芽肿形成机制及病理损伤机制的动态研究。

结核病的潜伏-复发感染模型目前应用较多的是小鼠和豚鼠模型，前者主要用于基础研究，后者主要用于疫苗评价。

（二）耐药结核病动物模型在基础研究中的应用

患者体内结核菌往往为复合群，耐药结核患者体内的菌群更复杂，难以进行精确研究。因此，需要制备耐药结核菌的单克隆菌株，利用经单克隆耐药菌株感染制备的动物模型，比基于患者进行研究有明显的优势和便利，不仅可用于耐药结核菌的遗传变异机制研究，宿主免疫和药物压力下结核菌在体内的耐药性或耐受性机制研究，还可用于耐药结核菌基因突变与体内毒力表型或致病调控机制的研究。目前，小鼠、豚鼠、猴均有耐药结核病动物模型，其中基础研究中小鼠最常用。

（三）基因改造菌株或动物结核病动物模型在疾病精细机制研究中的应用

在患者中发现的某些致病基因，其相关性研究往往不足以证实其为致病基因，需要在动物模型中进行正反验证才能证实其与结核病的关系。可以采用基因编辑技术制备特定基因遗传改造的菌株或动物，基因改造结核病动物模型可用于进行菌株或动物特定基因的遗传特性、调控通路或功能等研究。目前基因改造的小鼠最常用，大鼠次之，其中免疫相关机制多采用基因改造小鼠来研究，而某些大鼠高表达的基因可以采用基因改造大鼠进行机制研究。

此外,遗传多样性(genetic diversity,GD)小鼠库以 8 个品系的小鼠(A/J、C57BL/6J、129S1Sv/ImJ、NOD/ShiLtJ、NZO/H1LtJ、CAST/EiJ、PWK/PhJ 和 WSB/EiJ)作为小鼠的原始亲本首建(founder)鼠,历经 10 年繁殖建系,目前有 200 个重组品系可供使用。8 个亲本中前 5 个品系是实验室常用的纯系小鼠,后 3 个来自野生型小鼠。全部 GD 小鼠具有完整的遗传信息,覆盖了 90%的小鼠遗传变异。利用 GD 小鼠制备的结核病动物模型,可以进行宿主功能基因研究、病原生物特性研究及系统遗传学研究。

(四)利用系统性多物种结核病动物模型进行结核肉芽肿的持留机制研究

不同实验动物中形成的肉芽肿结构不同,小鼠形成松散的肉芽肿,而兔、豚鼠及猴形成致密的肉芽肿,其中猴的肉芽肿细胞层次与人类患者最接近,而兔的空洞型结核肉芽肿与人类患者最相似。肉芽肿病理分类有增生型肉芽肿、干酪样坏死型肉芽肿及空洞型肉芽肿三种。对于不同类型的肉芽肿,以及肉芽肿不同层次的组织,可以进行蛋白质组或转录物组分析,以找到特定的基因或蛋白质,用于解释肉芽肿的形成机制并进行验证。同时,比较肉芽肿内免疫细胞的分型、分布、数量、形态及动态变化过程,可以阐述宿主的免疫及病理损伤机制并进行验证。而比较不同动物模型中肉芽肿内和巨噬细胞内结核菌的基因序列和转录、翻译及修饰的差异,可以探索结核菌持留的遗传和调控机制等。

二、结核病的诊断研究

(一)利用多感染病程动物模型进行诊断研究

结核病的常规诊断方法有 PPD 试验、IFN-γ 释放试验、痰培养、胸部 X 光片或 CT 影像,然而感染早期难以确诊,尤其是肺外结核。发生早期感染的患者很少就诊,因此很难对患者进行研究。目前结核病动物模型研究中,主要是通过比较结核潜伏感染和活动性结核的血清分子学指标,或者连续监测多个代表性时间点的基因表达水平变化,来试图发现早期诊断标志分子,然而迄今尚未找到特异性和灵敏度高的诊断标志分子。

因此,需要利用多物种的潜伏-复发感染结核病动物模型,在多个时间点连续检测,多途径寻找早期诊断的标志分子,不仅从基因水平上,还可从结核的炎性反应细胞或其他组分中找到早期诊断的蛛丝马迹。正如肿瘤的早期诊断,可通过循环肿瘤细胞(circulating tumor cell,CTC)、ctDNA、外泌体检测来实现;而肺癌的早期诊断,从肿瘤需要的血管生成下手,早期检测血管生长因子,比影像学检测要早。

(二)利用新检测技术进行诊断研究

利用荧光或同位素标记的菌株,采用活体成像技术,可以实时动态地监测结核菌的分布和复制情况,可用于快速确诊结核菌感染,更重要的是,可以帮助一些非典型部位的结核病得到确诊。目前,小鼠、大鼠、豚鼠和猴均有采用荧光标记的结核菌进行感染制备的模型,而猴有同位素如氟代脱氧葡萄糖(FDG-18)标记的结核病动物模型,某些非典型肺结核患者也可利用 FDG-18 进行诊断。

三、结核病动物模型用于疫苗研究

目前,批准上市的结核疫苗只有卡介苗(BCG),BCG 预防儿童结核性脑膜炎有确切的效果,然而预防成年人结核病的效果不明显。结核病预防缺乏有效疫苗,因此需要开发新的疫苗,并且进行科学的评价。

一般而言,疫苗的评价优选豚鼠结核病动物模型,并借助小鼠结核病动物模型进行疫苗的免疫机制研究,最终通过猴结核病动物模型确定疫苗的免疫效果,如果效果好可以进入临床试验。

由于哈氏豚鼠对结核菌感染比较敏感,被认为是疫苗评价的首选模型,常用的疫苗评价模型包括初免疫苗模型、初免-加强疫苗模型及治疗性疫苗模型,通过疫苗接种后哈氏豚鼠结核病动物模型的病变、组织荷菌量等来判断疫苗的效果。

　　然而深入的免疫学机制研究较难在哈氏豚鼠模型中开展，因为哈氏豚鼠中免疫基因的表达不及小鼠与人的相似性高，此外，哈氏豚鼠的相关免疫试剂不全，而小鼠比较齐全，因此小鼠结核病动物模型可用于疫苗的免疫机制研究。对比不同免疫时期的免疫学指标，包括免疫分子、免疫细胞等，可帮助确定早期免疫评价指标。

四、结核病动物模型用于药物和新型治疗策略评价

（一）不同病程结核病动物模型用于不同类型的药物效果和治疗策略评价

　　快速有效地评价药物和治疗策略是临床前研究的最高目标。然而，一般抗结核菌化合物的效果比中药、免疫制剂及生物制剂直接快速，如果结核病动物模型的病变较重、病程较急，可能会导致某些药物或治疗策略出现统计学上的假阴性结果，尤其是中药、免疫制剂和生物制剂等，因此，根据不同的药物类型选择合适的动物模型尤为重要。

　　（1）对于结核菌治疗策略的研究和评价，如化学药评价，可以选择急性感染模型进行快速评价。

　　（2）对于宿主靶点治疗策略和给药方式的评价，如免疫制剂等评价，可以选择小鼠结核的慢性感染模型。提前一个月给予维生素 D 对 C3HeB/FeJ 急性结核病动物模型无明显的控制作用，但是提前给予灵芝，对小鼠结核慢性感染中的细菌复制有明显的抑制作用。

（二）耐药结核病动物模型在药物效果和治疗策略评价中的应用

　　耐药结核的治疗时间长，通常需要 24 个月，治愈率低，全球平均仅为 50%，死亡率高，给公众健康和经济带来严重的威胁。WHO 新的建议是利用更短的疗程及更便宜的治疗方案来提高耐多药结核病的治疗效果、降低死亡率。抗耐药结核的新药或药物新组合，其效果评价均严重依赖耐药结核病动物模型，其中治疗效果的快速评价需要耐药活动性结核病动物模型，而治疗后复发的防治需要潜伏-复发感染模型。因此，合适的耐药结核病动物模型是进行上述研究的先导条件，然而，到目前为止，国际公认的耐药活动性结核和潜伏感染模型报道较少，理想的耐药结核病动物模型所用的菌株需有临床常见的耐药表型，有典型耐药相关的突变位点，并且菌株的基因型有代表性，感染动物的毒力要满足药效评价的要求，与药物敏感标准株毒力相近或者强于标准株。一般来说，抗结核药物的药效先在小鼠耐药结核病动物模型中进行评价，然后在猴耐药结核病动物模型中进行评价，药效良好地进入临床研究。

（三）肺外结核病动物模型在结核诊断和治疗中的应用

　　在中国、日本等国，随着人口的老龄化、青少年的过度劳累、免疫抑制剂的使用或 HIV 合并感染的发生，人类机体抵抗力下降，体内潜伏的结核菌可发展为活动性结核，其中肺外结核如骨结核、淋巴结结核和结核性脑膜炎的发病率升高，并且病情凶险、诊断和治疗很困难，严重威胁人类的健康，需要在相应的动物模型中进行诊治研究。

　　目前，骨结核优先选择兔骨结核病动物模型，而结核性脑膜炎优先选择猴结核病动物模型，淋巴结结核选择豚鼠或猴结核病动物模型。结核病动物模型研究为临床研究提供了指导。

参 考 文 献

李兰娟, 任红. 2018. 传染病学. 北京: 人民卫生出版社.

刘恩岐. 2014. 人类疾病动物模型. 北京: 人民卫生出版社.

张连峰, 秦川. 2012. 常见和新发传染病动物模型. 北京: 中国协和医科大学出版社.

Allard B, Panariti A, Martin JG. 2018. Alveolar macrophages in the resolution of inflammation, tissue repair, and tolerance to infection. Front Immunol, 9: 1777.

Auricchio G, Garg SK, Martino A, et al. 2010. Role of macrophage phospholipase D in natural and CpG-induced antimycobacterial activity. Cell Microbiol, 5: 913-920.

Bonamonte D, De Vito D, Vestita M, et al. 2013. Aquarium-borne *Mycobacterium marinum* skin infection. Report of 15 cases and review of the literature. Eur J Dermatol, 23: 510-516.

Cole ST, Brosch R, Parkhill J, et al. 1998. Deciphering the biology of *Mycobacterium tuberculosis* from the complete genome sequence. Nature, 393: 537-544.

Corleis B, Korbel D, Wilson R, et al. 2012. Escape of *Mycobacterium tuberculosis* from oxidative killing by neutrophils. Cell Microbiol, 14: 1109-1121.

Cronan MR, Tobin DM. 2014. Fit for consumption: zebrafish as a model for tuberculosis. Disease Models & Mechanisms, 7(7): 777-784.

Danelishvili L, McGarvey J, Li YJ, et al. 2003. *Mycobacterium tuberculosis* infection causes different levels of apoptosis and necrosis in human macrophages and alveolar epithelial cells. Cell Microbiol, 5: 649-660.

Dharmadhikari AS, Basaraba RJ, Van Der Walt ML, et al. 2011. Natural infection of guinea pigs exposed to patients with highly drug-resistant tuberculosis. Tuberculosis (Edinburgh, Scotland), 91(4): 329-338.

Flynn JL, Chan J, Lin PL. 2011. Macrophages and control of granulomatous inflammation in tuberculosis. Mucosal Immunol, 4(3): 271-278.

Flynn JL, Chan J. 2001. Immunology of tuberculosis. Annu Rev Immunol, 19: 93-129.

Flynn JL, Gideon HP, Mattila JT, et al. 2015. Immunology studies in non-human primate models of tuberculosis. Immunol Rev, 264(1): 60-73.

Garnier T, Eiglmeier K, Camus JC, et al. 2013. The complete genome sequence of *Mycobacterium bovis*. Proc Natl Acad Sci U S A, 100: 7877-7882.

Gauthier DT, Rhodes MW. 2009. *Mycobacteriosis* in fishes: a review. Vet J, 180: 33-47.

Guo L, Zhao J, Qu YL, et al. 2016. microRNA-20a inhibits autophagic process by targeting ATG7 and ATG16L1 and favors mycobacterial survival in macrophage cells. Front Cell Infect Microbiol, 6: 134.

Hinchey J, Lee S, Jeon BY, et al. 2007. Enhanced priming of adaptive immunity by a proapoptotic mutant of *Mycobacterium tuberculosis*. J Clin Invest, 117(8): 2279-2288.

Huang L, Nazarova EV, Tan S, et al. 2018. Growth of *Mycobacterium tuberculosis in vivo* segregates with host macrophage metabolism and ontogeny. J Exp Med, 215(4): 1135-1152.

Hunter RL, Actor JK, Hwang S-A, et al. 2018. Pathogenesis and animal models of post-primary (Bronchogenic) tuberculosis, a review. Pathogens, 7(1): 19.

Kaushal D, Mehra S, Didier PJ, et al. 2012. The non-human primate model of tuberculosis. Journal of Medical Primatology, 41(3): 191-201.

Kim JK, Lee H-M, Park K-S, et al.2017. MIR144* inhibits antimicrobial responses against *Mycobacterium tuberculosis* in human monocytes and macrophages by targeting the autophagy protein DRAM2. Autophagy, 13: 423-441.

Kramnik I, Beamer G. 2016. Mouse models of human TB pathology: roles in the analysis of necrosis and the development of host-directed therapies. Semin Immunopathol, 38: 221-237.

Liu CH, Liu H, Ge B. 2017. Innate immunity in tuberculosis: host defense vs pathogen evasion. Cell Mol Immunol, 14: 963-975.

Mestas J, Hughes CCW. 2004. Of mice and not men: differences between mouse and human immunology. J Immunol, 172: 2731-2738.

Mohareer K, Asalla S, Banerjee S. 2018. Cell death at the cross roads of host-pathogen interaction in *Mycobacterium tuberculosis* infection. Tuberculosis (Edinb), 113: 99-121.

Myllymäki H, Niskanen M, Oksanen K, et al. 2015. Animal models in tuberculosis research-where is the beef? Expert Opin Drug Discov, 210: 871-883.

Nigou J, Zelle-Rieser C, Gilleron M, et al. 2001. Mannosylated lipoarabinomannans inhibit IL-12 production by human dendritic cells: evidence for a negative signal delivered through the mannose receptor. J Immunol, 166: 7477-7485.

Nonnenmacher Y, Hiller K. 2018. Biochemistry of proinflammatory macrophage activation. Cellular and Molecular Life Sciences, 75(12): 2093-2109.

Orme IM, Basaraba RJ. 2014. The formation of the granuloma in tuberculosis infection. Semin Immunol, 26(6): 601-609.

Padilla-Carlin DJ, McMurray DN, Hickey AJ. 2008. The guinea pig as a model of infectious diseases. Comparative Medicine, 58(4): 324-340.

Peng X, Knouse JA, Hernon KM. 2015. Rabbit models for studying human infectious diseases. Comparative Medicine, 65(6): 499-507.

Queval CJ, Brosch R, Simeone R. 2017. The macrophage: a disputed fortress in the battle against. Front Microbiol, 8: 2284.

Rajaram MVS, Ni B, Dodd CE, et al. 2014. Macrophage immunoregulatory pathways in tuberculosis. Seminars in Immunology, 26(6): 471-485.

Ramakrishnan L. 2013. Revisiting the role of the granuloma in tuberculosis. Nat Rev Immunol, 12(5): 352-366.

Rao M, Ippolito G, Mfinanga S, et al. 2019. Latent TB infection (LTBI)-*Mycobacterium tuberculosis* pathogenesis and the dynamics of the granuloma battleground. Int J Infect Dis, 80: S58-S61.

Rayner EL, Pearson GR, Hall GA, et al. 2013. Early lesions following aerosol infection of rhesus macaques (*Macaca mulatta*) with *Mycobacterium tuberculosis* strain H37RV. J Comp Pathol, 149: 475-485.

Sakai H, Okafuji I, Nishikomori R, et al. 2012. The CD40-CD40L axis and IFN-γ play critical roles in Langhans giant cell formation. Int Immunol, 24: 5-15.

Sia JK, Georgieva M, Rengarajan J. 2015. Innate Immune defenses in human tuberculosis: an overview of the interactions between *Mycobacterium tuberculosis* and innate immune cells. Journal of Immunology Research, 2015: 747543.

Smith J, Manoranjan J, Pan M, et al. 2008. Evidence for pore formation in host cell membranes by ESX-1-secreted ESAT-6 and its role in *Mycobacterium marinum* escape from the vacuole. Infect Immun, 76: 5478-5487.

Srivastava S, Ernst JD, Desvignes L. 2014. Beyond macrophages: the diversity of mononuclear cells in tuberculosis. Immunological Reviews, 262(1): 179-192.

Stinear TP, Seemann T, Harrison PF, et al. 2008. Insights from the complete genome sequence of *Mycobacterium marinum* on the evolution of *Mycobacterium tuberculosis*. Genome Res, 18: 729-741.

Subbian S, Bandyopadhyay N, Tsenova L, et al. 2013. Early innate immunity determines outcome of *Mycobacterium tuberculosis* pulmonary infection in rabbits. Cell Communication and Signaling: CCS, 11: 60.

Velmurugan K, Chen B, Miller JL, et al. 2007. *Mycobacterium tuberculosis* nuoG is a virulence gene that inhibits apoptosis of infected host cells. PLoS Pathog, 3: e110.

Xu G, Wang J, Gao GF, et al. 2014. Insights into battles between *Mycobacterium tuberculosis* and macrophages. Protein & Cell, 5(10): 728-736.

第五章 布鲁氏菌病

第一节 多物种布鲁氏菌病的病原学比较

一、布鲁氏菌病与动物实验概述

布鲁氏菌病（Brucellosis）（简称布氏菌病、布病）是由布鲁氏菌属（*Brucella*）（简称布氏菌）的细菌侵入机体，引起传染-变态反应的人兽共患传染病。布病流行遍布世界 100 多个国家，世界动物卫生组织（World Organisation for Animal Health，WOAH）报告，每年有近百个国家有人-畜间布病疫情，亚洲目前仍然是高发区，我国周边的国家疫情比较严重。

我国在 1905 年首次报告重庆出现 2 例布病患者，疫情监测显示人间布病疫情于 1957～1971 年呈流行趋势，1972 年后疫情得到控制，1995 年后布病疫情出现上升，患病人数逐年持续快速增长，2015 年 31 个省的 1782 个县区报告 59 056 例新发布病例，发病率 4.33/100 000。近年布病疫情主要发生在东北、华北和西北地区，而南方省份有流行或散在病例发生，呈现扩散和加重趋势。海南省 2009 年首次报道由猪种布氏菌感染导致的布病病例，疫情加重；其他省份多次出现集中感染的暴发疫情。人间布病疫情伴随着畜间疫情，农业部（现称农业农村部）的《兽医公报》报告，2015 年全国 22 个省发生 3620 起家畜布病疫情，40 735 头/只牛羊猪感染布氏菌。

布病在急性期多有典型的临床表现，主要症状为发热、多汗、关节痛和乏力等；肝、脾及淋巴结肿大，男性患者睾丸肿痛等；对于孕妇，有时可以发生布病性流产。

研究和日常检测中使用到的动物模型，多用于制备各种血清，以检测抗原的毒性反应，以及测试药物的敏感性。常采用清洁级和无特定病原体（specific pathogen free，SPF）动物级的兔子、豚鼠与小白鼠，以及检测后无相关感染的羊和牛作为实验动物。可以采用相应的菌株制备感染模型来进行相关的实验，进而对其干预结果进行评估和研究。

疫苗制备中的动物实验和疫苗免疫研究常用的动物模型主要是豚鼠，一般情况下豚鼠的实验结果可以代表疫苗的质量，但是在某种情况下，免疫豚鼠和其他动物的实验结果并不一定呈平行的关系。例如，S19 疫苗在豚鼠中的实验结果与在牛中的免疫结果基本一致，但是与免疫猪的结果有很大差异。因此疫苗研究中的动物实验，除了要在小型实验动物体内进行，还需要在适宜的具有预防作用的动物体内进行，尤其对于新研制的疫苗，一定要了解实验动物与易感动物的平行关系。

二、毒力实验研究

布氏菌属是一组致病性的细菌，对不同机体的致病力大小，一方面取决于布氏菌本身的毒力强弱；另一方面决定于布氏菌侵入机体的途径、感染量及机体的免疫状态等。布氏菌的不同种型菌株具有不同的致病力，甚至同一种型的不同菌株或同一种型同一菌株培养物内的不同个体致病力也有很大的差异。羊种、牛种、猪种和犬种布氏菌都能感染人；绵羊附睾种和沙林鼠种布氏菌还没有致人感染发病的报道。布氏菌常用的测毒方法有最小全身感染量测定和脾活菌数测定。

第二节 比较医学在布鲁氏菌病研究中的意义

一、各种实验动物对布氏菌的敏感性及其使用价值

实验动物从广义来讲，包括牛、羊、猪、狗等家畜及野生动物（也称实验用动物）和标准的小型实验动物如豚鼠、家兔、小白鼠和大白鼠等。

用小动物制备布病实验模型比较经济，便于比较和重复，可以帮助了解疾病的本质，促进布病诊断、治疗、预防、免疫及其他方面研究问题的解决，提供有价值的科学资料。

豚鼠对各种布氏菌有高度的敏感性，皮下注射强毒羊种布氏菌数个可使豚鼠全身泛化感染，各种反应表现都很明显，而且豚鼠具有寿命比较长、繁殖快、饲养要求低、不需要特别的饲养条件、温顺不攻击人、不易逃跑等特点，因此是研究布病的重要实验动物。常用豚鼠进行布氏菌分离、菌株毒力和疫苗效力测定、补体制备及感染免疫机制研究等实验。

小白鼠对布氏菌的敏感性仅次于豚鼠，采用各种感染途径均可以使其发病，皮下注射强毒羊种布氏菌数个可使小白鼠全身泛化感染，但与豚鼠不同的是，采用小量布氏菌时一些杂系小白鼠可以不发生感染，只有采用很大剂量才能恒定地使这些小白鼠发生全身感染。由于杂系小白鼠对布氏菌的敏感性存在较大个体差异，用它进行生物学诊断实验时，应当增加动物数量。小白鼠繁殖周期短，产仔多，生长速度快，饲料消耗少，容易保定，操作方便，实验准确性高，因此，常用其进行布氏菌菌株毒力和疫苗免疫力测定、药物筛选和过敏反应研究等实验。

家兔对布氏菌的敏感性低于豚鼠，也低于小白鼠，但仍有一定的敏感性，皮下注射布氏菌的最小全身感染量 150 万～300 万个，可使家兔全身泛化感染。家兔的寿命长，生活期长，容易采血，血清量多，常用于进行抗血清制备、长期感染及免疫过程观察等实验。

大白鼠对布氏菌有一定的敏感性，强毒羊种布氏菌皮下注射数百个可使绝大多数大白鼠发生感染，皮下注射数千个布氏菌致所有大白鼠感染。由于大白鼠不似小白鼠温顺，受惊时表现凶恶，易咬人，捕捉不便，布病实验研究较为少用。有研究采用大白鼠脾细胞与瘤细胞成功地制成抗布氏菌抗原的单抗细胞，提高了大白鼠的使用价值。

二、比较医学实验动物的选用

实验动物种类很多，应根据课题的研究需要选择合适的动物。不仅要考虑动物的敏感性，还要考虑动物的品系和带菌情况，同时要考虑饲养条件和节约经费。没有合格的实验动物，就不能获得可靠的比较医学实验结果。

实验动物按照微生物的控制情况可分为 4 类：无菌动物、SPF 动物、清洁级动物和普通动物。

无菌动物抗体水平明显低于普通动物，淋巴系统发育较差，一些维生素的合成功能较差。不是所有的实验都需要无菌动物，但是有的实验一定要用，如宿主和微生物关系的研究、感染机制的研究、免疫机制的研究等，特别是当免疫反应受到干扰时必须用无菌动物进行实验研究。

SPF 动物饲养在屏障系统中，排除了体外病原体对动物本身及研究过程的严重干扰。因此在一些生物技术先进的国家，SPF 动物已经成为标准的实验动物。

清洁级动物在微生物控制方面，除要求必须不带有人兽共患病病原和烈性传染病病原及常见传染病病原之外，还要求不携带对动物危害大和对研究干扰大的病原。

普通动物又称一级动物，在开放系统的动物室内饲养，空气未经过净化，动物本身所携带的微生物状况不明确，要求不携带主要人兽共患病病原和动物烈性传染病病原。目前在布氏菌的现场研究中使用的实验动物大部分属于这一类。

除了要考虑实验动物微生物控制方面的因素以外，还要考虑遗传学上的影响，远交系动物是任意交

配的，动物体内杂合基因多，易影响实验步骤的均一性、重复性和可靠性，甚至造成实验步骤难以确定；选择近交系动物则可以增加实验步骤精确度，减少实验重复的次数，重复性好，节省实验时间，易于获得预期的结果。

当前我国实验动物事业发展迅速，进行布氏菌实验研究，应选择无菌级别较高的动物，选择无该种动物所特有的传染病和可传染人类的其他疾病、种系清楚、在相应的动物室内繁殖饲养的健康动物。

第三节　豚鼠在布鲁氏菌病研究中的应用

一、感染与致病过程

豚鼠对各种布氏菌都很敏感。在实验条件下，以具有毒力的布氏菌感染豚鼠，除了各种注射途径，采用口服、滴入眼结膜，甚至将病原菌放在剃光毛不划痕的皮肤上，或者放在拔毛而不剃光的皮肤上，均可以发生感染。然而，由于布氏菌菌种、菌量、菌株变异情况、侵入途径及单位机体状态存在差异，引起的疾病过程和疾病持续时间不同。

皮下注射 2～10 个毒力完整的羊种布氏菌，常在一个月后出现全身感染。注射 1000 万个菌，第 3 天即发生全身感染。一般来说感染菌量小，传染过程发展缓慢，可以看到感染发展的全过程：①潜伏期，传染的早期阶段，布氏菌培养呈阴性。②局部感染阶段，布氏菌分布在局部淋巴结巨噬细胞内，并大量繁殖，从局部淋巴结可以分离到布氏菌。③全身感染阶段，布氏菌越过局部淋巴结屏障，经淋巴液-血液播散全身，首先出现于脾，然后出现于其他器官。这三期出现的早晚与感染菌量有明显关系。

实验表明，豚鼠全身感染后 1～3 个月，布氏菌培养的阳性率最高，脏器中布氏菌的分离率接近 100%。然后随着时间推移分离率逐步降低，约在感染后 2 年仅能在淋巴结和脾中得到很少的阳性结果。

用牛种布氏菌感染豚鼠以后，豚鼠自愈较羊种布氏菌更容易，一般在感染后 8～16 个月自愈。用比较实验的方法证明，牛种布氏菌的清除与菌株的毒力有关，如用减毒驯化菌株和新分离的菌株感染豚鼠，感染后 1 个月布氏菌检出率均为 100%，在 3～4 个月时，前者检出率只有 21%～39%，而后者检出率为 63%。

实验还表明，虽然布氏菌可经口、眼结膜、剃毛皮肤、皮上划痕和呼吸道等途径使豚鼠感染发病，但所使用的菌量要比皮下注射感染所使用的菌量大 10～50 倍，甚至更多。

豚鼠对绵羊附睾种、犬种和沙林鼠种布氏菌的敏感性比羊种、牛种、猪种布氏菌低，分别需要 20 万个、2 万个和 2000 个菌才可使豚鼠发生感染。

如果布氏菌发生变异，可能使得致病性降低或丧失，用这种菌感染豚鼠，就不会出现上述规律，不仅在最小全身感染量方面，而且在致病菌局限范围和机体清除时间方面都可能不相同。

二、感染的一般表现

豚鼠最初感染布病以后一般没有外部的表现，动物全身状况、体重及其他指征都良好；也可以出现不规则发热、恶病质、营养不良及脓肿炎症等。如果病原菌菌量过大，也可以引起死亡，甚至从死亡动物脏器中分离出布氏菌。

三、病理学变化

有实验研究发现，接种强毒羊种布氏菌，发生较一致的病理变化，急性期发生以渗出性和坏死性为主的病理变化，多发生在受侵严重的淋巴结、脾、肺和肝且最明显，其他脏器也可以累及。

淋巴结在接种布氏菌后第7～30天，主要出现中性粒细胞的渗出，同时有明显的血管炎及血管周围炎。随着时间推移，多见由上皮样细胞形成的增殖性结节，有些在增生的基础上继发灶性坏死，形成布氏菌性小脓肿和布氏菌性增生结节，再继续进展一部分，可以恢复为原有组织结构而痊愈，还有一部分长期迁延下去，成为慢性布氏菌病。

脾在感染初期呈现炎症现象，充血、肿胀和白髓增生。感染后1个月有淋巴细胞和网状细胞的增生。感染后2个月可以看到由上皮样细胞组成的增殖性结节，并进一步转化为纤维性结节组织，而上皮样细胞最后形成纤维细胞。

肝在感染早期出现的病变是急性渗出性肝细胞变性和坏死及灶性浸润，且坏死灶多出现于感染后1个月。可见由上皮样细胞形成的布氏菌性结节。肝实质的另一变化是在肝索内可见到程度不同的中性粒细胞、淋巴细胞和库普弗细胞浸润，在肝小叶可见到较明显的血管炎和血管周围炎。在感染后期可以看到物质代谢性的病理变化。

用少量牛种布氏菌感染时，仅能见到淋巴结网状细胞和淋巴样成分的增生，通常无上皮样细胞的增生。大量菌感染时，可见到淋巴结的上皮样细胞增生，但淋巴结和脏器中坏死灶少见。

猪种布氏菌感染豚鼠的特点是所有淋巴结明显肿大，局部淋巴结出现脓肿坏死，脾也肿大坏死，肺有由中性粒细胞和上皮样细胞增生产生的病灶，肝中有大小不等的多发性结节和由多种炎性细胞组成的肉芽肿，肝细胞变性坏死。

豚鼠布病病理学改变与布氏菌分离率之间不存在严格的相关关系，一般来说，肿大的有病变的淋巴结、脾、肝易分离到布氏菌，但能分离出布氏菌的脏器不一定都肿大。在无病变的淋巴结中布氏菌的分离率可高达90%，正常重量的肝和脾也有很高的分离率。

四、血清学反应

感染布病的豚鼠能够产生一系列的应答性免疫反应，可采用各种血清学方法研究、检测其免疫反应动态。

豚鼠感染布病后，凝集素滴度曲线常与感染的发展过程和疾病的严重程度呈平行关系，凝集素出现的时间与感染的菌量有关，菌量越大，感染的发展越快，凝集素出现越早。血清凝集素消长情况与菌种、菌量及豚鼠个体差异有关。

五、豚鼠在布病的比较医学研究和防治中的应用

豚鼠不仅可为血清学补体结合试验提供丰富的补体，而且在菌量和途径合适的情况下，对布氏菌属各个种和生物型均敏感并可产生反应，适合于进行布病多种课题的研究。

（一）从污染材料中分离布氏菌

受检材料被污染后，很难检出布氏菌。选择性培养基只适合用于检测轻度污染。如将受检材料注射至豚鼠鼠蹊部皮下，30天解剖豚鼠进行脏器培养，如有布氏菌感染，则可长出菌落。在实验室工作中，如果布氏菌培养物受杂菌污染，也可以通过豚鼠获得布氏菌纯菌。

（二）布氏菌毒力测定

分离出的布氏菌，可用豚鼠测定其毒力。测定方法以豚鼠最小全身感染量和豚鼠脾活菌数测定多用。5～20个强毒布氏菌经皮下注射后，20～30天可使豚鼠全身感染；弱毒布氏菌却需要1000～10 000个菌甚至更多。豚鼠皮下注射10亿个布氏菌，15天解剖取整个脾进行活菌计数，弱毒菌每克脾菌数在100万个以下，而强毒菌每克脾菌数高达几百万甚至上千万个。

（三）疫苗免疫效果测定

疫苗免疫在控制和消灭布病中起重要作用。在疫苗的研制过程中，选育、制备的各个步骤都必须经过实验动物考核。豚鼠是基础实验动物，可以将标准菌量的疫苗从适当部位注入豚鼠体内，选择不同时间用强毒布氏菌攻击，以脏器感染率或感染类型判定疫苗的免疫效果。

（四）感染免疫机制研究

豚鼠经布氏菌感染或免疫后的各种反应，与人类和家畜基本相似，故适于进行感染免疫机制研究的各项观察。

体液免疫反应的观察：布氏菌抗原进入豚鼠机体后可以产生由 IgG、IgM、IgA 和 IgE 引起的抗体反应。因此在豚鼠身上可进行各类球蛋白抗体反应的研究，而且可以进行各类免疫球蛋白分离及其活性测定的探索。

细胞免疫反应的研究：豚鼠的免疫活性细胞类别比较齐全，布氏菌进入机体后可以引起机体 T 淋巴细胞、B 淋巴细胞的增殖，同时产生强烈的吞噬细胞反应。因此利用豚鼠模型可进行抗原刺激后 T、B 淋巴细胞类别、受体及吞噬作用等方面的研究。

变态反应的探索：实验资料表明，只要布氏菌的抗原剂型、剂量和途径合适，机体可产生Ⅰ、Ⅱ、Ⅲ、Ⅳ型超敏反应。皮下注射活菌易产生Ⅳ型超敏反应；注射佐剂抗原易诱导Ⅱ型超敏反应。

（五）病理学观察

由于强毒和弱毒布氏菌进入机体可引起不同的反应，利用豚鼠可进行感染和免疫病理学观察，比较二者引起的病理学改变。

第四节　小白鼠在布鲁氏菌病研究中的应用

一、感染与致病过程

小白鼠皮下注射布氏菌的感染过程大致与豚鼠相似，用小量或中等菌量感染时，经过 2～3 周可出现全身感染，只有个别小白鼠需要 1 个月才出现全身感染，故实验中常在鼠蹊部皮下注菌后 3～4 周解剖小鼠进行布氏菌培养。如果菌量过大（100 万个菌以上），则难以区分适应期和局限性感染期，数日内即出现全身感染。在全身感染期，淋巴结、脾和肝均有很高的布氏菌分离率。布氏菌感染小白鼠后，被机体清除需要 7～8 个月，甚至更长时间。

应用布氏菌悬液经腹腔注射时，可使小白鼠发生急性感染，数天内由菌体所含的毒性物质引起死亡。

当菌株发生变异后，其致病性发生改变。有研究显示，同一种菌光滑型和粗糙型的半数致死剂量（LD_{50}）相差可以达到数百倍。

二、病理学变化

小白鼠发生急性败血症往往很快死亡，没有特异的病理学变化，慢性期主要表现为感染性网状内皮细胞增生和肝、脾及淋巴结形成肉芽肿。

淋巴结中首先是网状内皮细胞发生肿胀和灶性增生，邻近的组织中有大量淋巴细胞浸润，经过 2个月淋巴结的改变减少，可看到微小的由上皮样细胞形成的结节和浆细胞的积累，接近半年时间后病变逐渐消失，恢复至接近正常的形态。

脾的变化类似于淋巴结，形成上皮样结节，有的中心有坏死灶，脾窦内堆积着巨噬细胞，脾髓部分含多量的浆细胞，经过半年时间病变消失，恢复至接近正常。

肝主要出现库普弗细胞肿胀，有时可见到上皮样细胞形成的结节，其周围被粗糙的胶原纤维所包围。在脏器的实质部分可出现颗粒性变化，浸润过程中出现不同范围的坏死细胞。

三、血清学反应

感染布病的小白鼠血液中凝集素存在的时间较短，有研究显示，用 20 个强毒菌感染，第 15 天凝集素滴度平均为 1：33，第 30 天滴度可达 1：80～1：320，感染后 2 个月凝集素滴度下降为 1：42，以后凝集素完全消失。

四、小白鼠在布病的比较医学研究和防治中的应用

小白鼠对布氏菌比较敏感，且价格便宜，易于饲养，因此也常用于布氏菌实验研究。

测毒方法：以小白鼠最小全身感染量、小白鼠脾活菌数和 LD_{50} 测定多用。普通小白鼠由于个体差异较大，常以 5 只为 1 组。5 个强毒布氏菌即可使全组小白鼠发生全身感染；若超过 100 个菌才使小白鼠发生全身感染，则该菌株毒力不完整。小白鼠鼠蹊部皮下注射 10 亿个布氏菌，第 15 天取脾进行活菌计数，每克脾含菌在 100 万个以上为强毒菌株，在 100 万个以内为弱毒菌株。小白鼠皮下注射布氏菌，弱毒菌 LD_{50} 为 10 亿～20 亿个；静脉注射布氏菌，弱毒菌 LD_{50} 为 4 亿～8 亿个。

疫苗免疫力测定：可以用免疫小白鼠经布氏菌攻击后的死亡数、LD_{50} 或脾活菌数作为指标。由于小白鼠体内保菌时间不长，因此只适用于进行疫苗短期的免疫效果观察。

变态反应研究：小白鼠接受布氏菌可溶性抗原后，经适当的免疫程序处理，易产生 I 型超敏反应。因此，可以利用小白鼠进行相关免疫反应的研究。

其他比较医学研究：可以利用小白鼠进行布氏菌抗原的抗肿瘤作用研究及布氏菌抗原刺激小白鼠产生干扰素的研究，以及用于观察胸腺在布病免疫、感染中的作用；同时可利用小白鼠脾细胞、腹腔细胞生产抗布氏菌抗原的单克隆。

第五节　家兔在布鲁氏菌病研究中的应用

一、感染与致病过程

家兔对布氏菌的敏感性低于豚鼠和小白鼠。皮下注射羊种菌最小全身感染量为 150 万～300 万个活菌，经口感染需要 5 亿～10 亿个菌，眼结膜感染需要 10 亿个菌。用 1 亿个强毒猪种布氏菌 S1330 进行皮下注射，第 5 天可从血液中检出菌，第 15 天从局部淋巴结及化脓病灶中分离出菌，第 45 天从脾中分离出菌，一直到第 240 天仍然可从脏器中分离出菌。

有人观察到公兔抗感染能力高于母兔，皮下注射布氏菌第 4 天其仍然局限于淋巴结内，第 8 天才到达脾，而母兔体内布氏菌扩散较公兔快，全身感染也较严重。

二、病理学改变

以猪种布氏菌 S1330 感染家兔，感染后 2～4 个月的病理变化基本相同。注射部位鼠蹊部淋巴结有大脓肿，脓肿周围依次为巨噬细胞、浆细胞和成纤维细胞。肝细胞变性及出现小灶状坏死，间质有少量淋巴细胞浸润，并见大小不等的脓肿和肉芽肿，汇管区有较多淋巴细胞和巨噬细胞浸润。肾的肾小球囊内有渗出，曲管上皮变性，腔内有蛋白管型，间质充血。睾丸和骨组织正常。

三、血清学反应

注射羊种、牛种和猪种布氏菌均可产生明显的血清学反应。凝集素出现的早晚和滴度的高低与注射菌量有关，注射 5 亿～10 亿个牛种布氏菌 544A，第 5 天的凝集素滴度为 1∶320～1∶640，第 6 天可达 1∶1280～1∶2560。注射 1 亿个猪种布氏菌 S1330，第 7 天的凝集素滴度为 1∶160，第 15 天为 1∶1769，第 90 天降为 1∶269。虎红平板凝集素试验在第 7 天呈阳性，第 15 天则全部阳性，至第 240 天仍然保持阳性。

四、家兔在布病的比较医学研究和防治中的应用

由于家兔对布氏菌有一定的敏感性，而且生活期长，容易采血，血清量多，便于较长期饲养，因此也是布病研究常用的实验动物。其用途主要有：①制备血清，制备 A、M 因子血清；制备 R 血清；制备抗球蛋白血清等。②长期的感染、免疫过程观察，布氏菌在体内的分布及贮存时间研究；血清抗体的消长情况、某些生化指标的测定，如血清葡萄糖定量、转氨酶和磷酸酶含量测定等。③单核巨噬细胞系统的测定。

第六节　大白鼠在布鲁氏菌病研究中的应用

一、感染与致病过程

大白鼠对布氏菌有一定的敏感性，皮下注射 100 个强毒羊种布氏菌，可使得 90% 的大白鼠发生感染，可从淋巴结和脾中检出布氏菌。皮下注射猪种菌 1000 个或牛种菌 10 000 个，可使全部大白鼠感染。通常血液和骨髓不含布氏菌。

大多数大白鼠在感染后较短时间内痊愈，皮下注射 10 亿个菌，感染后 1 个月，布氏菌分离率为 75%～100%，4 个月以后则可能分离不到布氏菌。大白鼠与豚鼠不同，体内布氏菌滴度曲线不是逐渐下降，而是直线下降。有人观察到大白鼠的肝、脾、肾和血清中溶菌酶含量比豚鼠的相同脏器含量高，这可能是大白鼠对布氏菌抵抗力高于豚鼠的原因之一。

二、病理学改变

大白鼠感染布氏菌后的病理学变化是良性的，没有特异性肉芽肿由巨噬细胞形成的肉芽肿结节，无坏死现象发生，有时仅在局部淋巴结和脾窦中发现少数由网状细胞形成的结节样堆积。无论采用强毒羊种布氏菌菌株还是弱毒牛种布氏菌菌株感染，大白鼠脏器的病理变化区别不大。

三、血清学反应

大白鼠的布病血清学反应表现得不充分，100 个以下（小剂量）布氏菌感染数天后就出现凝集素，滴度很低，感染后 2 个月，凝集素完全消失。10 亿个（大剂量）布氏菌感染后，其滴度可达 1∶32～1∶640，持续到感染后 3～4 个月，凝集素呈阴性反应。

四、大白鼠在布病的比较医学研究和防治中的应用

由于豚鼠等实验动物对布氏菌比大白鼠敏感，体内保菌时间长，容易饲养，因而较少选用大白鼠进行布氏菌实验研究。曾经有人采用大白鼠的脾细胞和瘤细胞成功制成抗布氏菌抗原的单克隆细胞，拓展了大白鼠在布病比较医学研究中的应用范围。

第七节 其他实验动物在布鲁氏菌病研究中的应用

一、鸡

鸡对布氏菌有较强的抵抗力，但以强毒羊种布氏菌灌喂或皮下、肌内注射，也可以发生感染，所需要的菌量约为 5 万个。鸡感染布氏菌后，伴有布病特有的免疫学反应，凝集素在感染后 5~10 天出现，经过 40~60 天消失。将布氏菌注入鸡垂冠中，也可以出现超敏反应。强毒布氏菌感染后，布病免疫反应呈阳性的受感染鸡 30 天内有 15%可在血液、脾和骨髓中分离到布氏菌，从肝和肾中检出布氏菌的概率更低。鸡感染布病后的病程在大多数情况下不超过 1 个月，极个别动物在 2 个月后仍可以检出菌。

我国的强毒羊种布氏菌通过鸡传代，成功培育出弱毒的用于动物的 M5 疫苗，对羊等家畜进行免疫具有较强的保护力。

二、猴

猴经皮下注射强毒羊种布氏菌 1000 个，体温升高 1~2℃，从第 10 天起血培养呈阳性。皮下注射 6000 个强毒羊种布氏菌，一个月后解剖，从猴的淋巴结、脾、肝、骨髓、血液和尿液中均检出布氏菌，血清凝集素滴度的消长与感染菌量和时间呈正相关关系，感染 100 个强毒羊种布氏菌后第 12 天凝集素滴度为 1∶80，感染 10 000 个强毒羊种布氏菌后第 40 天凝集素滴度可以达到 1∶5120。

猴对布氏菌弱毒菌株敏感性较差，有研究曾经用猴进行了猪种布氏菌疫苗株 S2 感染过程的观察，口服 200 亿个或皮下注射 50 亿个菌，观察发现感染后 30 天内体温均正常，血培养呈阴性，血清凝集素滴度为 1∶640，无明显的临床症状。

由于猴的价格昂贵，来源困难，很少选用其进行布病比较医学实验研究。

第八节 布鲁氏菌病比较医学的生物安全

GB/T 18646—2018《动物布鲁氏菌病诊断技术》中动物实验的生物安全要求：涉及病原学操作，包括涂片染色镜检、分离培养、细菌鉴定，布氏菌 Bruce-Ladder 检测方法涉及的细菌活菌操作等，应在满足 GB 19489—2008 要求的 BSL-3 级生物安全实验室内进行，检测人员应采取针对性的防护措施。

WS 269—2019《布鲁氏菌病诊断标准》中布氏菌实验的生物安全要求：根据卫生部（现称国家卫生和计划生育委员会）2006 年发布的《人间传染的病原微生物名录》，涉及抗原制备的大量活菌操作，或易产生气溶胶的病原菌离心、冻干及活菌感染动物等实验需要在生物安全三级实验室操作。布氏菌样本的病原菌分离纯化、药物敏感性试验、生化鉴定、免疫学实验、PCR 核酸提取、涂片、显微镜观察等初步检测在生物安全二级实验室操作。不含布氏菌致病性活菌材料的分子生物学、血清免疫学等实验在生物安全一级实验室操作。

参 考 文 献

董开忠, 傅思武. 2015. 常见人畜共患病防治. 北京: 科学出版社.

李兰娟, 任红. 2013. 传染病学. 8 版. 北京: 人民卫生出版社.

刘秉阳. 1989. 布鲁氏菌病学. 北京: 人民卫生出版社.

肖东楼. 2018. 布鲁氏菌病防治手册. 北京: 人民卫生出版社.

第六章　沙门菌病

沙门菌病是由沙门菌属细菌引起的各种动物和人所患的急性与慢性疾病的总称。畜禽感染沙门菌会导致败血症和肠炎，怀孕母畜常发生流产；人类感染沙门菌常导致伤寒、副伤寒、败血症、胃肠炎、感染性腹泻和食物中毒等。本病遍发于世界各地，对动物健康产生严重影响并威胁着人类的健康。

第一节　多物种沙门菌病的病原学比较

一、沙门菌属种及亚种

沙门菌属有肠道沙门菌（*Salmonella enterica*）和邦戈尔沙门菌（*S. bongori*）两个种，肠道沙门菌又可进一步分为 6 个亚种：肠道亚种（subsp. *enterica*）、萨拉姆亚种（subsp. *salamae*）、亚利桑那亚种（subsp. *arizonae*）、双相亚利桑那亚种（subsp. *diarizonae*）、浩敦亚种（subsp. *houtenae*）和因迪卡亚种（subsp. *indica*）。

二、沙门菌血清型和不同抗原

根据鞭毛蛋白（H）和脂多糖（O）抗原结构的差异，沙门菌可分为不同的血清型，现已有 2600 个以上血清型，其中只有少于 10 个的罕见血清型属于邦戈尔沙门菌，其余均属于肠道沙门菌，几乎涵盖了所有对人和动物具有致病性的各种血清型菌株。肠道亚种通常存在于人类和温血动物中，其他主要存在于冷血动物和环境中。除了 O 和 H 抗原外，研究者还发现了一些新的抗原组分，如特定菌型菌毛抗原、外膜蛋白共同抗原、脂多糖共同抗原、鞭毛蛋白共同抗原等，它们在沙门菌分类学中均有一定作用。

沙门菌具有 O（菌体）、H（鞭毛）、K 和菌毛 4 种抗原。O 和 H 抗原是其主要抗原，构成沙门菌血清型鉴定的物质基础。O 抗原即菌体抗原，是沙门菌细胞壁表面的耐热多糖抗原，经 100℃加热 2.5h 不被破坏，它的转导性依赖于 LPS 多糖侧链的组成，而其决定簇又由该侧链上末端单糖及多糖链上单糖的顺序所决定。O 抗原已发现 51 个血清群，共有 58 种。H 抗原是沙门菌的鞭毛蛋白抗原，共有 63 种，经 60℃加热 30～60min 及乙醇作用均可破坏其抗原性，但甲醛不能破坏其抗原性。H 抗原可分为第 I 相和第 II 相两种。第 I 相为特异性抗原，用 a、b、c、……表示，常为一部分血清型菌株所特有，又称为特异相。第 II 相为共同抗原，用阿拉伯数字表示，少数用小写英文字母表示，常为许多沙门菌所共有，其特异性低，因此又称为非特异相。多数沙门菌具有第 I 和第 II 双相 H 抗原，称作双相菌，常发生相位变异。少数沙门菌只有其中一相 H 抗原，称为单相菌。同一 O 血清群的沙门菌，再根据其 H 抗原的差异细分成许多不同的血清型。应用分子技术已定位了几个分型 H 抗原的位点。K 抗原也称为 Vi 抗原，是伤寒、丙型副伤寒和部分都柏林沙门菌表面的包膜抗原，类似于大肠杆菌表面的 K 抗原，与细菌的毒力有关。Vi 抗原是一种 *N*-乙酰-D-半乳糖胺糖醛酸聚合物，经 60℃加热 1h 或石炭酸处理其抗原性被破坏。Vi 抗原的存在可阻止 O 抗原与相应抗体发生凝集，将 Vi 抗原加热破坏后则能发生凝集。在普通培养基上传代多次后易丢失此抗原。沙门菌的抗原有时可发生变异，包括 H-O 变异、S-R 变异、V-W 变异和相位变异，而在菌型鉴定中最常见的是 H 抗原的相位变异，即两个相的 H 抗原交互产生的现象。因此，双相菌初次分离时，单个菌落的纯培养物往往只有一个 H 抗原，鉴别时常只能检出一个相，而测不出另一相。此时，可用已知相血清诱导的相位变异实验来获得未知的另一相 H 抗原。

沙门菌血清型（又称血清变异型）依据不同的 O、Vi 和 H 抗原类型划分。血清型以数字和字母表示，血清型如 6,7:c:1,5 依次代表 O 抗原（6,7），第 I 相 H 抗原（c）和第 II 相 H 抗原（1,5）。血清型可进一步利用生化反应结果进行细分，这有一定的流行病学意义，如木糖阳性和木糖阴性的伤寒沙门菌血清型。

用已知的沙门菌 O 和 H 单因子血清进行玻片凝集试验，可确定一个沙门菌菌株的血清型或抗原式，对于可能有 Vi 抗原的菌株还必须用 Vi 抗血清进行鉴定。如有 Vi 抗原可写在 O 抗原之后，如伤寒沙门菌血清型为 9,12，Vi:d:-。对人和温血动物致病的血清型绝大多数分属于 A～F 血清群，常出现的不足 50 种。

三、沙门菌毒力因子与编码基因

多种毒力因子的存在是沙门菌可致病的决定性因素，这些毒力因子包括脂多糖、肠毒素及毒力基因等。在众多的毒力基因中，沙门菌的侵袭基因 inv 及其编码的 inv 蛋白决定沙门菌的侵袭力，与沙门菌的毒力密切相关。编码 inv 蛋白的基因位于 SP I -1 毒力岛（致病岛），包括 invA、invB、invC、invD、invE、invF、invG、invH、invI、invJ 等基因。

不同亚型 inv 基因有一定的差异性，在不同血清型的沙门菌种中也存在差异，表明该基因与沙门菌的进化有一定的关系。invA 基因属于沙门菌的 III 型分泌系统。不同沙门菌菌株的 invA 基因核苷酸序列存在较高的同源性。沙门菌 invA 基因位于致病性沙门菌致病岛（SP I -1），为沙门菌的主要毒力因子，是沙门菌 A～E 血清群高度保守的基因，被作为靶序列用于检测沙门菌。invA 基因编码侵袭蛋白，决定细菌进入宿主上皮细胞的能力，是沙门菌产生致病性的关键性毒力因子。invA 蛋白是沙门菌的内膜蛋白，属于分泌蛋白，可刺激机体产生特异性抗体，用于沙门菌的检测，或者由于这种抗体可能会干扰沙门菌对细胞的侵袭，因而可用于预防沙门菌的感染。

invB 是沙门菌 III 型分泌系统分泌 SopE 蛋白所必需的分子伴侣，通过与 SopE 的氨基端相互作用来调控 SopE 的分泌，而 SopE 蛋白是由噬菌体编码的一种效应蛋白，可以通过沙门菌 III 型分泌系统入侵真核细胞。invC 蛋白属于内膜蛋白，在分泌系统中较为保守，与 FoF1 ATP 具有同源性，具有 ATP 酶活性，能为蛋白转运提供能量，是沙门菌侵染细胞所必需的蛋白。invF 和 HilA 这两个蛋白参与沙门菌的入侵，invF 属于转录激活子 AraC 家族，而 HilA 属于转录激活子 OmpR/ToxR 家族，HilA 可调节 orgA、sipC 和 invF，可使其形成一个茎环结构。此外，invF 基因还参与调控由 SP I -1 编码的属于 III 型分泌系统的分泌性效应蛋白的表达。invH 蛋白是一种跨膜蛋白，亲和力高，体积小，有形成转角的能力，又被称为伴侣蛋白或附属蛋白。invH 基因是唯一影响细菌与细胞黏附的基因，也是 SP I -1 中唯一一个编码针状通道的基因，沙门菌的毒力蛋白通过此针状通道注射到细胞，从而发挥毒力作用。invH 基因所编码的 invH 蛋白是一种跨膜蛋白，能诱导液体分泌和回肠的炎症反应。invG 蛋白是一个外膜蛋白，是 PluD 蛋白家族的一员，还是唯一与 III 型分泌系统分泌的蛋白具有同源性的蛋白，但同源性仅限制在蛋白的 C 段。如 invG 基因发生突变，则细菌几乎不能侵袭人工培养的细胞。invJ 基因位于 invI 及 SpaQ 基因的中间，而 invI 基因位于 invC 基因的上游。invI 可能是 invJ 和 SpaQ 的伴侣蛋白，而 invJ 和 SpaQ 是 III 型分泌系统必需的特异性蛋白。invJ 和 invI 基因是鼠伤寒沙门菌侵染哺乳动物细胞必需的两个基因，将 invJ 和 invI 中的任何一个基因突变后都能使沙门菌缺失侵染细胞的能力，但并不影响菌体对哺乳动物细胞的吸附。invR 基因是第一个被发现存在于鼠伤寒沙门菌毒力岛 SP I -1 上的 sRNA，其稳定性依赖于 Hfq 蛋白，在沙门菌侵袭宿主的过程中可以被 SP I -1 上主要转录因子 HilD 激活。invR 基因虽然存在于 SP I -1 毒力岛，但并不调控 SP I -1 相关基因的表达，而是抑制外膜蛋白 OmpD 的合成。

四、沙门菌分类比较

根据流行病学将沙门菌分成四类。一类：对人类有致病性并可引起全身性疾病，但不侵袭动物，包括伤寒血清型、副伤寒血清型。二类：对特异种有致病性而对其他种或人无或有轻微致病性，包括猪霍乱血清型、都柏林血清型、猪伤寒血清型、羊流产血清型、马流产血清型、鸡血清型。三类：无宿主特异性，可引起动物全身性疾病或潜伏感染，大多数可造成流行或食物感染，包括肠类血清型、鼠伤寒血清型。四类：无宿主特异性，毒力较低，对动物仅引起潜伏感染，但可导致食物感染。

目前，已在沙门菌的毒力基因中发现了 5 个致病岛，即 SPⅠ-1~SPⅠ-5。其中 SPⅠ-1 和 SPⅠ-2 与致病性密切相关，SPⅠ-1 和 SPⅠ-2 致病岛的基因突变将严重影响沙门菌感染宿主的能力。SPⅠ-1 和 SPⅠ-2 致病岛各自编码不同的Ⅲ型分泌系统：T3SS1（type Ⅲ secretion system 1）和 T3SS2（type Ⅲ secretion system 2）。T3SS 是分子注射器，把毒力蛋白即效应蛋白直接注入宿主细胞，从而影响细胞功能，促进感染发生。每个Ⅲ型分泌系统在感染的不同阶段转运一系列效应蛋白以改变宿主细胞的代谢途径。两个Ⅲ型分泌系统在感染的不同阶段都发挥关键作用。所有的邦戈尔沙门菌（*S. bongori*）和肠道沙门菌（*S. enterica*）都有毒力岛 SPⅠ-1，目前发现无论是系统性疾病还是感染性腹泻，毒力岛 SPⅠ-1 在沙门菌的小肠感染阶段都发挥重要作用。在鼠伤寒模型中，毒力岛 SPⅠ-1 突变使得经口腔感染导致的症状减轻，但是并不影响系统感染。经口腔感染沙门菌，毒力岛 SPⅠ-1 在其入侵上皮细胞过程中是至关重要的。大部分毒力岛 SPⅠ-1 的基因在类似于小肠环境的条件下表达，一旦沙门菌在细胞内的膜性结构中存活复制，毒力岛 SPⅠ-1 的基因表达就受到抑制。这些基因的表达由毒力岛 SPⅠ-1 基因编码的调节子控制，分别为 HilA、HilC、HilD、invF 和 SprB。HilA 的作用非常重要，敲除 HilA 的沙门菌表型与敲除整个毒力岛 SPⅠ-1 的相似。毒力岛 SPⅠ-1 基因所编码的调节子也可以调控毒力岛 SPⅠ-2。例如，HilA 结合并抑制启动子 *ssaH*，其为毒力岛 SPⅠ-2 基因所编码的蛋白；HilD 结合并激活 *ssrAB* 启动子，其为毒力岛 SPⅠ-2 主要的调节基因所编码的蛋白。双组分系统 PhoP/Q 在毒力岛 SPⅠ-1 和 SPⅠ-2 的调节中都发挥重要作用。毒力岛 SPⅠ-2 只存在于肠道沙门菌（*S. enterica*），而邦戈尔沙门菌（*S. bongori*）是没有毒力岛 SPⅠ-2 的。毒力岛 SPⅠ-2 与沙门菌在细胞内的复制和系统性感染相关。毒力岛 SPⅠ-2 突变会降低沙门菌在巨噬细胞内的存活能力。关于其他的毒力岛目前了解不多。SPⅠ-3 编码的摄取 Mg^{2+} 的系统对于沙门菌在膜性结构中存活很重要。SPⅠ-4 编码的黏附素对于沙门菌黏附在极化细胞的表面具有重要作用。SPⅠ-5 编码的效应蛋白调控 SPⅠ-1 和 SPⅠ-2 编码的Ⅲ型分泌系统，可促进细菌定植于细胞。

第二节　沙门菌病动物模型与人类疾病的宿主易感性基因比较

宿主对沙门菌的易感性主要由菌体的毒力基因和宿主的易感性基因决定。毒力基因可编码不同种类的毒力蛋白，产生不同种类的沙门菌，感染不同种类的动物。宿主免疫系统部分参与先天性免疫和获得性免疫的分子基因变异会对宿主易感性产生影响。

近年来，从免疫遗传机制的角度寻找与沙门菌感染相关的抗病基因成为研究热点之一。Toll 样受体（TLR）与疾病发生有着紧密的联系。在哺乳动物发生微生物感染性疾病的条件下，TLR 信号通路诱导的先天性免疫成为机体的主要防御机制，包括原生动物寄生虫、化脓性细菌等病原体感染期间的 TLR 活化及 MyD88 信号通路对机体的保护性作用。而有关 TLR4 及其信号通路中分子基因变异与沙门菌感染关系的研究初步表明，该信号通路在机体对抗沙门菌感染中发挥了重要的作用。脂多糖为沙门菌的主要致病因子，TLR4 是 LPS 的主要受体，LPS 可以在多种免疫细胞中诱导不同 TLR 的表达。在鼠未成熟树突状细胞中 LPS 可以上调 TLR2、TLR4 和 TLR9 的表达，在鼠巨噬细胞中诱导 TLR9 的表达。在肺泡巨噬细胞中 LPS 会刺激 TLR1、TLR2、TLR7 和 TLR8 上调表达，TLR4 下调表达。TLR15 受沙门菌诱导表达，与鸡抗沙门菌密切相关。

TLR4 基因本身异常或下游信号分子基因发生异常均会导致信号不能向下传递，从而使炎症因子的释放减少或不表达，抑制其功能的发挥。另有研究发现，鸡 TLR5 能被肠炎沙门菌的鞭毛激活并能诱发全身性疾病，有鞭毛的鼠伤寒和肠炎沙门菌能广泛定植于鸡肠道，而没有鞭毛的白痢和鸡伤寒沙门菌则直接导致具有伤寒症状的疾病。无鞭毛的鼠伤寒沙门菌突变体（通过口腔注入）比具有完整鞭毛的沙门菌更容易侵入宿主全身，沙门菌转移增加与肠道产生的炎性和细胞因子相关，表明 TLR5 与有鞭毛的沙门菌的鞭毛在肠道中有相互作用。

同时有研究证实，鸡主要组织相容性复合体（MHC）B-L 基因外显子 2 的多态性与鸡白痢易感性显著相关。

第三节　沙门菌病动物模型与人类疾病的临床表现比较

沙门菌感染的临床表现主要为急性肠炎，因细菌致病力及机体免疫力存在差异，部分感染会发展为菌血症、脑膜炎等严重的肠道外侵袭性感染，沙门菌是导致菌血症的主要病原菌之一。

一、人感染沙门菌后的症状

人感染沙门菌由食入了被沙门菌污染的饮水、食物导致。病原体主要为鼠伤寒杆菌、肠炎沙门菌及猪霍乱沙门菌等。一般潜伏期 8～12h，主要症状因所感染沙门菌的类型和数量不同而异。严重者常表现为体温升高（38.5～39.5℃）、头痛、恶心、呕吐、腹痛、腹泻。腹泻次数不定，为黄绿色水样粪便，偶带有黏液或血液。更严重者可导致死亡。

临床感染一般分为四型。①肠热型：患者出现发热、不适、全身疼痛等前驱症状，当该菌随血流进入肝、脾、肾、胆囊等器官并在其中繁殖后，再次进入血流造成第二次菌血症，此时症状明显，持续高温，肝、脾肿大，全身中毒症状显著，皮肤出现玫瑰疹，外周血白细胞明显减少。②胃肠炎型：临床表现为畏寒、发热、体温一般 38～39℃、恶心、呕吐、腹痛、水样腹泻，偶有黏液或脓性腹泻，有恶臭，每天排便多次，严重脱水，可因休克、肾功能衰竭而死亡，大多发生于婴儿、老人和身体衰弱者。③败血症：临床表现为高热、寒战、厌食和贫血等。④无症状带菌者：有 1%～5%伤寒或副伤寒患者在症状消失后 1 年仍可在其粪便中检出相应的沙门菌。

二、动物感染沙门菌后的症状

沙门菌感染后的临床表现与感染细菌数量、动物免疫状态及是否有并发感染等有关。临床上可人为地分为胃肠炎、菌血症和内毒素血症、局部脏器感染及无症状的持续感染等几种类型。急性感染临床多为肠道炎症表现，亚急性为菌血症和内毒素血症表现，慢性炎症往往会累及其他脏器，如肺、心脏、脑膜等部位，产生相应的临床症状。

（一）猪沙门菌感染症状

本感染潜伏期为数天，或长达数月，与猪体的抵抗力及细菌的数量、毒力有关。临床上分急性、亚急性和慢性三型。

1. 急性型

急性型又称败血型，多发生于断乳前后的仔猪，常突然死亡。病程稍长者，表现为体温升高（41～42℃），腹痛，下痢，呼吸困难，耳根、胸前和腹下皮肤有紫斑，多以死亡告终。病程 1～4 天。

2. 亚急性型和慢性型

亚急性型和慢性型为常见病型。表现为体温升高，眼结膜发炎，有脓性分泌物。初便秘后腹泻，排灰白色或黄绿色恶臭粪便。病猪消瘦，皮肤有痂状湿疹。病程持续可达数周，终至死亡或成为僵猪。

（二）牛沙门菌感染症状

牛在感染沙门菌后，往往会表现出体温升高，病程初期会表现出体力衰弱、精神萎靡、食欲减退。

在感染后 24h，在牛的粪便中混有血，严重时则会出现下痢，粪便有恶臭味，严重的可导致死亡。在病程后期观察到牛的眼结膜充血或发黄。怀孕母牛会发生流产。

（三）犬、猫沙门菌感染症状

多数胃肠炎型病例在感染后 3～5 天发病，往往以幼年及老年较为严重。开始表现为发热、食欲下降，尔后出现呕吐、腹痛和剧烈腹泻等。腹泻开始时粪便稀薄如水，继之转为黏液性，严重者肠道出血而使粪便带有血迹，猫常见流涎、体温升高等症状。几天内可见明显的消瘦，严重脱水，表现为黏膜苍白、虚弱。

大多数感染严重的病例可发展成菌血症和内毒素血症，一般为胃肠炎过程前期症状，有时表现不明显，但幼犬、幼猫及免疫力较低的动物症状明显。患病动物表现为极度沉郁、虚弱，出现休克和中枢神经系统症状，甚至死亡。有神经系统症状者，表现为机体应激性增强、后肢瘫痪、失明、抽搐。细菌侵害肺时可出现肺炎症状，如咳嗽、呼吸困难和鼻腔出血。出现菌血症后细菌可能转移侵害其他脏器而引起与该脏器病理有关的症状。病原也可定居于某些受损部位存活多年，一旦应激因素作用或机体抵抗力下降，即可出现明显的临床症状。子宫内发生感染的犬和猫，还可能发生流产、死产和产弱子。

患病犬和猫仅有少部分（<10%）在急性期死亡，大部分 3～4 周后恢复，少部分继续出现慢性或间歇性腹泻。康复和临床健康动物往往可携带沙门菌 6 周以上。

（四）禽类沙门菌感染症状

临床表现为白痢、伤寒和副伤寒。

雏鸡发生白痢常见的临床病症有三型：急性败血型、关节炎型和神经型。病雏表现为嗜睡、虚弱与食欲丧失或继之突然死亡，有的出壳后 7～15 天才开始发病。发病率和死亡率受年龄、易感性、饲养管理等因素的影响而变化很大。死亡率最高峰发生在第 2 周龄，至第 3、4 周龄时死亡率迅速降低。急性败血型又可表现出分别以拉白痢和呼吸困难为主要特征的两种病型，其死亡率与饲养管理优劣、品种、治疗是否得当及有无并发症等有关，严重的可达 100% 的死亡率。关节炎型以跗关节肿胀为特征，死亡率较低，在 30% 左右，多见于肉鸡。神经型以仰头、偏头转圈、喙触地等运动机能障碍为特征，死亡率在 10% 左右。育成鸡患鸡白痢多呈亚急性经过，发病率较高，以跗关节和胸骨滑液囊肿胀（外形似鸡的嗉囊）为特征，死亡率在 10% 左右。成年鸡患鸡白痢多为隐性感染，病愈后 10～11 个月的康复鸡仍然处于隐性感染状态，以生殖器官病变为特征，常见鸡冠与黏膜贫血，冠呈鳞状萎缩、灰白色，不安，逐渐委顿，两翅下垂，缩头缩颈，食欲消失，常有腹泻，潜伏期 16～21 天。不仅影响生产性能，而且可长期带菌和经垂直传播感染而成为危险传染源，在应激因素作用下，偶尔可发生急性败血型鸡白痢，症见下痢。

禽伤寒潜伏期 4～5 天，发病率高，死亡率低。大部分病禽冠、髯苍白，食欲废绝，渴欲增加，体温升至 43℃以上，呼吸加快，腹泻，排淡黄绿色稀粪。发生腹膜炎时，呈直立姿势。病鸡大都可恢复为带菌无症状鸡。带菌种蛋在孵化过程中鸡胚阶段即死亡，出壳后发病的雏鸡和雏火鸡症状与鸡白痢极为相似，表现为病雏虚弱嗜睡、无食欲，雏禽肺部受侵害时，呈现喘气和呼吸困难，泄殖腔周围有白色排泄物，死亡率 10%～50%。

鸡副伤寒潜伏期很短，一般在 12～18h，雏禽多呈急性败血型症状，与鸡白痢和禽伤寒相似，中年鸡和成年鸡呈急性、慢性经过。

（五）兔沙门菌感染症状

兔沙门菌病又称副伤寒病，以败血症与具有腹泻、流产等症状而迅速死亡为特征。感染病原后，开始呈原发性败血症，发热、厌食。

第四节　沙门菌病动物模型与人类疾病的组织内病原分布及特性比较

　　肠黏膜表面派尔集合淋巴结（PP）上的滤泡上皮细胞被认为是沙门菌入侵的最起始部位。滤泡上皮中稀疏分布着捕获抗原的微皱褶细胞（microfold cell，M 细胞），M 细胞被肠上皮细胞所包围。M 细胞的基顶面有短而不规则的微绒毛及微褶，是其胞饮部位。沙门菌具有两种侵袭途径，它既可通过派尔集合淋巴结的 M 细胞进入上皮下组织，也可直接侵袭 M 细胞周围具有吸收能力的上皮细胞，然后通过上皮细胞进入上皮下组织，而且侵袭是通过细胞的基顶面进行的。当沙门菌黏附到 M 细胞或上皮细胞顶部后，细菌利用Ⅲ型分泌系统将效应蛋白分泌至胞外并易位于宿主细胞内，从而诱导宿主细胞骨架中的肌动蛋白重排。这时，细胞膜形成一个向外的突起将细菌包裹进细胞内，以胞饮作用吞入细菌。过去一直认为，沙门菌是通过侵袭 M 细胞或肠上皮细胞进入宿主体内的，但是已有研究表明，小鼠口服侵袭力缺陷的鼠伤寒沙门菌后，在脾中发现有沙门菌的存在。这提示除了侵袭途径外，还存在另外一种途径，就是肠黏膜组织中的 DC 细胞对沙门菌的摄入。在 PP 中，DC 与 M 细胞接触较紧密。DC 细胞可打开上皮细胞间的紧密连接，从上皮细胞间伸出树突，直接将肠腔中的细菌摄入。在这一过程中，肠上皮屏障依然保持完整，其中的分子机制是 DC 细胞可对紧密连接蛋白的表达进行调控，如闭合素、闭合带Ⅰ、连接黏附分子等。

一、人感染沙门菌的病原分布及特性

　　人感染沙门菌主要表现为急性胃肠炎。病菌可从肠道进入血循环，产生菌血症和各种局灶性感染。身体各处小动脉均可成为沙门菌的感染灶，但以腹主动脉最常受累。动脉粥样斑、血管瘤、人造血管、心脏附壁血栓和心瓣膜缺损处都是沙门菌易于侵袭的部位，而且菌血症和血管感染可互为因果，如不彻底根治，常迁延不愈。沙门菌菌血症有时可发生不太常见的迁徙，如骨骼、关节可发生化脓性骨髓炎和关节炎；中枢神经系统可发生化脓性脑膜炎、脑室炎、硬膜下积脓和脑脓肿；胸部可发生肺炎、肺脓肿、脓胸和纵隔脓肿；腹部可发生肝、脾、胰腺、膈下和直肠周围脓肿；泌尿生殖系统可发生肾盂肾炎、附件炎、输卵管炎和卵巢脓肿；其他尚有乳腺、腮腺、甲状腺、肾上腺、皮下等部位发生化脓性感染的报道。约 2%的沙门菌胃肠炎患者，一般在腹泻后 10 天左右起病，主要表现为关节痛。约 1/4 患者出现关节炎、结膜炎、尿道炎三联征，有时还出现虹膜炎。凡粪、尿排菌时间大于一年便为慢性带菌，慢性带菌者的胆管树是主要藏菌部位，常伴有胆石或胆道狭窄。泌尿道也可成为藏菌部位，当存在尿路结石、肿瘤、狭窄、结核、血吸虫病或梗阻性疾病时极易招致沙门菌定植。在抵抗力下降时，体内藏菌趁机增殖，并成为菌血症和各种迁徙灶的发源地。

二、猪感染沙门菌的病原分布及特性

　　猪肉和猪产品曾是引起人食源性沙门菌病的主要原因之一，因此仔猪也用作研究人沙门菌感染的动物模型。仔猪感染沙门菌后，在仔猪断奶期或偶尔在刚出生时期表现出临床症状，如轻微的腹泻或呕吐，而猪霍乱沙门菌可引发严重的疾病和经济损失。鼠伤寒沙门菌感染仔猪后表现出肠道定植和系统性感染，猪霍乱沙门菌感染后则表现出全身性感染及细菌在外周器官中扩散。关于沙门菌与宿主间的相互作用，很多知识来源于小鼠模型，而仔猪模型表现与小鼠模型有明显的差异，也加深了我们对沙门菌致病机制的认识。同时，利用仔猪模型具有以下优势：首先它是我们研发疫苗、降低沙门菌感染和在食品链中载量的靶标宿主；其次采用该模型研究有利于降低仔猪副伤寒的发病率，损失减少；再次猪与人亲缘关系较近，利用该模型进行研究更接近人感染沙门菌的状态。体外实验显示，沙门菌依赖 SPⅠ-1侵入上皮细胞，而在小鼠模型中 SPⅠ-1 的突变并未影响细菌进入小鼠深层组织；同样在仔猪模型中，SPⅠ-1 的缺失抑制了细菌在小肠内的定植，但不影响其在扁桃体中的定植。小鼠沙门菌病与仔

猪沙门菌病表现出明显不同的病症，鼠伤寒沙门菌在小鼠小肠内定植数量不多，且引发轻微的炎症，但该菌可迅速侵入仔猪肠系膜淋巴结，并扩散至肝脾，诱发伤寒类的症状而不是肠炎。引起后者出现病症的主要原因是血清中炎症因子的分泌增加，包括 TNF-α 和 IFN-γ，从而启动天然免疫细胞的杀菌路径，若不及时控制，将会引发全身性炎症反应和败血症。

三、禽类感染沙门菌的病原分布及特性

禽类是沙门菌的主要宿主之一，沙门菌可通过污染的禽制品或蛋制品传染给人，引发食源性沙门菌病。因此以禽作为实验动物模型来研究沙门菌的致病特点和防控措施，具有重要意义。多数血清型沙门菌可在禽肠道或生殖道定植，使禽成为沙门菌的携带者。部分血清型沙门菌为禽宿主特异性沙门菌，如鸡白痢沙门菌和鸡伤寒沙门菌分别引起鸡白痢和鸡伤寒，在许多国家其仍是危害养禽业的主要病原菌。天然免疫在沙门菌感染鸡的过程中发挥了重要的保护作用，与哺乳动物不同的是鸡含有多种 TLR，包括 TLR4 和 TLR2。通常感染沙门菌会引发宿主产生前炎性细胞因子和趋化因子（IL-6 和 IL-8），这些因子会促使中性粒细胞和巨噬细胞进入肠道，但是感染鸡白痢沙门菌和鸡伤寒沙门菌后未活化这些细胞，可能是由于白痢和伤寒沙门菌血清型通过抑制中性粒细胞的介入，使细菌能大量繁殖，从而引发系统性沙门菌病。中性粒细胞在控制肠炎沙门菌感染鸡的过程中发挥了重要的作用，去除宿主的中性粒细胞后用肠炎沙门菌感染，同样能引发严重的伤寒样系统性沙门菌病。巨噬细胞作为沙门菌在宿主内的定居场所，是发生沙门菌感染的关键之一。陈静等通过观察肠炎沙门菌分别感染禽源和鼠源巨噬细胞后基因的表达情况，揭示了沙门菌对不同宿主的感染机制，结果显示在感染不同来源巨噬细胞的过程中，不同的基因或同一基因在感染的不同阶段表达量存在差异，为进一步揭示沙门菌对不同宿主的感染机制提供了材料。总体而言，鸡为除小鼠外在沙门菌实验室研究中应用最多的动物模型。

四、兔感染沙门菌的病原分布及特性

由于利用小鼠模型研究由沙门菌感染引起的人腹泻时不是很成功，因此应用兔模型研究由沙门菌感染引发的腹泻。兔感染沙门菌后表现出剂量依赖性的腹泻症状，这点与人沙门菌病很相似，接种 10^{11}CFU 或 10^9CFU 鼠伤寒沙门菌 DT-9 菌株的新西兰白兔仔均 3 天后表现出水样腹泻，5 天后腹泻带血丝，随后全部死亡。有一半接种 10^7CFU 沙门菌的新西兰白兔仔在日后也出现带血的水样腹泻，25%的动物出现严重的水样腹泻，并且体重下降 16%～30%。但存活的白兔仔 14 天后其体重和进食都相应增加，身体逐渐恢复；15 天后肛拭子已检测不到沙门菌；到 23 天，症状消失且体重增加到感染前的 90%。接种 10^5CFU 沙门菌的白兔仔没有表现出腹泻症状，但是在 7 天后可检测到粪便中存在沙门菌；而接种 10^3CFU 沙门菌的白兔仔仅 3 天内就能从粪便中检测出细菌，说明细菌可能未在肠道定植。非伤寒样沙门菌病如由鼠伤寒沙门菌和肠炎沙门菌引发的菌血症与败血症也可导致人的死亡，兔也是研究这两种病症的合适模型。Panda 等利用新西兰白兔建立了沙门菌菌血症模型，通过腹腔接种大剂量沙门菌 CVD 173 菌株，在接种后 1～4 天所有动物表现出急性菌血症，伴有发热、体重下降、脱水和昏睡现象。同时，从血液、心脏、肺、肝、脾和肾样本中都能分离到细菌。所有实验动物的脾和 70%～80%动物的肝中存在沙门菌。宏观病理学和组织病理学显示，多数组织器官出现菌血症的特征症状。但是以成年兔制备沙门菌菌血症模型仍存在缺陷，即细菌的接种量过高。如果口服接种剂量低于 10^{11}CFU，则不会发生菌血症，而利用较小的兔，则无法获得更多体积的血来研究低水平的菌血症。目前，以兔作为沙门菌研究的模型报道不多，仍处于探索阶段。

五、小鼠感染沙门菌的病原分布及特性

小鼠是沙门菌研究中使用最广泛的实验动物模型，沙门菌致病机制、免疫特性及疫苗研发等方面的研究成果均主要是以小鼠作为模型动物获得的。伤寒沙门菌只能引起人发病，因此我们需要利用宿主广

嗜性的其他血清型沙门菌，以及能出现与人发病有相似症状的动物模型来研究伤寒热。鼠伤寒沙门菌感染小鼠后引发的全身性伤寒与人的伤寒极其相似，因此成为研究的最佳选择。同时，可以通过改变免疫途径或免疫菌株来阐明机体不同免疫器官在抗沙门菌感染过程中发挥的作用。目前存在对沙门菌敏感和不敏感的不同小鼠品系，可建立沙门菌急性感染和慢性感染模型，以便更详细地研究宿主的免疫反应、参与免疫的细胞种类和发挥功能的主要器官等。目前，沙门菌研究常用的小鼠模型有 BALB/c、ICR、C57BL/6、CBA、C3/Hej 等，不同小鼠对沙门菌的敏感性及其自身遗传差异，使其在实验研究的某些方面具有较高的应用价值。其中 C57BL/6 和 BALB/c 是最常用的小鼠急性感染模型，主要是因为这两种小鼠均含有 Nramp1/Slc 11a1，为 *Nramp1* 基因编码的一种金属离子转运蛋白，在骨髓来源的细胞中特异性表达，可通过降低吞噬泡内离子和锚的浓度来抑制胞内病原菌的生长。*Nramp1* 缺陷小鼠如 129/SvJ 适用于进行慢性感染研究，沙门菌定居在小鼠的肠系膜淋巴结、脾和肝，无论是在小鼠模型还是人感染沙门菌的过程中，沙门菌与小肠壁的作用会导致炎症反应的发生，伴随前炎性细胞因子的释放，招募中性粒细胞和巨噬细胞至感染部位。但是口服感染沙门菌的小鼠通常不会在小肠显示较强的炎症反应，这点与人感染鼠伤寒沙门菌不同。可采用链霉素预处理感染前的小鼠，因为链霉素可以杀死肠道内抑制炎症反应的菌群，使小鼠的炎症反应加剧，从而获得由沙门菌感染导致的小鼠胃肠炎和炎症性肠病（inflammatory bowel disease，IBD）模型。

六、大鼠感染沙门菌的病原分布及特性

对于某些血清型沙门菌的研究，大鼠模型可能优于小鼠模型，如低剂量（10^6CFU）肠炎沙门菌可导致 BALB/c 小鼠全部死亡，但是采用高剂量（10^8CFU）感染大鼠，大鼠表现出沙门菌病的临床症状，但极少死于感染。大鼠模型是研究肠炎沙门菌感染宿主的良好模型，因为大鼠与人的感染存在很多相同的特征，如胃肠炎，在大鼠中也能观察到自身限制性的系统性感染，回肠是沙门菌在人和大鼠中主要的感染部位。口服接种沙门菌后，细菌迅速在大鼠肠道内定植，并可于 2h 内在小肠和盲肠检测到细菌。其在肠道内定植主要集中在回肠末端、盲肠，有时在粪便中也可检测出细菌。在 8h 内，细菌迅速经 M 细胞侵入派尔集合淋巴结，并可在肠系膜淋巴结中检测到。全身性感染会使细菌侵入脾和肝，伴随脏器重量的增加。大鼠在感染沙门菌后会产生很强的细胞免疫应答，招募单核细胞、中性粒细胞等至感染部位，产生迟发型超敏反应（DTH）。目前常用的大鼠品系有新西兰 Wistar-Unilever 和 Sprague-Dawley。

沙门菌感染临床表现的差异主要与细菌的致病力和机体的免疫保护机制不同相关。巨噬细胞、中性粒细胞和树突状细胞等吞噬细胞在由沙门菌感染引起的天然免疫应答过程中发挥着重要作用。在细菌感染的早期，这些细胞的数量增多，从而控制细菌的繁殖，并分泌产生细胞因子和趋化因子。感染沙门菌后，自然杀伤细胞、自然杀伤 T 细胞和 TCR αβT 细胞也会对感染迅速产生反应。沙门菌的结构性毒力因子、肠毒素、毒力质粒、毒力岛及Ⅲ型分泌系统均与其致病性有直接的关系。

第五节　沙门菌动物模型与人类疾病的病理特征比较

沙门菌感染临床上多表现为败血症、肠炎和流产等，因此主要是消化和免疫系统产生明显的病理变化。

一、人感染的病理特征

病理变化主要表现为黏膜苍白、脱水，并伴有大面积的黏液性或出血性肠炎。肠黏膜有卡他性炎症，甚至坏死脱落。肠系膜及周围淋巴结肿大、出血。在很多组织器官会出现密布的出血点和坏死灶。组织学所见为黏膜上皮部分脱落，固有膜及黏膜下层有不同程度的充血及水肿，其中有少量炎性细胞浸润。胆囊及胆管不同程度充盈和增大，胆囊壁、胆管黏膜有不同程度水肿，间质中有少量单核细胞及多形核

白细胞浸润。肺常出现水肿和硬化。常导致纤维素性或纤维性化脓性肺炎、坏死性肝炎、化脓性脑膜炎及出血性溃疡性胃肠炎。

二、猪感染的病理特征

（一）急性型

急性型以败血症变化为特征。死亡猪膘度正常，耳、腹、肋等部皮肤有时可见淤血或出血，并有黄疸。全身浆膜、喉头和膀胱等黏膜有出血斑。脾大，坚硬似橡皮，切面呈蓝紫色。肠系膜淋巴结索状肿大，全身其他淋巴结也不同程度肿大，切面呈大理石样。肝、肾肿大、充血和出血，胃肠黏膜有卡他性炎症。

（二）亚急性型和慢性型

亚急性型和慢性型以坏死性肠炎为特征，多见于盲肠、结肠，有时波及回肠后段。肠黏膜上覆有一层灰黄色腐乳状物，强行剥离则露出红色、边缘不整齐的溃疡面。如滤泡周围黏膜坏死，常形成同心轮状溃疡面。肠系膜淋巴结索状肿大，有的干酪样坏死。脾稍肿大，肝有可见的灰黄色坏死灶。有时肺发生慢性卡他性炎症，并有黄色干酪样结节。

三、牛感染的病理特征

在对病牛进行剖检时，可看到的主要病理变化为肠道出血，肠黏膜潮红，局部有坏死。肠系膜淋巴结有不同程度的肿大，切开有出血点。切开胆囊可见胆汁混浊，呈黄褐色。

四、犬感染的病理特征

从外观看病死犬尸僵不全，尸体消瘦、脱水，眼窝凹陷、可视黏膜苍白。胃肠黏膜水肿、淤血或出血，十二指肠上段发生溃疡和穿孔。肝大、呈土黄色，有散在坏死灶。脾、肾肿大，表面有出血点（斑）。肺水肿、有硬感。小肠后段和盲肠、结肠呈明显的黏液性、出血性肠炎变化，肠内容物含有黏液、脱落的肠黏膜，呈稀薄状，重者混有血液，肠黏膜出血、坏死、大面积脱落，肠系膜及周围淋巴结肿胀、出血，切面多汁。心脏伴有渗出浆液性或纤维蛋白性渗出物的心外膜炎和心肌炎。

五、禽类感染的病理特征

白痢型病死鸡表现为瘦小、脱水、眼睛凹陷、脚趾干枯，急性死亡的雏鸡无明显肉眼可见的病变，仅见内脏器官出血。病程长的可见急性败血症的变化，主要集中在肝、肺、消化道。打开胸腹腔可以看到肝大、充血、质脆易碎，在肝表面出现散发的坏死点，其中坏死点的数量和大小不定，呈黄白色或为大小不等的灰白色坏死结节，胆囊充盈，充满胆汁。脾大、充血，被膜下可见小的坏死灶。早期肺多呈弥漫性充血及出血，病程稍长的在肺部可以看到大小不等的灰白色脓液性坏死灶。心脏主要呈现浆液性心包炎、心外膜炎及心肌炎变化，表现为心包厚度增加，心肌可存在黄色坏死灶，数量不等，心衰，色淡，心肌纤维化，严重的心脏变成圆形，几乎全部变为坏死组织。十二指肠黏膜有粟粒到黄豆粒大小不一的灰白色坏死灶；盲肠及盲肠扁桃体肿胀，肠黏膜潮红、肿胀，肠壁增厚，盲肠内有干酪样坏死灶，即所谓的"盲肠芯"。成年鸡主要病理变化出现在生殖系统。母鸡主要出现卵巢炎、输卵管炎，表现为卵巢中已发育或正在发育的卵子变为梨形、三角形、不规则形状等，颜色变成灰色、黄灰色等不正常色泽，卵子还变性，有的其内容物变成稀薄水样状，还有的表现为壁厚、内容物呈油脂状。部分卵子破裂，卵黄物质布满腹腔导致卵黄性腹膜炎。公鸡多呈现睾丸、输精管渗出性炎症的病理变化，可见一侧或两侧的睾丸肿大、萎缩变硬，睾丸实质内有许多小脓肿或坏死灶。输精管肿胀、增粗，管腔内还有大量渗出物。

伤寒型病理表现可见肝、脾、肾充血肿大，肝初期因出血而呈暗红褐色，后期变为淡灰绿色或古铜色，质地柔软，触摸有油腻感，表面及切面散布有粟粒大灰白色或浅黄色坏死灶，胆囊充盈，充有黄绿色油状胆汁，腺胃和肌胃有时也可见到灰色坏死灶。肠道表面出血，十二指肠出血尤为严重。各处淋巴滤泡初期肿胀、坏死，以后各肠段逐渐形成溃疡。

副伤寒型死亡禽肝、脾充血，有出血性条纹状或点状坏死灶。肾充血，有心包炎并粘连。成年禽消瘦，有出血性或坏死性肠炎，脾、肾充血肿大，肝实质内有许多散在的粟粒大的灰白色坏死灶，胆囊扩张，充满胆汁。肠道主要呈现卡他性出血性炎症的变化，有的可见坏死性炎症的变化，表现为肠黏膜潮红，可见点状出血，盲肠膨大，其壁增厚，内含许多干酪样物质，肠黏膜有时可见溃疡，直肠出血严重。卵子偶有变形，卵巢有化脓性和坏死性病变，常发展为腹膜炎。关节炎也多见。剖检见肝大，边缘钝圆，包膜上常有纤维素性薄膜被覆，肝实质常有细小的灰黄色坏死灶；小肠黏膜水肿，局部充血，常伴有点状出血；大肠也有类似小肠的病变，但其黏膜上有时有污灰色的糠麸样薄膜被覆。

六、兔感染的病理特征

腹泻型呈败血症表现，多器官充血、出血，胸腔及腹腔脏器表面及浆膜面有出血斑或出血点，胸腔内可见大量浆液性或纤维素性渗出物。胆囊肿大，肝大，肾有散在出血点。肠道充满黏液，肠黏膜充血、出血、水肿，盲肠和结肠出现粟粒大小的灰白色坏死灶或溃疡，肠系膜淋巴结肿大。死于流产的母兔有化脓性子宫内膜炎，子宫壁增厚，有的出现化脓、出血，局部附有一层黄色纤维素或有溃疡灶。

第六节 沙门菌病动物模型与人类疾病的免疫反应比较

抗沙门菌免疫是一个复杂的过程，涉及多种天然免疫细胞参与的天然免疫和产生免疫记忆的获得性免疫。在感染的早期，局部和募集的天然免疫细胞协同对抗入侵的沙门菌，随后获得性免疫应答建立，形成针对沙门菌的细胞免疫和体液免疫。宿主抗感染的免疫应答结果取决于多方面的因素，包括宿主的遗传背景、免疫状态、沙门菌的种类和毒力因子等。阐明宿主抗沙门菌免疫的机制，对于预防和治疗沙门菌病具有重要的意义。

鼠伤寒沙门菌感染易感小鼠后可出现沙门菌感染的全身症状。因此，小鼠模型是目前应用最广的研究沙门菌全身感染后免疫反应的动物模型。沙门菌引起的另一类疾病是胃肠炎，但通常情况下，沙门菌感染小鼠后不引发以腹泻症状为主的胃肠炎。研究发现，如提前给小鼠灌服链霉素，清除肠道的正常菌群后再感染沙门菌，小鼠将迅速出现肠道炎症。这一模型现在已得到较为广泛的应用。

一、天然免疫

机体的免疫系统由免疫器官、免疫细胞和免疫分子组成。根据应答的先后，免疫系统可分为天然免疫系统和获得性免疫系统。天然免疫又称为固有免疫或非特异性免疫，是生物体在长期种系进化过程中逐步形成的一系列无针对性的防御机制。天然免疫在个体出生时即具备，在机体防御机制中发挥重要作用，是抵抗病原微生物感染的第一道防线。天然免疫系统包括组织屏障（皮肤和膜屏障、血脑屏障、胎盘屏障等）、天然免疫细胞（巨噬细胞、自然杀伤细胞、树突状细胞等）和天然免疫分子（补体、细胞因子、酶类分子等）。天然免疫具有以下几个特点。

（1）作用范围广：机体对入侵抗原物质的清除没有特异的选择性。

（2）应答迅速：外源物质一旦进入机体，立即遭到机体的排斥和清除。

（3）有相对的稳定性：一般认为天然免疫不因入侵抗原物质的强弱或次数不同而有所增强或减弱，

无记忆性。但最近发现,一些天然免疫细胞(如 NK 细胞)对外源抗原存在一定程度的抗原特异性的记忆应答。

(4)能稳定遗传:生物体出生后即具有并能遗传给后代,同一物种个体间差别不明显。

(5)是获得性免疫应答的基础:当外源抗原物质入侵机体以后,首先发挥作用的是非特异性天然免疫,之后发生特异性的获得性免疫。获得性免疫的启动依赖于天然免疫,天然免疫决定了获得性免疫应答的类型和强度。

(一)天然免疫细胞

天然免疫细胞是天然免疫系统的关键组成成分。下面介绍几种主要的天然免疫细胞。

1. 吞噬细胞

吞噬细胞主要包括单核巨噬细胞(mononuclear phagocyte)和中性粒细胞两大类。单核巨噬细胞是体积最大的白细胞,占血液中白细胞总数的 3%～8%,胞质内含大量细小的嗜天青颗粒,颗粒中有过氧化物酶、非特异性酯酶和溶菌酶等多种酶类物质。单核巨噬细胞在血液中停留 1～3 天后迁移进入组织,发育成熟为巨噬细胞。巨噬细胞分为定居巨噬细胞和游走巨噬细胞两大类。定居巨噬细胞广泛分布于宿主全身,由单核巨噬细胞或其前体细胞发育而成,因所处组织不同而有特定的形态和名称,如位于肝窦内的巨噬细胞称为库普弗细胞,脑中巨噬细胞称为小胶质细胞。定居巨噬细胞的主要功能是清除体内凋亡的细胞及免疫复合物等抗原特异物,并参与组织修复等。游走巨噬细胞由血液中单核巨噬细胞直接发育而来,在组织中可存活数月。这种巨噬细胞胞质内富含溶酶体颗粒,具有强大的吞噬杀菌和清除体内凋亡细胞及其他异物的能力。中性粒细胞来源于骨髓,具有分叶形或杆状的核,胞质内含有大量既不嗜碱也不嗜酸的中性细颗粒,分为初级和次级颗粒。初级颗粒较大,内含髓过氧化物酶、酸性磷酸酶和溶菌酶;次级颗粒较小,内含碱性磷酸酶、防御素等杀菌分子。

吞噬细胞最主要的生物学功能是识别和清除病原体等抗原性异物。吞噬细胞的受体分为两类:①非调理性受体,即模式识别受体(PRR);②调理性受体,包括 Fc 受体和补体受体。吞噬细胞与病原体等抗原性异物结合后,通过吞噬或吞饮途径将其摄入胞内形成吞噬体。在吞噬体内,吞噬细胞可通过氧依赖性或氧非依赖性途径杀伤病原体。前者包括反应性氧中间物(ROI)和反应性氮中间物(RNI)系统。ROI 系统是指通过呼吸爆发激活细胞膜上还原型辅酶 I 和还原型辅酶 II,继而活化分子氧,生成超氧阴离子($O_2^{\cdot-}$)、游离羟基(OH^-)和过氧化氢(H_2O_2)等活性氧中间物。这些物质具有非常强的氧化作用和细胞毒作用,可有效杀伤病原体。在单核巨噬细胞和中性粒细胞中,过氧化氢还能与氯化物和髓过氧化物酶(MPO)组成 MPO 杀菌系统,通过生成活性氯化物,使氨基酸脱氨基、脱羟基,生成毒性醛类物质,产生强大的杀菌作用。RNI 系统指吞噬细胞活化后产生的诱导型一氧化氮合酶(inducible nitric oxide synthase,iNOS),在还原型辅酶 II 或四氢生物蝶呤存在的条件下,其催化 L-精氨酸与氧分子反应,生成肌氨酸和一氧化氮(NO)。NO 对病原微生物具有很强的杀伤作用。

氧非依赖性杀菌途径指的是不需要氧分子参与的途径,主要包括下面几种:①酸性 pH,吞噬体或吞噬溶酶体形成后,糖酵解作用增强,其 pH 可降至 3.5～4.0,这种酸性环境具有抑菌和杀菌作用。②溶菌酶等水解酶类,吞噬溶酶体内有多种水解酶类,包括溶菌酶、蛋白酶、核酸酶和酯酶等,可杀灭和降解病原体。③防御素,是由 29～35 个氨基酸组成的阳离子肽,带正电的防御素可与带负电的细菌细胞膜相互吸引,二聚或多聚防御素可穿膜形成跨膜的"离子通道",从而扰乱细胞膜的通透性及细胞的能量状态,导致细胞膜去极化、呼吸作用受到抑制及 ATP 含量下降,最终使靶细胞死亡。

吞噬细胞除杀伤功能外,还具有以下功能:①抗原呈递功能,巨噬细胞是专职抗原呈递细胞的一种,可将摄入的外源性抗原和内源性抗原加工处理为具有免疫原性的小分子肽段,并以抗原肽-MHC-II/I 类分子复合物的形式表达在细胞表面,供 CD4$^+$和 CD8$^+$ T 细胞识别。②参与炎症反应和免疫应答的调控,吞噬细胞特别是巨噬细胞可分泌多种细胞因子,如 INF-α、IL-1β 和 IL-6 等,可促进炎症应答;IL-6 可促进 B 淋巴细胞增殖分化,诱导成熟 B 淋巴细胞分泌抗体;IL-12 及 IL-18 可促进 T 淋巴细胞和 NK

细胞增殖分化及分泌 IFN-γ，增强机体细胞免疫功能；IL-10 可抑制天然免疫细胞活化，抑制 MHC-Ⅱ类分子和 B7 家族等共刺激分子的表达，降低细胞呈递抗原的能力，从而下调免疫应答。

2. 树突状细胞

DC 细胞是机体中功能最强大的一种专职的抗原呈递细胞，在免疫应答的启动和调控中发挥着关键作用。DC 细胞主要分为两个大的亚群，即髓样 DC（myeloid dendritic cell，MDC）和浆细胞样 DC（plasmacytoid dendritic cell，piX）。DC 细胞可因其分布情况或分化程度的不同而有不同的名称。例如，表皮和胃肠上皮组织中存在一群称为朗格汉斯细胞（LC）的 DC 细胞，皮肤和相应的引流淋巴结中存在一群迁移型 DC（migratory DC），心、肺、肝、肾等器官结缔组织中的 DC 称为间质性 DC（interstitial DC）。

DC 是专职抗原呈递细胞，其主要功能是摄取、加工处理和呈递抗原，从而启动特异性免疫应答。未成熟 DC 细胞摄取、加工处理抗原的能力强，而呈递抗原从而激发免疫应答的能力弱。在被激活后，未成熟 DC 细胞上调 MHC-Ⅰ/Ⅱ类分子和 B7 等家族共刺激分子的表达，获得了强大的激活初始 T 细胞的能力，同时其摄取和加工处理抗原的能力显著降低。一般认为，DC 细胞除启动免疫应答外，还决定着免疫应答的强度和方向，主要是由 DC 细胞提供的共刺激分子的类型/表达强度（第二信号）和分泌的细胞因子类型（第三信号）决定的。例如，DC 细胞高表达 IL-12 可诱导分泌Ⅰ型 IFN-γ 的 Th1 细胞分化，增强抗感染免疫应答；浆细胞样 DC 细胞激活后可分泌大量的Ⅰ型 IFN，除具有直接的抗病毒效应外，还诱导 NK 细胞和 T 淋巴细胞活化；有些 DC 细胞可分泌 TGF-β 和 IL-10，以诱导调节性 T 细胞产生。

3. 自然杀伤细胞

NK 细胞属于非特异性免疫细胞，是一类未预先经抗原致敏就能非特异性杀伤肿瘤和病毒感染靶细胞的淋巴细胞，在机体抗肿瘤和抗病毒及胞内寄生菌感染引发的免疫过程中起重要作用。NK 细胞主要存在于外周血、脾、肝和骨髓中，而淋巴结和其他组织中含量很少。NK 细胞的靶细胞主要有某些肿瘤细胞（包括部分细胞系）、病毒感染细胞、某些自身组织细胞（如血细胞）、寄生虫等，而对宿主正常组织细胞不具细胞毒作用，这是因为 NK 细胞表面具有两类功能截然不同的受体。其中，一类受体与靶细胞表面相应配体结合后，可抑制 NK 细胞产生杀伤作用，称为杀伤细胞抑制受体；另一类受体与靶细胞表面相应配体结合后，可激发 NK 细胞产生杀伤作用，称为杀伤细胞活化受体。NK 细胞抑制性信号与活化性信号之间的平衡，决定了 NK 细胞与靶细胞相互作用的结果。若以抑制性信号为主，NK 细胞活性被抑制，靶细胞免遭杀伤；相反，若以活化性信号为主，NK 细胞激活，杀伤靶细胞。NK 细胞受体根据其所识别配体性质的不同，可分为识别 MHC-Ⅰ类分子和非 MHC-Ⅰ类分子的受体，下面分别予以描述。

1）NK 细胞表面识别 MHC-Ⅰ类分子的活化性或抑制性受体

NK 细胞表面识别 MHC-Ⅰ类分子（包括经典或非经典 MHC-Ⅰ类分子）的受体由两种结构不同的家族分子构成：①杀伤免疫球蛋白样受体（killer immunoglobulin-like receptor，KIR），KIR 为跨膜糖蛋白，是免疫球蛋白超家族（IgSF）成员，根据胞外段 Ig 样结构域的数目，可分为 KIR2D 和 KIR3D。其中，某些受体胞质区氨基酸序列较长，含免疫受体酪氨酸抑制基序，可转导抑制性信号，称为 KIR2DL 或 KIR3DL；某些受体胞质区氨基酸序列短，称为 KIR2DS 和 KIR3DS，它们可通过与其相连的、含免疫受体酪氨酸活化基序的 DAP12 分子转导活化性信号。②杀伤细胞凝集素样受体（killer lectin-like receptor，KLR），KLR 属于 C 型凝集素家族成员，为Ⅱ型膜蛋白，由 CD94 和 C 型凝集素家族不同成员组成。CD94/NKG2A 异二聚体为抑制性受体，NKG2A 胞质区含免疫受体酪氨酸抑制基序，可转导抑制性信号。CD94/NKG2C 异二聚体中 NKG2C 胞质区氨基酸序列短，无信号转导功能，但 NKG2C 可通过和与其相连的、胞质区含免疫受体酪氨酸活化基序的 DAP-12 结合而转导活化性信号。在生理条件下，即自身组织细胞表面 MHC-Ⅰ类分子正常表达情况下，NK 细胞表面的抑制性受体占主导地位，导致抑制性信号占优势，表现为 NK 细胞对自身正常组织细胞不能产生杀伤作用。

2）NK 细胞表面识别非 MHC-Ⅰ类分子的活化性受体

NK 细胞表面还表达某些能够识别靶细胞表面非 MHC-Ⅰ类分子的活化性受体。此类受体的配体主要存在于某些肿瘤细胞和病毒感染细胞表面，而不表达于正常组织细胞表面。主要的活化性受体有NKG2D 和天然细胞毒性受体（natural cytotoxicity receptor，NCR）。NKG2D 为 NKG2 家族成员，其本身无信号转导功能，可通过和与其相连的、胞质区含 ITAM 基序的 DAP10 结合而转导活化性信号，NKG2D 识别的配体是 MHC-Ⅰ类链相关分子（MHC class Ⅰ chain-related molecule A/B，MICA/B）。NCR是 NK 细胞特有的标志，也是 NK 细胞表面主要的活化性受体，主要有 NKp46、NKp30 和 NKp44，是活化 NK 细胞的特异性标志，可通过和与其相连的、胞质区含 ITAM 基序的 DAP-12 结合而转导活化性信号。

3）NK 细胞杀伤靶细胞的作用机制

NK 细胞与病毒感染和肿瘤靶细胞密切接触后，可通过释放穿孔素、颗粒酶，以及表达 FasL 和分泌 TNF-α 产生细胞杀伤作用。①穿孔素/颗粒酶作用途径，穿孔素储存于胞质颗粒内，在钙离子存在的条件下，可在靶细胞膜上形成多聚防御素"孔道"，从而导致靶细胞膜去极化，使细胞外水分进入细胞内，一些电解质和大分子物质流出细胞外，最终引起靶细胞通透性改变而死亡。颗粒酶即丝氨酸蛋白酶，可通过穿孔素在靶细胞膜上形成的"孔道"进入胞内，从而激活细胞凋亡相关的酶系统，导致靶细胞凋亡。②Fas 与 FasL 作用途径，活化 NK 细胞可表达 FasL，当 NK 细胞表达的 FasL 与靶细胞表面的相应Fas 受体结合后，在靶细胞表面形成 Fas 三聚体，继而胞质内的死亡结构域相聚成簇，与 Fas 相关死亡结构域蛋白（FADD）结合，进而募集并激活 caspase-8，通过 caspase 级联反应，最终导致靶细胞凋亡。③TNF-α 作用途径，TNF-α 与 FasL 的作用相似，它们与靶细胞表面Ⅰ型 TNF 受体（TNFR-Ⅰ）结合形成 TNF-R 三聚体，导致胞质内的死亡结构域相聚成簇，与 FADD 结合，进而通过募集并激活 caspase-8最终使靶细胞凋亡。④抗体依赖细胞介导的细胞毒作用（ADCC），NK 细胞表达的 IgG Fc 受体，通过与已结合在病毒感染和肿瘤靶细胞等表面的 IgG 抗体的 Fc 段结合而杀伤这些靶细胞。

（二）天然免疫模式识别受体

天然免疫细胞对病原体的识别是启动天然免疫应答的首要条件，是通过天然免疫细胞上的 PRR 识别病原体中的病原体相关分子模式（PAMP）来实现的。随后模式识别受体启动系列胞内信号转导途径，天然免疫细胞被激活而发挥效应功能，从而杀伤和清除病原体。此外，树突状细胞在接受天然刺激后成熟，获得了激活初始 T 细胞的能力。因此，树突状细胞连接着天然免疫和获得性免疫，在免疫应答过程中占据重要的地位。

目前已知的模式识别受体主要分为四类：Toll 样受体（TLR）、C 型凝集素受体（C type lectin receptor，CLR）、Nod 样受体（NLR）和 RIG-Ⅰ样受体（RIG-Ⅰ like receptor，RLR）。

TLR 是最先发现的一类天然受体，目前研究得最为透彻。TLR 是一种Ⅰ型跨膜蛋白，由富含亮氨酸重复的胞外区、跨膜区和含 Toll-IL-1 受体（TIR）结构域的膜内区组成。目前在哺乳动物中发现的 TLR共有 13 种，TLR1、2、6 识别脂蛋白、磷壁酸和肽聚糖，TLR3 识别 dsRNA，TLR4 识别脂多糖，TLR5识别鞭毛蛋白，TLR7 和 TLR8 识别 ssRNA，TLR9 识别 DNA 中非甲基化 CpG 序列，TLR11 和 TLR12识别弓形虫的前纤维蛋白（profilin），TLR13 识别细菌 rRNA。TLR1、2、4、5、6 定位于细胞表面，而TLR3、7、8、9、11、13 定位于细胞内细胞器膜（如溶酶体或内质网膜）上。当识别配体后，TLR 募集下游的信号接头分子 MyD88 或 TRIF，最终导致炎性细胞因子、趋化因子和抗微生物肽等效应分子的分泌，从而发挥天然免疫效应。根据信号转导途径的不同，TLR 激活的信号转导途径可分为 MyD88 依赖性和 MyD88 非依赖性两种。除 TLR3 外，其他 TLR 均可激活 MyD88 依赖性信号转导途径，而 TLR3严格激活 MyD88 非依赖性信号转导途径。TLR4 可激活两种类型的途径。TLR 能识别多种细菌成分，因而在抗细菌免疫中发挥着重要的作用。

CLR 是一类具有 C 型凝集素样结构域的膜蛋白受体家族，其识别的配体是多糖，特别是来自真菌的糖类，被认为在抗真菌免疫中发挥作用。

NLR 是一类分布在细胞质中的受体，可分为 3 个亚类：NOD、NLRP 和 IPAF。NOD 的代表性受体是 NOD1 和 NOD2，分别识别细菌细胞壁的成分内消旋二氨基庚二酸（Meso-DAP）和胞壁酰二肽（MDP）；NLRP 包括 NLRP1～14，其特征是含有 PYD 结构域；而 IPAF 可分为具有胱天蛋白酶相关结构域（caspase-associated recruitment domain，CARD）的 NLRC4 和具有杆状病毒 IAP 重复序列（baculoviral IAP repeat，BIR）结构域的 NAIP。NLRP 和 IPAF 亚类是炎症小体的重要组成部分，与源自病原体的 PAMP 结合后组装成具有活性的炎症小体，随后活化 caspase-1，释放成熟的 IL-1β 和 IL-18。

RLR 也是一类定位于胞质的模式识别受体，包括 RIG-1 和 MDA，其本质是一类 RNA 解旋酶（helicase），可识别病毒复制过程产生的 dsRNA 成分，诱导 I 型 IFN 产生，发挥抗病毒效应。

（三）天然免疫对沙门菌早期生长的控制

沙门菌激活的多个天然免疫模式识别受体信号通路在抵抗沙门菌感染中发挥了重要作用，在此过程中 TLR 和炎症小体的作用最为关键。缺失 TLR2、4 或 MyD88 的小鼠抵抗沙门菌感染的能力显著下降。沙门菌 curli 菌毛的蛋白组分 CsgA 及胞壁的肽聚糖（peptidoglycan，PGN）可激活宿主细胞的 TLR2；脂多糖可激活 TLR4；鞭毛蛋白可激活 TLR5；鞭毛蛋白还可通过 T3SS2 进入宿主细胞胞质，激活 NLRC4 炎症小体；沙门菌 T3SS1 的效应蛋白 SopE 也可激活炎症小体。沙门菌激活宿主的 TLR 途径后主要分泌 TNF-α、IL-6、IL-12、IL-23 及一些趋化因子如 CXCL2 和 CCL2，这些因子可进一步募集和激活免疫细胞分泌 IFN-γ、IL-17 与 IL-22；沙门菌激活宿主的炎症小体途径后主要分泌 IL-1β 和 IL-18。

沙门菌侵入肠道后诱发显著的炎症反应，募集大量的天然免疫细胞，包括中性粒细胞、炎性单核细胞、巨噬细胞和树突状细胞至感染部位，在感染的早期对细菌发挥杀伤和抑制作用。循环中性粒细胞和单核细胞分别高表达趋化因子受体 CXCR2 与 CCR2，这两类免疫细胞受体的相应配体 CXCL2 和 CCL2 趋化至炎症部位。在沙门菌经肠感染的 48h 内，派尔集合淋巴结和肠系膜淋巴结的 CXCL2 与 CCL2 表达达到高峰。研究发现，滤泡相关上皮细胞和位于上皮下穹窿区的细胞是表达 CXCL2 的主要细胞，而 IL-17 被认为是刺激肠道上皮细胞分泌 CXCL2 的一个主要因子；此外，IL-1β 也是参与刺激上皮细胞分泌 CXCL 家族分子的趋化因子，以诱导中性粒细胞募集。在沙门菌感染后，中性粒细胞在脾和肝中聚集，发挥杀伤细菌（裂解感染细胞）和防止细菌扩散的作用。若清除中性粒细胞则造成沙门菌大量繁殖，并导致其扩散至其他组织器官，包括大脑、肺和肾。与 CXCL2 的来源不同，CCL2 主要来自由 TLR 途径激活的髓源免疫细胞。

吞噬细胞（巨噬细胞、炎性单核细胞和中性粒细胞等）吞噬细菌后，将产生一系列杀菌物质，包括反应性氧中间物、反应性氮中间物、抗微生物肽及溶酶体释放的酶类等杀死沙门菌或限制其增殖。反应性氧中间物可迅速介导吞噬细胞对沙门菌的直接杀伤作用，此外还可诱导产生具有杀伤作用的抗菌肽，如 CRAMP。反应氮中间物也在抗沙门菌感染中发挥重要作用，使用诱导型 iNOS 抑制剂处理小鼠或诱导型 iNOS 基因缺失小鼠，其对沙门菌感染的抵抗力显著降低。

树突状细胞在抗沙门菌免疫中发挥着关键的作用，树突状细胞连接着天然免疫和获得性免疫，在感染部位树突状细胞可直接识别并吞噬沙门菌，随后迁移到引流淋巴结，呈递相关细菌抗原并激活特异性 T 淋巴细胞。树突状细胞广泛分布在机体的各个组织，通常表现为未成熟状态，具有较强的内吞能力，表达低水平的 CD40、CD80 和 CD86 等共刺激分子。沙门菌激活树突状细胞后，其吞噬能力下调，共刺激分子表达上调，协同激活初始 T 细胞。同时激活的树突状细胞可分泌重要的细胞因子，如 IL-12，以指导效应 T 细胞的分化类型。在感染的早期，沙门菌鞭毛蛋白在派尔集合淋巴结诱生趋化因子 CCL20，随后迅速募集 CCR6+ DC 细胞至感染部位。这群树突状细胞被发现在激活特异性 T 淋巴细胞方面发挥关键作用，因为肠道本身的树突状细胞受微环境影响常处于免疫耐受状态，而新募集的树突状细胞将有效克服原先的免疫耐受，有效启动 T 淋巴细胞应答。另一个与感染后巨噬细胞不同的现象是，尽管沙门菌感染树突状细胞后也形成包裹沙门菌的液泡，但沙门菌在树突状细胞内并不能增殖，其生物学意义还有待于进一步研究。

二、获得性免疫

（一）T淋巴细胞免疫应答

T淋巴细胞在接受以树突状细胞为代表的抗原呈递细胞呈递的多肽抗原后活化、增殖并分化成分泌不同效应因子和具有不同功能的效应T细胞。CD4$^+$T细胞可分化成分泌IFN-γ的Th1细胞、分泌IL-4的Th2细胞和分泌IL-17的Th17细胞等；CD8$^+$T细胞可分化为具有杀伤功能的CTL细胞。研究发现，在沙门菌通过消化道感染小鼠后3～6h，派尔集合淋巴结中沙门菌特异的CD4$^+$T细胞被激活，该过程依赖于迅速募集的CCR6$^+$DC细胞。随之被激活的是位于肠系膜淋巴结的CD4$^+$T细胞，同样依赖于CCR6$^-$DC细胞。一般认为，鞭毛蛋白特异的T淋巴细胞最易被迅速激活，而TLR5信号起到促进作用。

在易感小鼠感染鼠伤寒沙门菌减毒株的实验中，缺失与细胞免疫相关的TCR αβ、MHC-Ⅱ和IFN-γ的小鼠不能清除沙门菌减毒株，而缺失TCR αβ或β2-微管蛋白的小鼠依然可清除细菌。易感小鼠先经减毒株免疫后再进行强毒株攻击的实验中，在攻击前清除体内CD4$^+$T细胞小鼠的抵抗能力大为降低。与此类似，如果在攻击前注射中和Th1细胞相关细胞因子，包括IFN-γ、TNF-α或IL-12，则小鼠不能有效抵抗强毒株的攻击。以上结果说明，分泌IFN-γ的CD4$^+$Th1细胞在小鼠抵抗减毒株感染或抵抗强毒株再感染中均起到关键作用。

Th1细胞在抗沙门菌应答中的一个特别现象来自细胞因子IL-18的诱导，其可通过抗原非依赖的形式直接作用于Th1细胞，促使Th1细胞分泌IFN-γ，显著扩大Th1细胞在体内的效应功能。IL-18主要来源于沙门菌激活的天然免疫细胞，其分泌依赖于炎症小体和caspase-1的激活。此外，沙门菌还可通过TLR途径激活天然免疫细胞分泌IL-23，促进分泌IL-17和IL-22的效应细胞产生。因此，天然免疫细胞与获得性免疫细胞相互协作放大了已建立的免疫效应，协同参与抗沙门菌感染的保护性免疫应答。

调节性T细胞（Treg）是一类重要的免疫负调节细胞，可由胸腺产生后输出至外周，也可在TGF-β作用下由初始T细胞分化而来，该类细胞特征性表达转录因子Foxp3。沙门菌感染小鼠的生物实验中，Foxp3$^-$Treg细胞可显著抑制Th1细胞的功能；当体内清除Treg细胞后，Th1细胞抗沙门菌感染的效应得以恢复，提示调控Treg细胞可成为干预沙门菌病的新途径。

（二）分子免疫应答

1. 抗体应答

目前人体使用的绝大多数疫苗的免疫目标是产生保护性抗体，伤寒沙门菌Vi荚膜多糖疫苗可诱导产生保护性抗体，以抵抗伤寒沙门菌的感染。Vi荚膜多糖属于Ⅱ型TI抗原，其抗体应答不需T淋巴细胞的参与，脾边缘区B淋巴细胞被认为是人体TI抗原的主要应答细胞，脾切除患者或小于2岁的儿童，因缺乏功能性的边缘区B淋巴细胞而不能有效产生针对多糖抗原的抗体。在小鼠中，除脾边缘区B淋巴细胞，B1淋巴细胞（包括B1a和B1b）也参与对TI抗原的应答。当用Vi荚膜多糖免疫小鼠后，B1b淋巴细胞特异性地激活、增殖和分泌抗体，说明在小鼠中B1b细胞是识别Vi抗原的主要B淋巴细胞亚群。

沙门菌外膜蛋白（outer-membrane protein，OMP）是另一类受到关注的沙门菌保护性抗原。伤寒恢复期患者血清中含有针对OMP的IgG和IgM，而健康人群在用OMP免疫后可产生相应的抗体。在艾滋病患者中，针对OMP的抗体可保护患者抵抗非伤寒沙门菌的感染。沙门菌免疫小鼠可迅速产生针对OMP的抗体，产生包括胸腺非依赖性和胸腺依赖性的抗原应答。外膜蛋白OMPD可特异性激活小鼠B1b淋巴细胞，从而迅速产生具有保护作用的IgM抗体；而其他的外膜蛋白则可作为胸腺依赖性（thymus dependent，TD）抗原，在感染早期即可通过滤泡外（extrafollicular）的应答产生IgM抗体和T淋巴细胞依赖性的IgG2c抗体。在这个感染模型中，生发中心和高亲和力抗体在感染后1个月才形成。

在小鼠沙门菌感染模型中，抗体的保护效力与小鼠的遗传背景密切相关，沙门菌高免血清可保护抵抗型（Resistant）小鼠，但不能保护易感型（Susceptible）小鼠。只有同时输注减毒株免疫后的高免血清和免疫细胞，或减毒株免疫的 B 淋巴细胞缺失小鼠接受高免血清，才能有效保护易感型小鼠抵抗强毒株的攻击。

沙门菌被树突状细胞吞噬后，可阻止溶酶体途径与吞噬体融合，从而避免被杀伤和抑制抗原呈递。但抗体可通过结合细菌，利用树突状细胞的 Fc 受体途径促进细菌的吞噬，加强沙门菌抗原的呈递和增强 T 淋巴细胞的应答，说明受体途径是解决沙门菌免疫逃避的一个有效手段。此外，抗沙门菌抗体可通过促进补体介导的细菌裂解来发挥保护作用。

2. 非抗体效应

与野生型小鼠相比，B 淋巴细胞缺失的小鼠可有效控制减毒沙门菌的再次感染和清除细菌，但是在减毒株免疫后不能抵抗强毒株的攻击。被动输注高免血清也不能增强 B 淋巴细胞缺失小鼠抵抗强毒株攻击的能力，提示 B 淋巴细胞可通过非抗体依赖性形式参与抗沙门菌免疫。通过比较野生型和抗体分泌缺陷但有正常 B 淋巴细胞的小鼠发现，在接受减毒株免疫后，强毒株攻击时，B 淋巴细胞分泌抗体的作用在此模型中可以忽略。研究发现，B 淋巴细胞缺失的小鼠用减毒株免疫后，针对沙门菌的早期和记忆阶段的 Th1 细胞应答均显著降低，并且在感染早期出现 Th2 细胞应答的一过性增强，说明 B 淋巴细胞的非抗体效应在抗沙门菌免疫中也发挥了重要的作用。

B 淋巴细胞自身的 MyD88 信号促进了抗沙门菌感染早期的 Th1 细胞应答，但对记忆阶段的 Th1 细胞应答没有影响。与此相反，B 淋巴细胞缺失 MHC-II 分子对抗沙门菌感染早期的 Th1 细胞应答没有影响，但显著降低 Th1 型记忆应答。B 淋巴细胞来源的细胞因子对 T 淋巴细胞的应答也有影响，B 淋巴细胞分泌的 IL-6 和 IFN-γ 分别促进记忆阶段的 Th17 和 Th1 细胞应答。以上结果提示，B 淋巴细胞的抗原呈递功能在 T 淋巴细胞记忆应答阶段非常关键。有报道指出，B 淋巴细胞自身的 MyD88 活化可促进具有免疫抑制功能的 IL-10 分泌，从而抑制宿主中性粒细胞、NK 细胞和 Th1 细胞的功能，导致其对沙门菌感染的抵抗力下降。以上结果说明，B 淋巴细胞处于不同激活状态对宿主抗沙门菌免疫的影响不同，其机制还需进一步探索。

三、沙门菌对宿主免疫的逃逸

在进化的过程中，沙门菌获得了抵抗宿主免疫，甚至利用宿主免疫系统促进自身扩散和致病的能力。为了从感染部位扩散，沙门菌利用吞噬细胞作为扩散载体，并且运用多种毒力因子避免激活机体的抗沙门菌免疫。

沙门菌在巨噬细胞沙门菌液泡中的生存主要依赖于 SPI-2 基因编码的 T3SS，通过分泌至宿主细胞质中的效应分子阻止宿主细胞的反应性氧中间物和反应性氮中间物向 SCV 移动。携带野生型 *Slc11a1* 基因的巨噬细胞可运送二价金属离子进入 SCV 发挥杀菌作用，因此，具有野生型 *Slc11a1* 基因的小鼠对沙门菌感染有很强的抵抗力；与此相反，携带突变 *Slc11a1* 基因的小鼠对沙门菌高度易感。能否在巨噬细胞内生存是沙门菌毒力的一个关键决定因素，不能在巨噬细胞内生存或繁殖的沙门菌毒力大为降低。值得注意的是，经过 IFN-γ 活化的巨噬细胞杀菌功能大幅度增强，可上调反应性氧中间物等杀菌物质的表达并有抑制 SPI-2 和 PhoP/PhoQ 双组分调节子的调节功能。

此外，沙门菌可阻止杀伤性溶酶体和内体与 SCV 融合。在吞噬细胞中，内体运输途径一般遵循下列模式：首先 Rab5 蛋白被募集至新生的吞噬体，其后识别 Rab5 蛋白的其他分子如 EEA1 和转铁蛋白受体 TfR 也被招募，至此吞噬体完成早期成熟。随后早期吞噬体与内体整合，上述蛋白从早期吞噬体移除，被 Rab7、Rab9 和 M6PR 等蛋白分子代替，吞噬体进入晚期吞噬体阶段，并预备与溶酶体融合形成吞噬溶酶体，同时获得了组织蛋白酶 D（cathepsin D）和 H⁺-V-ATPase，使得吞噬溶酶体的内腔酸化。因此，吞噬体与溶酶体融合导致吞噬溶酶体内部的酸化和内容物的降解，而吞噬溶酶体如与含 MHC-II 分子的囊泡融合则可呈递抗原性的多肽，激活相应的 T 淋巴细胞。

沙门菌逃逸溶酶体降解的现象首先在巨噬细胞中发现，巨噬细胞通过 SCV 膜表面保留的 Rab5、EEA1 和 TfR，降低了其与 Rab7$^+$ Rab9$^+$和 M6PR$^+$内体及溶酶体融合的概率。上述过程依赖于活沙门菌的存在，并与沙门菌 SP I -1 和 SP I -2 基因编码的效应分子密切相关。

树突状细胞是机体内最重要的抗原呈递细胞，在抗沙门菌免疫中发挥了关键作用。沙门菌可通过多种形式抑制树突状细胞的功能：①沙门菌可通过下调 PI3K 激酶的活性来抑制树突状细胞对其的吞噬，这与沙门菌主动侵入非吞噬细胞的过程相反。树突状细胞吞噬的沙门菌数量降低是其激活 T 淋巴细胞能力减弱的一个原因。②与在巨噬细胞中相反，沙门菌被树突状细胞吞噬后增殖速率很低，同时能避免自身被降解，从而减少抗原的呈递。有报道指出，沙门菌感染的树突状细胞不能有效呈递 MHC-II 和 MHC-I 限制的沙门菌抗原与激活初始 T 细胞。在树突状细胞内沙门菌主要通过两种方式抑制抗原呈递，一是通过保留在 SCV 表面的 Rab5 分子抑制 SCV 成熟，同时形成 SIF 结构；二是即使有部分 SCV 成熟，沙门菌也可抑制含沙门菌抗原的囊泡与含 MHC-II 的内体融合，避免抗原呈递的发生。沙门菌的这些抑制作用主要依赖于 SP I -2 基因编码的效应分子，与此相对应，吞噬缺失毒力岛的沙门菌的树突状细胞可有效呈递抗原。

总之，沙门菌与宿主免疫系统之间的关系错综复杂，一方面机体通过天然免疫系统和获得性免疫系统来抵抗与清除沙门菌，另一方面沙门菌在进化过程中获得了对抗宿主免疫应答的特性。因此，深入理解沙门菌与宿主免疫系统的相互作用，对于沙门菌疫苗的研制、疾病的预防和治疗均具有重要的意义。

第七节　沙门菌病动物模型与人类疾病的鉴别诊断比较

沙门菌病可根据流行病学及病理解剖变化作出初步诊断，而最终确诊需要进行细菌检查，可从人或动物的脏器、排泄物和血液中分离细菌培养，并进行生物学实验。

一、人沙门菌病的诊断

沙门菌属细菌对人类的感染，除了伤寒和甲、乙、丙型副伤寒沙门菌外，以人畜均可感染的鼠伤寒肠炎沙门菌、猪霍乱沙门菌等最为多见。沙门菌病的主要传染源为家畜、家禽及鼠类。肉品多半为动物死后污染，但也可能是动物生前因菌血症而被污染。人沙门菌病的传播方式主要是食用被病原污染的饮食，尤其是患病动物的肌肉、血样及内脏。食用被患病人、畜粪便污染的食品，以及与患者、病畜接触均可发生感染。

人沙门菌病在临床上分急性胃肠炎型、败血型和伤寒型。潜伏期的长短视病菌的种类和临床类型而异。沙门菌经口进入人体以后，在肠道内大量繁殖，经淋巴系统进入血液，造成一过性菌血症，即感染过程。随后沙门菌在肠道和血液中受到机体的抵抗而被裂解、破坏，释放大量内毒素，使人体中毒，出现中毒症状。根据侵入机体沙门菌菌种的不同，其在临床上引起 4 种不同的疾病：①伤寒、副伤寒，由沙门菌属中的伤寒杆菌和甲、乙、丙型副伤寒杆菌引起。②食物中毒，沙门菌属引起的食物中毒，主要以肠炎杆菌、鼠伤寒杆菌、猪霍乱杆菌、丙型副伤寒杆菌和汤普逊杆菌等最为多见，临床症状主要是胃肠炎，病程较短，一般 2～4 天可完全恢复。③败血症，多由猪霍乱杆菌引起，甲、乙、丙型副伤寒杆菌和肠炎杆菌亦可引起败血症。④慢性肠炎，沙门杆菌可引起慢性、持久性肠炎。

急性胃肠炎型（食物中毒型）潜伏期平均 2～4h，短者仅 2h，长可达 2～3 天，此型最为常见。大多起病很急，因在短期内出现大量患者，所以形容为"暴发状态"。患者呈中毒性胃肠炎，表现为畏寒、发热 39℃以上，伴以呕吐、腹痛，继以腹泻，呕吐和腹泻严重时脱水。炎症累及结肠下段时大便有里急后重感。此外，还有脉搏减弱、尿少、食欲下降表现。患者诉说乏力、头痛、头晕，对周围事物不感兴趣，嗜睡或烦躁不安。由于病菌很快排出体外，经过及时治疗一般预后良好。常在一两日后恢复，或经 1～4 日自行恢复，偶有长达 1～2 周者。重症患者在心电图上出现房性期前收缩，尤以心室综合波的改变最为常见。

败血型起病有缓有急，以急骤为多。表现为发热、寒战、出汗和轻重不同的胃肠道症状。热型多样，持续 1～3 周，并发化脓性病灶时则发热可延长数月，或反复有急性发作。脾多肿大，肝也常可波及。偶见黄疸及谵妄。受 C 组沙门菌感染的人，在病程中或恢复期多见并发症，临床上呈化脓性病灶，或有流脓的窦道，以肋软骨局部脓肿及肋骨骨髓炎最为常见。其他并发症有化脓性脑膜炎、心内膜炎、肾盂肾炎、肺炎及脓胸等。儿童或兼有慢性病的成年人多表现为败血型。最常见的致病菌为猪霍乱及副伤寒丙型沙门菌，偶有肠炎沙门菌等。

伤寒型症状一般与伤寒相似，但潜伏期和病期较短，病情也较轻。肠道溃疡较少，因而很少出现肠出血和肠穿孔。但复发率比伤寒高。致病菌除副伤寒丙型沙门菌外，常为猪霍乱沙门菌等。

沙门菌在人体内可以释放内毒素，由于病菌毒力和人体反应性不同其可导致不同的表现。急性胃肠炎型内毒素主要引起发热，并使消化道的蠕动加快而导致呕吐及腹泻。由于蠕动加快，肠道内的病菌可被迅速排出体外，所以患者多在短期内自行恢复。抵抗力低下的患者多呈败血型，感染猪霍乱沙门菌尤其易出现这种情况。伤寒型的发病经过与伤寒和副伤寒相似。病理形态变化与病菌的种类和临床类型等有关。急性胃肠炎型的胃肠黏膜水肿、充血，并散在出血点。败血型无特异性病变，可能有脾大、肝局灶性坏死及迁徙性化脓性病变等。伤寒型大致与伤寒相似，但是肠壁病变比较轻微，溃疡较少，一般多属表面坏死，而少深部溃疡。伤寒型和败血型呈持续或间歇发热，肝、脾大，伴有胃肠道症状、软骨关节损害。从血液、骨髓或脓液中分离到致病菌为诊断的关键。血清凝集反应效价高或逐周增高，也有辅助诊断的价值。

二、禽沙门菌病的诊断

禽沙门菌病应根据流行病学结果、临床症状、病理变化及实验室诊断等综合进行诊断。实验室诊断常采用琼脂培养及血清学检查。

三、猪沙门菌病的诊断

猪沙门菌病的发病特点、症状及病理变化都比较典型，不难作出诊断，但一些症状和病理变化与猪瘟很相似，应注意鉴别。实验室诊断方法有形态学检查、生化特性检查、细菌培养、血清学检查等。

四、其他动物沙门菌病的诊断

犬、猫、银狐和其他皮毛兽（触鼠、海狸）多由鼠伤寒沙门菌与肠炎沙门菌致病，间或为猪霍乱沙门菌和婴儿沙门菌。此病一般是由饲养管理不当，或运输疲劳和气候不良引起的。表现为发热性肠炎，伴有脾及淋巴结肿大，间或在肝和其他器官有坏死性小病灶。银狐可能出现由中枢神经系统发炎引起的强直运动、角弓反张和头脑偏斜等。在象也曾报道由鼠伤寒沙门菌所致的肠炎。野兔、家兔及鼠等啮齿动物副伤寒的病原为鼠伤寒沙门菌。

第八节　沙门菌在药效或疫苗评价中的比较医学研究

沙门菌不仅可以用作疫苗，也是理想的疫苗载体，已受到医学与兽医学的广泛重视。减毒沙门菌是一个有效的运送重组抗原的系统，这些抗原可来自多种病原体，包括细菌、病毒和寄生虫，甚至肿瘤。同时，利用减毒沙门菌作为 DNA 疫苗载体的研究也成为热点。因此，减毒沙门菌既可作为人类 DNA 疫苗的活载体，也可作为动物疫苗的有效载体。

一、沙门菌载体在人用疫苗研究中的应用

构建沙门菌疫苗株并应用于人类的多种疫苗具有极大的优势。疫苗株在激发抗沙门菌免疫反应的同时，也能诱导产生针对重组蛋白抗原的特异性体液、黏膜和细胞免疫反应，因而为开发安全、廉价、便于使用的多价口服疫苗提供了希望。近 20 年来该载体已广泛用于破伤风疫苗、肝炎病毒疫苗、避孕疫苗、毒源性大肠杆菌疫苗及抗肿瘤免疫研究。减毒沙门菌携带的肿瘤基因表达质粒能在体内直接作用于肿瘤细胞，产生抗肿瘤免疫，而且高侵袭性减毒突变株可通过选择性复制效应阻碍肿瘤细胞生长，激活肿瘤细胞的"自杀"或凋亡，这预示着重组减毒沙门菌可用于抗肿瘤免疫和基因治疗。

总之，减毒沙门菌除用于伤寒与副伤寒预防外，更重要的是该菌可携带外源性抗原用于其他疫苗的研究工作，如肺炎链球菌疫苗、结核杆菌疫苗、百日咳杆菌疫苗、李斯特菌疫苗、鼠疫耶尔森菌疫苗等。

二、沙门菌载体在禽用疫苗研究中的应用

在自然界中，家禽是沙门菌最主要的贮存宿主，而家禽的沙门菌感染一直是饲养业和公共卫生的主要问题。禽沙门菌感染可分为宿主特异性和宿主非特异性两种。前者由沙门菌属的鸡伤寒沙门菌（*S. gallinarium*）和鸡白痢沙门菌（*S. pullorum*）引起，禽沙门菌具有高度宿主特异性，多数情况下仅感染家禽和某些鸟类。后者则可由沙门菌的其他血清型引起，主要有鼠伤寒沙门菌、肠炎沙门菌、海登堡沙门菌、海德侯沙门菌等。随着家禽业的迅速发展及高密度饲养模式的推广，沙门菌病已成为家禽最重要的蛋传染性细菌病之一，每年由此造成的经济损失很大。

最早的减毒活疫苗采用的是鸡伤寒沙门菌突变株，该株是野生型鸡伤寒沙门菌 9R 菌株的粗糙型突变体，不能合成 LPS，由野生型通过低营养培养基反复培养后得到。该突变株可在成年鸡体内诱导针对鸡伤寒沙门菌野生型感染的保护性免疫反应，但具有残余毒性，可致肝、脾损害，并可在体内滞留数周、数月，通过鸡蛋进行传播。Barrow 等进一步将野生型 9R 菌株的毒力质粒消除，该株在 4 周龄鸡体内减毒，肌注免疫可诱导针对野生株攻击的保护，但效果不如 9R 菌株。

三、沙门菌载体在猪用疫苗研究中的应用

猪沙门菌病又称仔猪副伤寒，主要由猪霍乱沙门菌（*S. cholerasuis*）、猪霍乱沙门菌 Kunzendorf 变型、猪伤寒沙门菌（*S. typhisuis*）、猪伤寒沙门菌 Voldagsen 变型、鼠伤寒沙门菌（*S. typhimurium*）、德尔卑沙门菌（*S. derby*）和肠炎沙门菌（*S. enteritidis*）等血清型引起。房晓文等在 20 世纪 60 年代初开始了仔猪副伤寒活疫苗的研究，其将抗原性良好的猪霍乱沙门菌接种在含有乙酸铂的普通肉汤培养基中传代培养，经数百代传代后，于 1964 年选出一株毒力弱、遗传稳定、免疫原性好的弱毒株，命名为 C500，用 C500 制成仔猪副伤寒弱毒活疫苗，经田间试验和区域试验证明安全有效，1967 年在全国推广使用，1976 年列入《兽用生物制品检验规程》，近 30 年来使中国仔猪副伤寒得到有效控制，取得了相当可观的经济效益和社会效益。但该毒株仍具有残余毒性，部分猪接种后反应较大，出现体温升高、发抖、呕吐、减食等症状甚至死亡。因此 1976～1978 年开始进行口服疫苗的研究，并取得良好的结果。口服比注射更加安全，在不提高剂量的情况下免疫效果同样良好，口服疫苗 1978 年底经农业部批准在全国推广使用。目前全国仔猪副伤寒弱毒活疫苗使用的都是 C500 株，年产量约 1.5 亿头份，包括口服和注射 2 种剂型。

四、沙门菌载体在牛用疫苗研究中的应用

牛副伤寒是由鼠伤寒沙门菌、都柏林沙门菌或纽波特沙门菌等主要血清型引起的牛的急性传染病。由于该病在不同地区流行，因此其致病性病原往往不同。据报道，美国以鼠伤寒沙门菌为主，占分离出

沙门菌菌株数的72.27%，而西欧国家以都柏林沙门菌为主，占分离出沙门菌的40.73%。国内牛副伤寒均以都柏林沙门菌、病牛沙门菌、肠炎沙门菌等为主要病原。国内研究者进行流行病学调查后，认定目前国内牦牛副伤寒病原的2个优势血清型分别是都柏林沙门菌和病牛沙门菌，而国内黄牛和奶牛副伤寒报道较多的病原血清型分别是鼠伤寒沙门菌与肠炎沙门菌。牛沙门菌抗药性逐渐增强，成为世界性问题，治疗牛副伤寒的有效药物很少，虽然抗生素和高免血清有一定疗效，但效果不够理想。因此，用疫苗进行免疫预防成了控制牛副伤寒的唯一有效措施。目前，国内外均已研制出预防牛副伤寒的强毒灭活苗和减毒活疫苗。

（一）牛副伤寒灭活苗

免疫原性良好的都柏林沙门菌和病牛沙门菌培养物经甲醛灭活脱毒后，加入铝胶佐剂制成牛副伤寒灭活苗，这是目前国内应用最广的牛副伤寒疫苗。该疫苗在生产工艺上虽然经过生产厂家进行了多次改进，克服了安全性和免疫效力差及注苗后牛体反应严重的问题，但仍存在免疫力不佳等问题。

（二）牛副伤寒活疫苗

牛副伤寒活疫苗是张晓明等利用乙酸铂致弱法成功培育出的一株安全且免疫效力良好的由减毒都柏林沙门菌菌株（STM8O02-550）制成的冻干活疫苗，该活苗免疫预防效果优于国内用的牛副伤寒氢氧化铝灭活苗。该牛副伤寒活疫苗从1992年开始中试生产和推广应用。先后在甘肃省张掖和甘南，青海省泽库、海北及同仁，四川省松潘和若尔盖应用160多万头份，效果良好。Smith用由一个芳香依赖性都柏林沙门菌菌株（SL1438）制造的活疫苗免疫犊牛后，用强毒都柏林沙门菌和鼠伤寒沙门菌攻击，结果10头免疫牛均存活，而对照12头牛有11头死亡。这就说明牛副伤寒活疫苗不仅对都柏林沙门菌强毒株有很好的保护作用，而且对鼠伤寒沙门菌、肠炎沙门菌和病牛沙门菌也有较好的保护作用。

五、沙门菌载体在马用疫苗研究中的应用

马流产沙门菌病又称马副伤寒，是由沙门菌或鼠伤寒沙门菌等引起的一种以孕马流产为主要特征的马属动物传染病，幼驹感染后表现为腹泻、关节肿大、支气管炎或败血症，公马、公驴表现为睾丸炎，在成年马中偶尔发生急性败血性胃肠炎。该病发生于春秋季节，世界各地均有发生。

国外一般采用灭活苗预防马流产沙门菌病。国内外的报道表明，灭活苗的效果并不理想，用灭活苗免疫过的马匹仍发生沙门菌病流产，用减毒或无毒活疫苗免疫马匹，效果明显优于灭活苗。中国在20世纪60年代开始马流产沙门菌活疫苗的研究，先后培育出多株弱毒菌株，现有2株用于生产疫苗，一株编号为C355，另一株编号为C39。

六、减毒沙门菌载体在犬和猫用疫苗研究中的应用

犬用口服狂犬病沙门菌减毒活疫苗是一种新的剂型，其特点是简便、安全和有效。国外已将该疫苗应用于野外的狐狸等野生动物疾病的治疗。20世纪60年代，美国首次尝试在野生动物中通过免疫接种预防狂犬病，之后各国学者致力于这方面的研究。

七、沙门菌载体在寄生虫疫苗研究中的应用

Xu等将硕大利什曼原虫的糖蛋白基因 *gp63* 插入 pKK23322 质粒，再转化减毒沙门菌疫苗株BRD509，重组质粒可在免疫小鼠的肠系膜淋巴结中稳定传代，免疫鼠对人工感染有一定的保护力，免疫鼠的脾和淋巴细胞能分别产生明显的T淋巴细胞效应和分泌IL-2、IFN-γ及产生IgG2a抗体，但检测不到IgG1抗体和IL-4，也不产生迟发型超敏反应（DTH）。Heussler等构建了携带泰累尔梨浆虫表面抗

原 *p67* 基因的减毒沙门菌疫苗，该疫苗能诱导抗 p67 的免疫反应和特异性的 T 淋巴细胞作用，疫苗免疫的牛能抗泰累尔梨浆虫孢子感染。Cong 等用弓形虫重组真核质粒 pSAG（122）/CTA2/B 转化减毒沙门菌并免疫小鼠，疫苗能激发明显的 CTL 作用，经酶联免疫吸附测定（ELISA）可检测到 Th1、Th2 细胞因子和 IFN-γ，用弓形虫经腹腔感染免疫小鼠，减毒菌免疫组小鼠的存活时间比对照组明显延长且有 40%存活，该研究首次报道了口服免疫减毒沙门菌 DNA 疫苗可抵抗弓形虫的急性感染。Konjufca 等构建了携带堆型艾美耳球虫基因的重组减毒疫苗，该疫苗能诱导明显的体液免疫和细胞免疫，从而抵抗堆型艾美耳球虫的感染，疫苗具有良好的安全性、稳定性和免疫原性。

八、沙门菌载体在抗生素有效性和耐药性研究中的应用

有的研究利用动物模型来评价抗菌药物对沙门菌的有效性和沙门菌的耐药性。施开创等利用鸡沙门菌感染模型验证了部分抗生素对鸡沙门菌的敏感性。34 株鸡源致病性沙门菌分离株对大环内酯类药物和 β-内酰胺类的青霉素、苯唑西林及合成类的夫西地酸、利福平、甲硝唑等全部耐药，在临床中应停止使用这些药物进行治疗；对已禁止畜禽使用的氯霉素耐药率低，说明减少使用或停用药物可降低耐药性的产生；对卡那霉素、庆大霉素的耐药率小于 10%，临床上可优先考虑使用；对阿莫西林、链霉素、氟甲喹、噁喹酸、磺胺甲噁唑、四环素和呋喃妥因耐药率介于 50%~90%，耐药性较严重，且存在多重耐药现象，在临床中应避免过度使用以免造成更加严重的耐药；对氨基糖苷类的大观霉素、安普霉素和 β-内酰胺类的美罗培南、亚胺培南敏感，在科学用药的前提下可优先考虑使用此类药物。值得注意的是，美罗培南和亚胺培南是新型的 β-内酰胺类药物，又属于碳青霉烯类抗生素，具有超广谱、抗菌活性极强和对 β-内酰胺酶高度稳定的特性。

有研究利用猪沙门菌感染模型研究抗生素的有效性和沙门菌的耐药性。研究发现，沙门菌对大环内酯类药物耐药率高达 90%以上，对氨基糖苷类药物耐药率在 50%左右。多重耐药分析发现，分离株 8 重耐药菌株最多，为 19.2%，其他依次为 12 重、9 重及 7 重耐药。Varega 等检测并比较了加拿大阿尔伯塔省 922 株猪源沙门菌对 15 种抗菌药物的耐药性，结果没有一株菌耐第三代头孢菌素和喹诺酮类药物，28%的沙门菌菌株耐两至多种抗菌药物，这与本次实验结果差别较大。本次分离的沙门菌出现了耐第三代头孢菌素和喹诺酮类药物的菌株。实验结果说明，目前规模化养猪场细菌耐药谱正不断扩大，多重耐药菌种增多。随着养殖业中抗生素的滥用和不规范使用，细菌在药物的选择性压力下不断发生变异，以适应药物环境，其中以多重耐药和耐药谱不断扩大最为常见。

九、沙门菌小鼠模型在免疫及致病机制研究中的应用

美国国立卫生研究院（NIH）的科学家已经在小鼠中建立了一种方法来研究由沙门菌引起的潜在危及生命的脑膜炎。细菌性脑膜炎由细菌感染中枢神经系统（CNS）导致，可引起严重的疾病，可能危及生命，而且难以诊断和治疗。通常存活的患者具有永久性脑损伤。鼠伤寒沙门菌是美国食源性疾病的最常见原因之一，常常引起自限性胃肠道感染（GI）。然而，在免疫应答受损的人中，鼠伤寒沙门菌可引起严重的系统性感染，并通过血液扩散到其他器官。在一些情况下，细菌扩散到 CNS，引起脑膜炎。处于危险中的人群包括年轻人和老年人，晚期 AIDS 患者和镰状细胞病患者。沙门菌脑膜炎在全球罕见，现在是非洲部分地区最常见的细菌性脑膜炎之一，死亡率非常高。美国国家过敏和传染病研究所（NIAID）的研究人员利用口腔感染鼠伤寒沙门菌模仿食物传播的感染，发现沙门菌从胃肠道移动到血液，然后到大脑，导致脑膜炎。在沙门菌感染小鼠脑中观察到的损伤类似于在人脑膜炎中观察到的损伤，为研究人类疾病提供了新的模型。NIAID 洛基山实验室的沙门菌专家、神经免疫学专家及科罗拉多大学的生物学家计划使用上述模型来确定鼠伤寒沙门菌是如何感染大脑和引起大脑损伤的，其中包括哪些免疫细胞起作用。他们还将使用该模型研究潜在的治疗方案，以防止沙门菌进入 CNS 或减少脑膜炎导致的损害。

参 考 文 献

安芳兰, 刘学荣, 宋玉霞, 等. 2010. 沙门氏菌载体在疫苗应用中的研究进展. 中国畜牧兽医, 37(6): 145-152.

焦新安. 2015. 沙门菌病. 北京: 中国农业出版社.

金宁一. 2007. 新编人兽共患病学. 北京: 科学出版社.

罗恩杰. 2011. 病原生物学. 北京: 科学出版社.

施开创, 李凤梅, 邹联斌, 等. 2015. 鸡源致病性沙门氏菌的分离鉴定及血清型和药物敏感性分析. 中国畜牧兽医, 42(8): 2160-2168.

史利军. 2011. 宠物源人兽共患病学. 北京: 中国农业科学技术出版社.

张连峰. 2012. 常见和新发传染病动物模型. 北京: 中国协和医科大学出版社.

Gouriet F, Fenollar F, Patrice JY, et al. 2005. Use of shell-vial cell culture assay for isolation of bacteria from clinical specimens: 13 years of experience. J Clin Microbiol, 43(10): 4993-5002.

第七章　大肠杆菌病

第一节　多种大肠杆菌的病原学比较

大肠杆菌（*Escherichia coli*）又称大肠埃希菌，是埃希菌属的代表菌。Theodor Escherich 于 1885 年首次发现并描述了这一微生物。大多数大肠杆菌菌株是无害的，作为正常菌群定植到人或动物的胃肠道。而有一些菌株获得了必要的毒性因子，从而进化成为具有致病性的大肠杆菌。这些具有致病性的大肠杆菌能够引起严重的人类疾病，包括急性痢疾、出血性结肠炎（hemorrhagic colitis，HC）及致命的溶血性尿毒综合征（hemolytic uremic syndrome，HUS）。由这类大肠杆菌引起的疾病在人群密集和卫生条件较差的区域暴发的可能性仍然很大。

根据致病机制和临床症状的不同，致病性大肠杆菌可分为 6 类：肠致病性大肠杆菌（enteropathogenic *Escherichia coli*，EPEC）、肠出血性大肠杆菌（enterohemorrhagic *Escherichia coli*，EHEC）、肠产毒性大肠杆菌（enterotoxigenic *Escherichia coli*，ETEC）、肠侵袭性大肠杆菌（enteroinvasive *Escherichia coli*，EIEC）、肠聚集性大肠杆菌（enteroaggregative *Escherichia coli*，EAEC）和肠弥散黏附性大肠杆菌（diffusely adherent *Escherichia coli*，DAEC）。除了肠道外，大肠杆菌可感染和致病的其他组织部位还包括尿道与新生儿脑部，分别称为尿道致病性大肠杆菌（uropathogenic *Escherichia coli*，UPEC）和新生儿脑膜炎大肠杆菌（neonatal meningitis *Escherichia coli*，NMEC）。各种类型大肠杆菌在体内的定植和感染部位如图 7-1 所示。

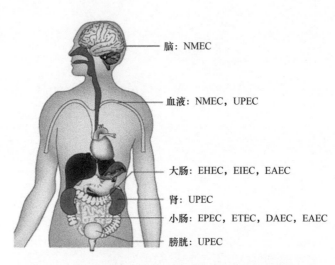

脑：NMEC

血液：NMEC，UPEC

大肠：EHEC，EIEC，EAEC

肾：UPEC

小肠：EPEC，ETEC，DAEC，EAEC

膀胱：UPEC

图 7-1　各种致病性大肠杆菌在体内的定植和感染部位

肠致病性大肠杆菌（EPEC）是第一个被发现的能够引起痢疾的大肠杆菌，多数在发展中国家引起疾病，是世界范围内感染儿童的最重要病原体之一。主要引起婴幼儿腹泻，有高度传染性，严重者可致死，但在成人中发病比较少见。EPEC 又可以进一步分为典型 EPEC（typical EPEC）和非典型 EPEC（atypical EPEC），二者主要的区别是典型 EPEC 包含一个 EAF（EPEC adherence factor）质粒，而非典型 EPEC 没有该质粒。

肠出血性大肠杆菌（EHEC）最初从 1982 年美国暴发的出血性结肠炎疫情中分离到，如今已经发现超过 73 000 例感染。EHEC 主要定植到人类大肠，从而引起疾病。老人和小孩属于易感人群，有报道显示 10～100 个细菌即可引起人类疾病。EHEC 引起的疾病症状轻重不一，可表现为普通的腹泻，也可表现为致命的溶血性尿毒综合征（HUS）。

肠产毒性大肠杆菌（ETEC）是一类能引起人类腹泻的致病性大肠杆菌，主要定植到人类小肠，从而引起疾病，主要发生于发展中国家。据不完全统计，每年大概有 2 亿起由 ETEC 引起的感染并造成 38 万例死亡，大多数为儿童。目前 ETEC 主要的血清型有 O6：H16、O8：H9、O11：H27、O15：H11、O25：H42 等。

肠侵袭性大肠杆菌（EIEC）主要引起较大年龄儿童和成人发生非出血性腹泻或痢疾，在遗传、生物化学及病理生理方面都和志贺菌高度相似。EIEC 和志贺菌是高度侵入式病原体，以大肠中肠上皮细胞（IEC）的内环境作为其复制环境。这类病原体很容易适应它们在感染宿主期间面临的各种环境挑战，包括低 pH、温度变化、氧化应激等。

肠聚集性大肠杆菌（EAEC）于 1985 年第一次被发现，它是引起发展中国家小儿腹泻的主要致病菌，在发达国家 EAEC 是腹泻散发和暴发的病因。临床症状一般表现为持续性发病，其典型症状包括水样、黏液样、分泌性腹泻，通常无呕吐或偶尔出现呕吐，不伴有发热或仅有低热。EAEC 主要通过粪口途径传播，被污染的食物和水为其主要传播媒介，受感染的人群为主要传染源。

肠弥散黏附性大肠杆菌（DAEC）感染主要发生在发展中国家，48~60 个月的儿童易感染，新生儿不易感染，这是由于人乳蛋白会抑制 DAEC 对肠道细胞的黏附，DAEC 感染后的临床症状一般不表现为腹泻，只是发热和呕吐。目前鉴定到的 DAEC 主要血清型还不是特别完善，最常见的包括 O1、O2、O21 及 O75。

尿路感染（urinary tract infection，UTI）是一种常见的细菌感染，大约每年患病人数达 1.5 亿。婴幼儿、老年男性及所有年龄段的女性均是尿路感染的易感人群。引起尿路感染的病原体包括多种革兰氏阴性和阳性细菌，以及一些真菌，其中尿道致病性大肠杆菌（UPEC）是尿路感染中常见的致病菌，占尿路感染菌数的 80%，多发生在女性人群中。大肠杆菌本来是肠道中的正常菌群，但在特殊条件下会进入泌尿系统，从而引起尿路感染、膀胱炎、肾盂肾炎等，严重时可致死。近年来其致病机制得到了广泛的研究，在进入尿路系统后，UPEC 表达一系列黏附因子，附着在尿道上皮细胞上，然后进入并在细胞内繁殖，形成细菌生物被膜（bacterial biofilm，BF）类结构转入静息状态。在特定条件下，静息状态的 UPEC 会继续繁殖并传播到邻近的细胞或器官中，造成复发性感染。

新生儿脑膜炎大肠杆菌（NMEC）是导致新生儿脑膜炎的常见致病菌，致死率高达 40%，很多能引起神经系统的后遗症，其中大肠杆菌是最常见的致新生婴儿脑膜炎的革兰氏阴性菌。细菌穿越血脑屏障（BBB）引发细菌性脑膜炎，其穿越血脑屏障主要有 3 种方式：①直接穿越；②细胞间隙穿越；③借助免疫细胞穿越。

第二节　不同致病类型大肠杆菌的致病机制比较

一、肠致病性大肠杆菌（EPEC）

EPEC 是一种非侵入式病原体，依赖于 T3SS 将效应蛋白直接运送到宿主细胞。这类菌属于能够引起损伤（A/E 损伤）的致病菌群。也就是说，A/E 损伤是识别 EPEC 致病机制的显著特征。A/E 损伤的特征是细菌对肠细胞黏附，细菌的刷状缘微绒毛消失，同时肠纹状缘膜溶解，此过程伴随着从上皮表面进入内腔的肌肉组织的形成。早在 20 世纪 90 年代早期，Donnenberg 和 Kaper 就首先描述了 EPEC 发病机制的三阶段模型，包括其对宿主细胞的局部黏附、信号转导和紧密附着。伴随着紧密附着，一系列细菌效应蛋白注射到宿主细胞中，它们破坏宿主细胞过程，包括破坏宿主肌动蛋白动力学过程等。EPEC 侵入肠道后，主要在十二指肠、空肠和回肠上段大量繁殖，并通过 BFP（bundle-forming pili）菌毛等黏附因子黏附于小肠绒毛上皮细胞上，通过Ⅲ型分泌系统向细胞内注入效应因子，破坏刷状缘和上皮细胞的紧密连接，引起 A/E 损伤，造成严重腹泻。目前 EPEC 主要的血清型包括 O18：H7、O20：H26、O55：H6、O55：H7、O111：H2 等。

EPEC 的 LEE（locus of enterocyte effacement）致病岛基因编码外膜黏附素、T3SS（Esc、Sep 蛋白）、分子伴侣（Ces 蛋白）、转运蛋白（EspA、EspB 和 EspD）、效应蛋白（EspF、EspG、EspH、Map 和 EspZ）及紧密黏附素易位受体（Tir）和调节蛋白（Ler、GrlR 和 GrlA）。EspA 可以形成一个从细菌表面突出至宿主细胞膜的针状结构。细菌附着后，EspB 和 EspD 相互作用并在宿主细胞膜中形成孔。微绒毛消除需要两步过程，即三个效应物（Map、EspF 和 Tir）的注入和紧密黏附素的协同作用。

最初人们认为 Tir 是存在于宿主细胞膜上的一个酪氨酸磷酸化蛋白，因而称之为 Hp90。随后的研究发现这一 90kDa 大小的蛋白是由 LEE 致病岛基因编码，经Ⅲ型分泌系统分泌转运进入宿主上皮细胞并插入到细胞膜的膜蛋白中的，随后经过磷酸化修饰成为紧密黏附素的受体。EPEC 在紧密附着宿主细胞的过程中，T3SS 依赖性地将 Tir 插入质膜，形成的 Tir-黏附素复合体作为细菌结合宿主细胞的受体。同时，Tir-黏附素相互作用会触发级联反应，包括宿主磷脂酶的磷酸化和黏附细胞中细菌骨架蛋白的募集。此外，EPEC 通过多种机制迅速钝化钠-葡萄糖协同转运蛋白（SGLT-1）。Map 不仅能靶向宿主线粒体，还能破坏上皮细胞的屏障功能。

二、肠出血性大肠杆菌（EHEC）

EHEC 的致病机制目前研究得比较清楚和广泛，其感染部位在盲肠和升结肠。EHEC 通常通过受污染的食物和水进入人体，在通过胃和小肠后紧密地黏附在大肠上皮细胞上，进而启动一系列的后续致病过程。类似于 EPEC，EHEC 吸附在上皮细胞上不侵入，但是能产生更多的效应蛋白和毒力因子。EHEC 区别于 EPEC 的两个主要特点是，产生志贺样毒素及引起出血性结肠炎和溶血性尿毒症综合征。健康的牛是 EHEC 的主要宿主，其他健康的家畜如山羊、猪、马等也能携带 EHEC。目前 EHEC 主要的血清型有 O157：H7、O16：H6、O26：H111、O145：H26、O48：H21 等。

LEE 致病岛中有很大一部分基因是用于负责编码 T3SS 的，T3SS 是一个非常复杂的针状结构，细菌借由该结构将其大量的效应蛋白和毒力因子注射到周围的环境中或者直接注射到宿主细胞内，这些效应蛋白和毒力因子对于细菌的毒力发挥和导致 A/E 损伤有着重要的作用。T3SS 和 LEE 致病岛的关系在测序研究中已经被证明了。在大肠杆菌 O157：H7 中负责编码 T3SS 组件的基因集中分布在 LEE1、LEE2 和 LEE3 上，这些基因一般以 esc 来命名。而 LEE4 上基因主要编码由 T3SS 分泌的蛋白，包括 *espA*、*espB*、*espD* 和 *espF* 基因。这些编码分泌蛋白的基因对于致病菌引起宿主发生 A/E 损伤是必需的，缺失 *espA*、*espB* 和 *espD* 中任何一个基因都不能引起 A/E 损伤，但是缺失 *espF* 对细菌的毒性没有明显影响。在 EHEC 吸附肠上皮细胞的过程中，EspA、EspD 和 EspB 蛋白中的一种或几种会经 T3SS 进入肠上皮细胞，并参与激活宿主上皮细胞信号转导途径，最终促进 A/E 损伤的发生。EHEC 的 LEE 致病岛受到严格的调节，在致病条件下优先表达此类致病岛的基因，同时降低一些代谢相关基因的表达，通过这种方式增加细菌成功定植的概率。LEE 致病岛毒性基因的调节一般是通过调节蛋白实现的，这些调节蛋白在侵染的不同时期发挥促进或抑制作用。和其他的致病岛类似，LEE 致病岛本身也包含编码调节蛋白的基因，这些蛋白除了能够调节 LEE 致病岛的基因之外，还对 LEE 致病岛以外的基因具有调节作用。除了自身编码的调节蛋白，LEE 致病岛还受到基因组上其他位置基因编码的全局调控因子调节。LEE 致病岛的调节是一个相当复杂的过程，其中至少涉及 4 种类型的调节，包括：环境因子对 LEE 致病岛的调节，LEE 致病岛基因编码的调节因子如 Ler、GrlA 和 GrlR 等对 LEE 致病岛的调节，全局性的调节因子包括组蛋白样类核结构（histone-like nucleoid structuring，H-NS）蛋白及群体感应、SOS 应答（SOS response）、酸耐受调节因子、双组分系统等对 LEE 致病岛的调节，以及通过横向转移获得的调节因子如 PerC/Pch、EivF 和 EtrA 等对 LEE 致病岛的调节。EPEC 和 EHEC 的致病机制如图 7-2 所示。

三、肠产毒性大肠杆菌（ETEC）

在 20 世纪 50 年代首次发现人类 ETEC 后，人们开始努力确定其毒力因子。ETEC 的核苷酸序列总

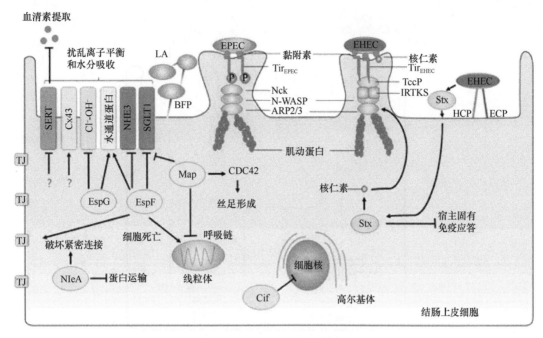

图 7-2 EPEC 和 EHEC 的致病机制

EPEC 和 EHEC 均属于能够引起损伤（A/E 损伤）的致病菌，可消除肠道上皮细胞的微绒毛，破坏宿主细胞的肌动蛋白，在黏附位点的下方形成基座；T3SS 分泌的效应因子可以影响 Cl⁻、OH⁻ 和 Na⁺-H⁺ 的离子交换与水孔蛋白的定位，并抑制协同转运蛋白 SGLT1 的活性；EPEC 通过菌毛蛋白（BFP）黏附在小肠，发生局部粘连（LA），这种黏附由黏附素及其转运受体 Tir 介导；在宿主络氨酸激酶的作用下，磷酸化的 Tir 募集宿主的适配蛋白 Nck，进而激活 Wiskott-Aldrich 综合征蛋白（N-WASP）和肌动蛋白相关蛋白 ARP2/3 复合体以介导肌动蛋白的重排与基座的形成；同时，大量的效应因子会干扰宿主细胞内的一些代谢通路；与 EPEC 的基座形成机制稍有不同，EHEC 的 Tir 蛋白并不磷酸化，且不依赖 Nck；在 EHEC 中，细胞骨架偶联蛋白 TccP（EspF）通过宿主的胰岛素受体络酸酸激酶底物 IRTKS 与 Tir 相连，进而与神经 Wiskott-Aldrich 综合征蛋白相互作用激活 ARP2/3 复合体，以驱动肌动蛋白的重排；除了这种黏附方式外，EHEC 还通过普通菌毛 ECP 和出血性大肠杆菌菌毛 HCP 黏附于宿主的大肠；EHEC 可注射与 EPEC 相同的效应因子进入宿主细胞；另外，产志贺毒素的 EHEC 也具有致病作用

长约 70kb，主要包括两种致病基因：一种是菌毛蛋白基因（或黏着素、定居因子），包括 *K₈₈*、*K₉₉*、*987P*、*CFA*、*PCF0166*、*F41* 等，另一种是肠毒素基因。ETEC 感染的发生主要取决于肠毒素、黏性菌毛蛋白和其他毒力因子的协调表达。ETEC 可产生定居因子（CF）和蛋白表面聚合物，这些物质可以促进 ETEC 黏附到肠黏膜上。ETEC 通过纤毛和细胞表面的 GM1 神经节苷脂受体结合，ETEC 黏附在小肠表皮后，产生不耐热毒素（LT）和耐热毒素（ST）两种肠毒素，这些毒素会影响小肠细胞中腺苷酸环化酶的活性，从而影响前列腺素和神经传递素的表达。ST 是在菌体内首先合成的含 72 个氨基酸的前体，这种前体经过加工，分子内含有三个对其活性至关重要的分子内二硫键。两种类型的 ST 已经在临床中从人类身上分离出来，分别为 ST-H 和 ST-P。ST 成熟后，可以分泌结合跨膜蛋白鸟苷酸环化酶 C 的胞外受体结构域，这会导致胞质溶胶内 cGMP 的过量产生。与 ST 不同，LT 是一种大的多聚体肠毒素，根据来源不同分为人源（LT-h）和猪源（LT-p）两大类；根据编码基因不同，又分为 LT-Ⅰ 和 LT-Ⅱ 两大类。它由 1 个 A 亚基和 5 个 B 亚基组成，具体结构为 B 亚基五聚体环状围绕 A 亚基。肠毒素在周质内聚集并通过Ⅱ型分泌系统转移到外膜，已经显示在人类中具有免疫原性。当病原体释放含有外膜物质的囊泡时，LPS 结合的肠毒素从细胞中释放。这些囊泡的外部包裹有与 LPS 结合的 LT，而内部含有囊泡形成期间其捕获的 LT 和其他周质蛋白。这些囊泡通过 B 亚基内的第二结合口袋结合 GM1 神经节苷脂，然后将物质递送至宿主细胞。到达胞质溶胶后，A 亚基催化 Gsa 发生 ADP-核糖基化。由于 Gsa 可调节腺苷酸环化酶的活性，因此这种修饰会导致 cAMP 的过量产生。同时，cGMP 和/或 cAMP 合成失调会破坏氯离子与其他电解质穿过细胞质膜的正常流动，最终导致腹泻。ETEC 的致病机制如图 7-3 所示。

四、肠侵袭性大肠杆菌（EIEC）

EIEC 不产生肠毒素，但能破坏细胞结构。EIEC 能够侵入结肠上皮细胞并在其中生长繁殖，从而导

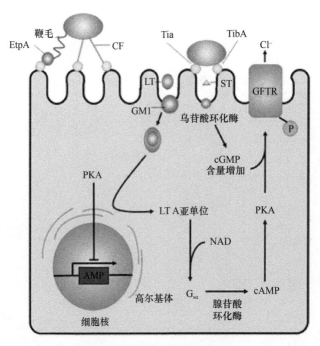

图 7-3 ETEC 的致病机制

ETEC 通过定植因子（CF）和位于鞭毛顶端的黏附素 EtpA 锚定于小肠上皮细胞，并通过 Tia 和 TibA 的介导实现紧密黏附，之后，不耐热毒素（LT）和耐热毒素（ST）被分泌入宿主细胞，通过环化 AMP 和环化 GMP 介导的囊性纤维化跨膜转导调节子（CFTR）的活化引起宿主腹泻

致痢疾发生。EIEC 侵入宿主的潜力已经通过 Sereny 实验和 PCR 或 DNA 微阵列技术证实。与 EIEC 侵袭相关的基因存在于一个 230kb 的质粒上（pInv）。EIEC 和志贺菌利用相同的策略侵入宿主细胞。尽管如此，EIEC 与志贺菌相比毒力减弱了，包括减少了毒力基因的表达，降低了有效的巨噬细胞杀伤，降低了细胞与细胞之间的传播，并减少了诱发性宿主反应。

根据目前国外的相关研究，与 EIEC 致病性相关的毒力因子主要分为以下几类。

（一）黏附素系统（菌毛蛋白、非菌毛蛋白）

黏附素是细菌表面的一类生物大分子，通常为蛋白或糖蛋白。EIEC 拥有特异的黏附因子，这些黏附因子可以促进宿主细胞与细菌的黏附。

（二）铁离子摄取系统（产气菌素、肠杆菌素）

铁离子对于微生物而言是一类必要的营养成分，它参与氧代谢、电子传递过程、DNA/RNA 合成等。产气菌素是由质粒编码的含一个或多个氧化型肽键的复合蛋白。肠杆菌素则是由染色体编码的含有一个或多个 2,3-二羟基苯基团的复合物。

（三）抗机体杀菌因子（外膜蛋白 A、脂多糖、K1 型荚膜、耶尔森菌素、生存蛋白）

外膜蛋白（OMP）可以帮助 EIEC 吸附到宿主细胞上，并有利于 EIEC 逃逸机体免疫防御，最后作为产气菌素受体的外膜蛋白协助产气菌素将铁离子运送进入胞内，有助于细菌在低铁环境下生长繁殖。

完整 EIEC 毒力的产生依靠一套质粒和染色体编码基因，主要包括毒力质粒，染色体上编码组氨酸（His）的基因、豚鼠角膜结膜炎相关（Kcp）基因、鼠李糖-木糖（Ha-Xyl）基因等片段。随着对毒力岛深入研究发现，毒力岛依靠多个毒力因子的相互协同作用，不仅赋予了病原体特殊的致病能力，还介导了感染过程的特殊阶段。目前 EIEC 的血清型主要有 O28：H⁻、O112ac：H⁻、O124：H32 等。EIEC 的致病机制如图 7-4 所示。

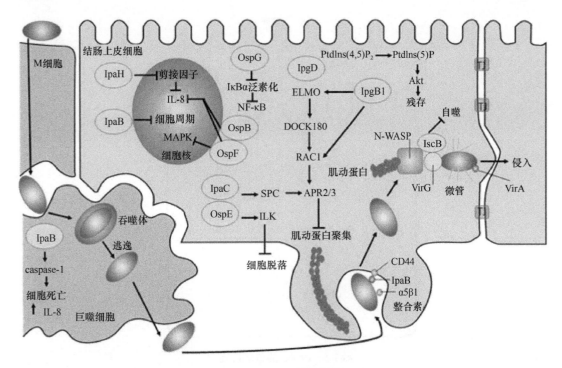

图 7-4 EIEC 的致病机制

与志贺菌相同，EIEC 可以穿越 M 细胞到达小肠黏膜下层，从而在巨噬细胞中进行复制，并侵入结肠的基侧膜；上述过程均由细菌 T3SS 分泌的效应因子介导，一旦其进入结肠细胞的胞质，更多的效应因子将产生并扰乱细胞机能，保护细菌免受宿主免疫系统的攻击，并促进细菌在细胞间的扩散

五、肠聚集性大肠杆菌（EAEC）

EAEC 的致病机制相对而言并不是十分清楚，特征是可产生针对 HEp-2 细胞的"叠砖样"聚集性黏附表型（aggregative 'stacked-brick' pattern）。对原型菌株的研究表明，聚集性黏附（AA）表型由 55～65 个 MDa 质粒编码，统称为 pAA。在随后的研究中发现，该质粒的隐蔽片段可用作具特异性和可变性的敏感 DNA 探针，此探针可将 EAEC 与其他大肠杆菌区分开。近年来，许多流行病学研究使用 AA 表型和质粒编码探针（称为 CVD 432 或简称 AA 探针）来鉴定 EAEC。此外，EAEC能引起人体的免疫反应，使得细菌之间互相紧密吸附，进而形成生物膜来抵抗肠道的不利环境，这是 EAEC 区别于其他致病性大肠杆菌的病理学特性。不同菌株基因型的多态性非常高，不同菌株携带的毒力因子种类也有很大差异，目前 EAEC 主要的血清型有 O77：H18、O86：H⁻、O126：27、O127：H2 等。

EAEC 主要依靠集聚黏附菌毛（AAF）和其他黏附因子吸附在肠道上皮细胞并分泌肠毒素与细胞毒素，从而造成腹泻和黏膜损坏。定位于原型菌株 17-2pAA 质粒上的基因参与形成的菌毛蛋白称为 AAF/Ⅰ，通过关键等位基因编码的蛋白黏附于人结肠黏膜从而引起疾病的 042 菌株形成的菌毛蛋白称为 AAF/Ⅱ。AAF 基因的表达需要 AggR。AggR 是 AraC 类转录激活剂，广泛调控质粒和染色体上许多基因的表达，包括集聚黏附因子、AAF/Ⅰ 和 AAF/Ⅱ、转运子和插入位点为 PheU 的毒力岛上的大群基因。此外，EAEC 致病机制中涉及的毒力因素还包括肠毒素、外膜蛋白和其他黏附素及潜在的促炎因素。涉及的肠毒素基因包括耐热肠毒素 astA 基因、具有不耐热肠毒素和细胞毒素功能的 Pet 自转运蛋白基因及志贺菌肠毒素 set1、set2 基因、细胞致死肿胀毒素 cdt 基因。

EAEC 已经成为在多种流行病学和临床环境中引起腹泻的重要病原体，菌株异质性阻碍了我们对其致病机制的研究。因此，更好地理解个体因素的作用及不同因素赋予 EAEC 不同临床表现的可能性，将进一步阐明 EAEC 作为人类病原体的致病机制。EAEC 的致病机制如图 7-5 所示。

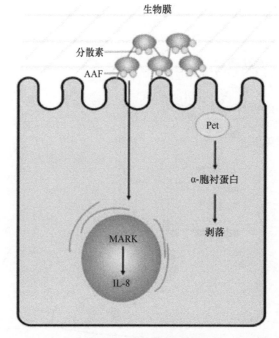

图 7-5　EAEC 的致病机制

通过聚集黏附菌毛的介导，EAEC 既可以黏附于大肠上皮细胞，也可以黏附于小肠上皮细胞；EAEC 的黏附可以激活强烈的 IL-8 介导的免疫应答，并在细胞表面形成生物膜；EAEC 质粒编码的毒素 Pet 是一类肠杆菌科细菌特有的丝氨酸蛋白酶主动转运蛋白（SPATE），可作用于 α-胞衬蛋白，打断肌动蛋白细胞骨架，并诱导细胞剥落

六、肠弥散黏附性大肠杆菌（DAEC）

DAEC 根据是否表达 Afa-Dr 黏附素被分为两类：表达 Afa-Dr 黏附素的 DAEC（Afa-Dr DAEC）和不表达 Afa-Dr 黏附素的 DAEC。近些年来不表达 Afa-Dr 黏附素的 DAEC 在发生演变，事实上，这一类 DAEC 由于表达 *eae* 被定义为"非典型 EPEC"。

虽然 Afa-Dr DAEC 菌株与尿路感染（UTI）、妊娠并发症、18 个月至 5 岁儿童的腹泻相关，但在儿童和成年人中也可以是无症状的肠道菌群菌株。致病相关毒力因子包括：Afa-Dr 黏附素、鞭毛蛋白、分泌型自转运蛋白毒素、溶血素及其他未知毒力因子。存在于革兰氏阴性细菌表面上的两种主要的黏附素类型为：由线性均聚物或杂聚物组成的菌毛黏附素和由单一蛋白或同源三聚体形成的黏附素，革兰氏阴性病原体中菌毛的形成和黏附，依靠不同的分泌系统，包括不依赖 Sec 和依赖 Sec 的途径。分泌型自转运蛋白毒素（Sat）属于肠杆菌科毒素丝氨酸蛋白酶主动转运蛋白（SPATE）的 V 型分泌途径依赖性亚家族，由于毒素结构和活性存在差异，有两类 SPATE 毒素。*sat* 基因在 UPEC 菌株中普遍存在，也存在于表达 Afa-Dr 黏附素的 DAEC 中，在无症状成人和腹泻患者中 *sat* 基因等效表达。表达 Afa-Dr 的 DAEC 不产生肠毒素，没有 EPEC 的毒性质粒，不能侵入细胞，但是可以扩散性地吸附到 HEp-2 喉癌上皮细胞上。DAEC 的致病机制如图 7-6 所示。

七、尿道致病性大肠杆菌（UPEC）

当大肠杆菌通过尿道上升并成功定植膀胱时，会发生尿路感染。阴道和尿道周围黏膜为其主要的感染器官。在泌尿道内，大肠杆菌需要克服几道防线：尿流的机械力，尿液中由排尿膀胱上皮细胞分泌的抗微生物物质，含中性粒细胞和角质细胞的排泄物。因此，细菌紧密且不可逆地黏附于尿道上皮细胞上是其建立感染的第一步，然后是细菌侵入宿主细胞并增殖。

细菌黏附于宿主细胞是其成功感染的先决条件。大肠杆菌黏附相关主要受体为下尿路上皮表面暴露在膀胱和输尿管管腔表面的由分化的伞状细胞表达的尿溶蛋白 uroplakin（UPS）。尿溶蛋白是膀胱上皮

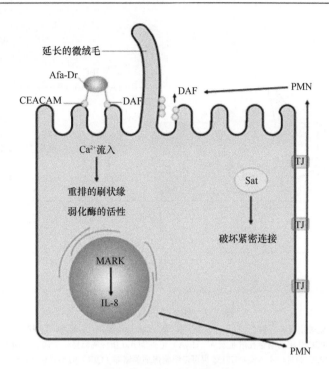

图 7-6　DAEC 的致病机制

DAEC 通过非菌毛黏附物质和黏附菌毛（二者合称为 Afa-Dr 菌毛）弥散性地附着于小肠上皮细胞；绝大多数 Afa-Dr 菌毛结合到补体衰变加速因子（DAF）上，也有一小部分 Afa-Dr 菌毛结合在癌胚抗原相关细胞黏附分子（CEACAM）家族的受体上；在含有 Afa-Dr 菌毛的 DAEC 中，通过主动转运进入细胞的毒素 Sat 也可以造成细胞间紧密连接的损伤，且可以增加细胞的渗透性；多形核白细胞（PMN）的渗透也可以增强 DAF 在细胞表面的定植

细胞所特有的伞状细胞顶端细胞膜的主要蛋白成分，其功能为形成胶体阵列保护膀胱上皮细胞不受尿液中病原体的损伤。尿溶蛋白有 4 种类型，分别为 UP I a、UP I b、UP II 和 UPIII。UPEC 的 I 型菌毛顶端的 FimH 蛋白可直接与甘露糖化的 UP I a 型尿溶蛋白结合，并介导 UPEC 侵入膀胱上皮细胞。除了下尿路的 I 型菌毛，P 菌毛也是 UPEC 中研究得较为完善的上尿路相关黏附素。此外，UPEC 表达的其他多种黏附素可能与尿路不同位置有特定关联。

　　一旦细菌被细胞黏附和吸收，UPEC 就进入细胞质，在宿主细胞内迅速繁殖，细菌菌落最终生长。这些所谓的细胞内细菌群落（IBC）是感染急性期的标志，大约一半的膀胱腔内细菌在感染后 12h 进入细胞。由于 IBC 的复制发生在膀胱上皮细胞内，因此 UPEC 可以逃避许多针对膀胱内细菌定植的先天免疫防御，如中性粒细胞的吞噬作用。另外在膀胱上皮细胞内，UPEC 也可躲避抗生素的杀伤。例如，治疗 UPEC 感染的一线药物甲氧苄氨嘧啶-磺胺甲噁唑，由于其作用主要集中在尿液，不能穿过细胞膜，因此无法杀伤位于细胞内的 UPEC。最近的一项研究表明，体外培养的膀胱上皮细胞内的强致病性 UPEC，能够被多种抗生素所抑制和清除，但在动物实验中，这些抗生素无法从膀胱组织中将其消除。因此，一旦停止抗生素治疗后，膀胱上皮细胞为 UPEC 复发提供了细胞内存活位点。IBC 成熟分为以下步骤：在感染后 12～16h，快速复制的 UPEC 首先呈现出球状细菌形态，而后随着 IBC 的成熟，UPEC 呈现出棒状形态，并开始从垂死的膀胱上皮细胞中播散出去，通常以纤维状进入膀胱腔内并侵入邻近的其他膀胱上皮细胞。

　　UPEC 对膀胱上皮细胞的侵袭不仅能通过 IBC 形成急性感染，而且能够在细胞内长期存在形成慢性持续性感染。有动物实验研究表明，在清除急性感染和菌尿后，UPEC 仍然存在于小鼠膀胱上皮细胞的 LAMP1$^+$ 囊泡中。此种囊泡通常由 4～10 个非复制性 UPEC 组成，在小鼠膀胱上皮细胞中可以存活数月，但不会引起可检测到的炎症反应。因此，这种结构称为静止的细胞内细菌储库（quiescent intracellular reservoir，QIR），一旦宿主免疫力下降，这些 UPEC 能够引起新一轮的急性感染。UPEC 的致病机制如图 7-7 所示。

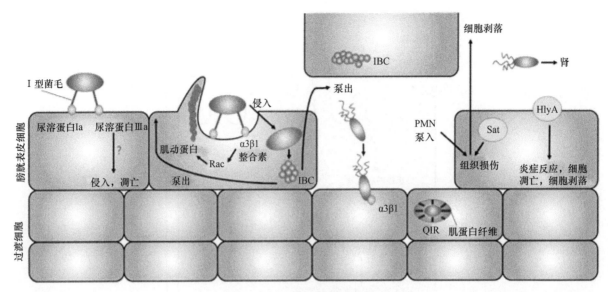

图 7-7　UPEC 的致病机制

UPEC通过Ⅰ型菌毛黏附于宿主膀胱表皮细胞，通过一种未知途径入侵细胞并介导细胞凋亡；此外，Ⅰ型菌毛与α3β1整合素的结合也可使UPEC进入膀胱表皮细胞以形成IBC；UPEC分泌的膜穿孔溶血素A（HlyA）可抑制Akt蛋白的活性，进而导致细胞凋亡和剥落，表皮细胞剥落后暴露出其下面的过渡细胞，有利于UPEC的进一步入侵；UPEC也可以细胞内细菌储库（QIR）的形式存在，一旦宿主免疫力下降，这些UPEC则能够引起新一轮感染

八、新生儿脑膜炎大肠杆菌（NMEC）

脑膜炎是一种发生在脑膜和蛛网膜下腔的炎症反应，由于大脑皮层和脑实质即脑脊液（cerebrospinal fluid，CSF）与脑膜及蛛网膜下腔连接紧密，因此，脑膜发生的炎症反应也涉及大脑皮层和脑实质。由细菌性感染引起的脑膜及蛛网膜下腔的炎症反应会导致很多传统的脑膜炎临床症状，如头痛、发烧、颈部僵硬、脑脊液细胞增多尤其是白细胞增多。细菌性脑膜炎的发病率和死亡率在不同年龄、不同地区及不同致病微生物之间变化很大。高发病率和高死亡率的患者种群包括新生儿及发展中国家的老年人，致病微生物主要为革兰氏阴性杆菌，如大肠杆菌和肺炎链球菌。在新生儿脑膜炎大肠杆菌（NMEC）分离株中，表达 K1 型荚膜多糖的大肠杆菌株占 80%以上。NMEC 具有高异质性和多样性，因此新生儿脑膜炎大肠杆菌（NMEC）的致病机制仍不甚清晰，新生儿细菌性脑膜炎的发病率和死亡率一直居高不下。NMEC 的致病机制十分复杂，首先 NMEC 要通过血液从肠道穿越血脑屏障进入中枢神经系统，因此其发病过程一般伴随着高水平的菌血症，临床症状为脑膜炎和脑脊液增多。

临床研究显示，绝大多数的 NMEC 脑膜炎病例始于 NMEC 在肠道或呼吸道（以鼻腔黏膜为主）的定植，随后入侵宿主血液循环系统，引起宿主严重的全身性菌血症或败血症，但最关键的步骤即 NMEC 突破血脑屏障的保护，入侵并攻击中枢神经系统而诱发致死性炎症，其精确机制和依赖的毒力因子至今仍不清晰。

发生高水平菌血症是形成大肠杆菌脑膜炎的前提。大肠杆菌穿越血脑屏障，首先需要与人脑微血管内皮细胞（human brain microvascular endothelial cell，HBMEC）结合。已经鉴定的与 HBMEC 结合相关的细菌结构包括菌毛黏附素、外膜蛋白、S 型菌毛蛋白、鞭毛蛋白等。最重要的黏附素是Ⅰ型菌毛，它的顶端蛋白 FimH 具有类似外源凝集素的活性并对甘露糖残基有高亲和力。FimH 被 HBMEC 表面的糖基磷脂酰肌醇锚定受体 CD48 识别，从而导致大肠杆菌与 HBMEC 结合。研究表明，Ⅰ型菌毛的表达由一个分子开关调控，该分子开关是一个位于 *fim* 操纵子上游的 314bp 的可逆元件。分子开关的翻转使大肠杆菌可在具有Ⅰ型菌毛和无菌毛状态之间实现转换。关闭分子开关或缺失顶端蛋白 FimH 会显著降低大肠杆菌与 HBMEC 的结合效率。

OmpA 是大肠杆菌主要的外膜蛋白，其 N 端的结构域及外膜表面暴露的环状结构可以促进大肠杆菌与 HBMEC 结合。进一步研究表明，OmpA 可与 HBMEC 表面的 *N*-乙酰氨基葡萄糖（GlcNAc）残基

gp96 相互作用。在培养基中添加或给新生大鼠喂食几丁质（GlcNAc，β1,4-GlcNAc 低聚物），可以阻止大肠杆菌入侵 HBMEC 和大肠杆菌穿越新生大鼠血脑屏障。

利用 DNA 芯片对侵染 HBMEC 的大肠杆菌表达谱进行研究发现，鞭毛在大肠杆菌与 HBMEC 结合的过程中起到十分重要的作用。实验发现，缺失基因 *fliC* 的大肠杆菌，其与 HBMEC 的结合效率和对其的入侵率显著降低，且外源重组的 FliC 蛋白能够直接与 HBMEC 表面结合，并能够抑制大肠杆菌与 HBMEC 的结合。

已经过验证的其他与大肠杆菌侵入 HBMEC 相关的毒力蛋白还包括和 CNF1 和 IbeA。实验表明，敲除上述蛋白的基因，会导致细菌对 NEMC 的入侵率显著下降，且显著降低菌株在体内穿越血脑屏障的能力。CNF1 是一种 AB 类型的毒素，由 N 端的细胞结合结构域和 C 端具有脱氨酶活性的催化结构域组成，C 端可使谷氨酰胺特异性脱氨基变成谷氨酸。已经证明 CNF1 可以激活 Rho GTP 酶，并诱导细胞通过胞饮作用摄取乳胶微球、细菌、凋亡的细胞和上皮细胞之类的非巨噬细胞中。在体内，CNF1 帮助大肠杆菌入侵 HBMEC 并穿越血脑屏障的作用都依赖于 RhoA 的激活。关于 IbeA 蛋白，有研究表明其通过配体-受体相互作用的方式协助大肠杆菌入侵 HBMEC。

细菌可引起脑膜炎的另一个重要因素是其成功穿越血脑屏障后仍具有活性。有实验证明，大肠杆菌穿越血脑屏障时不改变 HBMEC 单层细胞的完整性，也不影响血脑屏障的通透性。HBMEC 具有完整的机制能够将包含微生物的小泡传递至包含组织蛋白酶的组分，如溶酶体。随后包含 K1 型荚膜缺失大肠杆菌（大肠杆菌 K1⁻）的小泡通过与早期核内体标记蛋白相互作用（如早期核内体自身抗原 1 和转铁蛋白受体）并与晚期核内体及溶酶体标记蛋白作用（如 Rab7 及溶酶体相关膜蛋白）最终被溶酶体融合，从而降解小泡内的细菌。相反，包含具有 K1 型荚膜大肠杆菌（大肠杆菌 K1⁺）的小泡能够从早期和晚期核内体获得，并没有被溶酶体融合，从而使大肠杆菌以活菌状态穿越血脑屏障。这些研究再次表明了 K1 型荚膜多糖在大肠杆菌逃避宿主免疫攻击和促进其入侵 HBMEC 方面的作用。NMEC 的致病机制如图 7-8 所示。

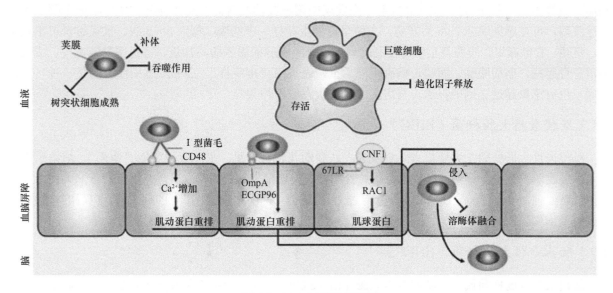

图 7-8 NMEC 的致病机制

K1 型荚膜和外膜蛋白 OmpA 的存在可使 NMEC 免受宿主免疫攻击；NMEC 入侵的巨噬细胞可为其提供复制环境，以便产生足够多的细菌穿越血脑屏障（BBB）到达宿主的中枢神经系统；NMEC 的黏附由 I 型菌毛与宿主的 CD48 结合，以及 OmpA 与宿主的 ECGP96 结合所诱导；NMEC 的入侵由细胞毒素坏死因子 CNF1 与其层粘连蛋白受体（67LR，也称为 RPSA）的结合，以及 I 型菌毛和 OmpA 与各自受体的结合共同诱导

第三节 大肠杆菌病动物模型与人类疾病的临床表现比较

大多数大肠杆菌是自然界中的正常菌群，常存在于人类或动物肠道，当寄居部位发生改变时可能会导致感染。但有少数血清型的大肠杆菌对人类及动物具有致病性，感染后导致腹泻或者败血症等。

一、人类感染大肠杆菌的临床表现

导致人类感染的主要致病性大肠杆菌包括肠产毒性大肠杆菌（ETEC）、肠致病性大肠杆菌（EPEC）、肠侵袭性大肠杆菌（EIEC）、肠出血性大肠杆菌（EHEC）、肠聚集性大肠杆菌（EAEC）与肠弥散黏附性大肠杆菌（DAEC）。人类大肠杆菌感染可以引起肠道感染与肠道外（尿道和新生儿脑部）感染，不同种类的大肠杆菌感染人体后出现不同的临床表现，其感染肠道后的主要临床表现如下。

（一）肠产毒性大肠杆菌（ETEC）

肠产毒性大肠杆菌是发达国家"旅游者腹泻"及小儿腹泻的重要致病菌之一，通过产生肠毒素改变小肠上皮细胞生物学活性而导致腹泻。临床表现主要为水样便，有时会伴随腹部绞痛、恶心、呕吐与头痛，无里急后重，最终可导致脱水。腹泻多为水样便，通常不带有血液、黏液或者脓汁。幼儿和老年患者可因严重腹泻引起的水和电解质紊乱、酸碱失衡而死亡。ETEC 相关腹泻发病一般较快，潜伏期为 1～2 天甚至短至 5h。大多数病程温和，持续 3～5 天，也可长达一个多星期，具有自限性。经过有效治疗，致死率小于 1%。在发展中国家，小于 2 岁儿童发生 ETEC 感染性腹泻可影响生长，孟加拉国的一项研究发现儿童经历过 ETEC 感染性腹泻较经历过非 ETEC 感染性腹泻更易出现营养不足及生长迟缓。同时研究表明，经历过旅游者腹泻相对于未经历过的人群会有 5 倍以上的风险发展为感染后过敏性肠综合征。虽然 ETEC 通常与旅游者腹泻相关，但关于其导致过敏性肠综合征发生风险增高的原因目前尚不清楚。ETEC 患者和带菌者为主要传染源，通过被污染的水、食物等传播 ETEC，可散发或暴发流行。人群对 ETEC 普遍易感，成人、婴幼儿均可发病。

（二）肠致病性大肠杆菌（EPEC）

人类对由肠致病性大肠杆菌引起的肠道传染病普遍易感，但主要发生于婴幼儿，有饮食不调、辅食添加不当等诱因，5～6 月为发病高峰期，在发展中国家婴幼儿有高发病率与死亡率。临床主要表现为急性腹泻，可在感染细菌 2.9h 后发病，大便呈黄色蛋花样、带奶瓣，每天 3～5 次。重症患者可出现发热、呕吐、食欲减退、腹胀甚至中毒性肠麻痹。出现肠麻痹前患者腹泻加重，可出现黏液血便。成人感染常急性起病，脐周隐痛、腹鸣，偶有里急后重，表现为"痢疾样"。EPEC 感染性腹泻是一种自限性疾病，也有感染超过 2 周的报道，与宿主的免疫状态密切相关。

（三）肠侵袭性大肠杆菌（EIEC）

肠侵袭性大肠杆菌主要感染大儿童及成人，婴幼儿感染少见。临床表现类似"菌痢"。细菌感染后侵入结肠黏膜并繁殖，典型临床表现为化脓性结肠炎，伴随发热、腹痛、腹泻、里急后重。大便为黏液血便或脓血便。可通过污染的水和食物引起暴发或流行，是可引起食物中毒的病原菌，也可因接触传播形成散发病例。

（四）肠出血性大肠杆菌（EHEC）

肠出血性大肠杆菌属于产志贺毒素大肠杆菌（STEC），能够引起人类发生出血性肠炎。起病急，常不发热或伴有低热，临床表现为突起腹泻、腹部痉挛性疼痛，可伴恶心、呕吐及上感样症状。粪便在发病初期为水样，随之呈血性、鲜红色，量中等。病程 7～10 天，有时可延长达 12 天。多数患者表现为自限性，重症可并发溶血性尿毒综合征（HUS）、血栓性血小板减少性紫癜等。溶血性尿毒综合征患者可出现血尿、少尿、无尿及皮下黏膜出血。血栓性血小板减少性紫癜患者可出现血小板减少、微血管异常溶血性贫血、肾功能异常和神经系统症状（头痛、轻瘫、昏迷、间歇性谵妄等）。家禽和家畜为肠出血性大肠杆菌的贮存宿主与主要传染源，患者和无症状携带者也是传染源之一，经消化道及接触传播。人群普遍易感，但以老人、儿童为主。季节性明显，7～9 月为流行高峰期。肠出血性大肠杆菌包括几种血清型，其中主要的致病菌株为 O157：H7。O157：H7 大肠杆菌的致病能力和对胃酸的抵抗力均较强，对细胞的破坏性大，100 个菌即可使人发病。

（五）肠聚集性大肠杆菌（EAEC）

肠聚集性大肠杆菌是小儿慢性腹泻的常见病原体，亦可引起旅游者腹泻。潜伏期一般为 8～18h，与宿主的遗传易感性和免疫抵抗力有关。多数感染者会有胃肠道不适的症状，如腹痛、恶心、呕吐、低热、水样便或便中带血/黏液，但并非所有患者均出现疾病体征。该菌易感染营养不良的儿童和免疫力低下的人群，由于肠黏膜损伤不能及时修复而出现持续性腹泻，腹泻病程常迁延 2 周以上。在发展中国家，EAEC 感染表现为儿童持续性腹泻，也可引起 AIDS 患者慢性腹泻。在发达国家，EAEC 感染主要见于热带地区的旅游者，病程有自限性。EAEC 感染是全球范围内营养不良儿童持续性腹泻的最常见原因，营养不良的 EAEC 感染儿童往往会生长发育迟缓。

（六）肠弥散黏附性大肠杆菌（DAEC）

肠弥散黏附性大肠杆菌对 HEp-2 细胞呈现弥漫性黏附，尤其可引起 12 个月龄以上幼儿腹泻。患者腹泻症状较轻，可伴随发热与腹痛，大便多为稀便或黏液便。

表 7-1 人类感染不同致病性大肠杆菌临床表现的比较

类型	感染人群	感染类型	大便类型	感染持续时间
肠产毒性大肠杆菌	人群普遍易感	旅游者腹泻与 5 岁以下儿童腹泻	多为水样便	多为自限性，持续 3～5 天
肠致病性大肠杆菌	主要为≤2 岁婴幼儿	婴幼儿腹泻	黄色蛋花样便	多为自限性
肠侵袭性大肠杆菌	主要为大儿童与成人，婴幼儿少见	类似"菌痢"	黏液脓血便	多在 1～2 周痊愈
肠出血性大肠杆菌	以老人、儿童为主	出血性肠炎	初为水样，后呈血性	一般持续 7～10 天
肠聚集性大肠杆菌	营养不良儿童和免疫力低下人群	小儿慢性腹泻	水样便或便中带血/黏液	病程常迁延 2 周以上
肠弥散黏附性大肠杆菌	主要为大于 12 个月的幼儿	婴幼儿腹泻	稀便或黏液便	多为自限性

除肠道感染外，大肠杆菌可引起肠道外感染，其中最常见的为泌尿系统感染（UPEC）与脑膜感染（MNEC）。

（七）尿道致病性大肠杆菌（UPEC）

尿道致病性大肠杆菌是引起医院和社区获得性尿道感染的常见致病菌。该菌可顽固存在于膀胱组织中，导致感染反复发作和迁延不愈。部分患者甚至在晚期出现肾功能衰竭与尿毒症。

（八）新生儿脑膜炎大肠杆菌（NMEC）

脑膜炎/脓毒血症相关大肠杆菌是革兰氏阴性杆菌感染性新生儿脑膜炎常见的致病菌。感染后致死率可达 15%～40%，在幸存儿中很多会出现神经系统后遗症。

二、动物感染大肠杆菌的临床表现

除人类外，致病性大肠杆菌也可在多种动物包括鸡、猪、牛、羊中发生自然感染，引起腹泻和败血症。大肠杆菌可以寄居在这些动物的肠道中，引起相应动物感染并可以作为传染源引起人类感染。

（一）鸡感染大肠杆菌的临床表现

致病性大肠杆菌对高峰产蛋鸡及雏鸡具有严重危害性，饲料污染和卫生差为该病的诱因。感染后临床表现复杂多样，主要表现有急性败血症、脐炎、气囊炎、肝周炎、肠炎、关节炎、肉芽肿、卵黄性腹膜炎等。最常见的临床表现为：①急性败血症型，是鸡感染大肠杆菌的典型表现，多发生于 6～10 周龄的鸡，病死率可达 5%～20%。病鸡精神不振，采食减少，衰弱并死亡。②脐炎型，发生于孵化后期的胚胎及 1～2 周龄的雏鸡。主要表现为卵黄吸收不良、脐带炎及脐部闭合不良，病鸡排出白色、黄绿色或泥土样稀便，腹部膨满。③关节炎和滑膜炎型，一般是由关节创伤或发生大肠杆菌败血症时细菌经血液途径转移至关节所致，一个或多个腱鞘、关节发生肿大。病鸡表现为行走困难、跛行或呈伏卧姿态。④气囊炎型，多发生于 5～12 周龄的幼鸡，6～9 周龄为发病高峰。病鸡表现出轻重不一的呼吸道症状，出现呼吸困难、黏膜发绀等表现。⑤卵黄性腹膜炎和输卵管炎型，主要发生于产蛋母鸡。病鸡表现为产蛋停止、精神委顿、腹泻，粪便中混有蛋清及卵黄小块，有恶臭。⑥肉芽肿型，多发于 45～70 日龄鸡。病鸡出现腹泻、进行性消瘦。

（二）兔感染大肠杆菌的临床表现

大肠杆菌感染多见于断奶后的幼兔，导致黏液性肠炎。病兔腹部膨胀、腹泻，病程长，可反复发作。体温一般低于正常，被毛粗乱，精神不振。肛门和后肢被毛玷污黏液或黄棕色水样粪便，粪便常为两头尖，后期带有大量胶状黏液。感染兔由于脱水，体重很快减轻、消瘦。

（三）猪感染大肠杆菌的临床表现

常见的感染猪的大肠杆菌为肠产毒性大肠杆菌（ETEC）、产志贺毒素大肠杆菌（STEC）及肠弥散黏附性大肠杆菌（DAEC）。临床主要表现为：①仔猪黄痢（早发型大肠杆菌病），初生仔猪的一种急性、致死性传染病。主要在仔猪出生后数小时至 5 日龄发病，以 1～3 日龄最为多见。主要症状是拉黄痢，粪便大多呈黄色水样，内含凝乳小片，顺肛门流下，其周围多不留粪迹，易被忽视；下痢重时，小母猪阴户尖端可呈红色，后肢被粪液玷污；病仔猪精神沉郁，不吃奶，脱水、昏迷而死。急者不见下痢，身体软弱，倒地昏迷死亡。②仔猪白痢（迟发型大肠杆菌病），主要感染 10～30 日龄的仔猪。病仔猪体温不高，粪便呈乳白色、灰白色、淡黄色或黄绿色，浆糊样，有特殊腥臭味。③仔猪水肿病，由溶血性大肠杆菌感染所引起。临床症状为突然发病，体温不高，四肢运动障碍，接触时尖叫，叫声嘶哑，倒地后常呈游泳状划动四肢。常见眼睑、脸部水肿，严重的可见头颈部水肿变粗。

（四）牛感染大肠杆菌的临床表现

牛感染大肠杆菌后的主要特征是腹泻和虚脱。根据临床症状可分为三型：①败血症型，常见于出生 3 天以内的犊牛，病程短，初期体温可达 41℃左右。病牛精神沉郁，排黄绿色或浅黄色水样腥臭稀便，心率快。病末期体温下降，卧地不起，末梢发凉，部分牛尚未开始腹泻即死亡。②肠炎型，多见于一周龄以后的犊牛。病牛水样下痢，粪便开始为黄色，后变为灰白色，混有凝乳块、血丝或气泡。病程后期大便失禁，体温正常或下降，最终脱水而亡。病牛痊愈后发育迟缓。③肠毒血型，多见于一周龄内的犊牛，大肠杆菌在病牛肠道内大量繁殖，产生毒素进入血液，引起突然死亡。

（五）羊感染大肠杆菌的临床表现

羊感染大肠杆菌后的疾病包括羔羊大肠杆菌病与成年羊大肠杆菌病。主要为羔羊感染，感染后临床表现分为两型：①败血症型，主要见于 2～6 周龄的羔羊。病羊起初体温达 41.5～42℃，精神委顿，结膜潮红，呼吸浅表，脉快而弱，表现出神经系统症状，多于发病后 4～12h 死亡。②肠炎型，主要见于 7 日龄的羔羊。病羊起初体温达 40.5～41℃，后出现腹泻，粪便黄色糊状，个别病羊粪便中有黏液、血液或脓液，严重病例粪便中带有肠黏膜。病羊迅速消瘦、衰弱、脱水。如不及时治疗，在病后 24～36h 昏迷死亡，病死率为 15%～75%，有时可见化脓性纤维素性关节炎。

三、大肠杆菌病动物模型

大肠杆菌病动物模型的研究一直存在困扰，虽然在此方面进行了大量的研究，但模型与人类感染评价标准的可比性一直存在争议。目前已经建立了多种大肠杆菌感染的动物模型，较为常见的如表 7-2 所示。

表 7-2 常见大肠杆菌感染动物模型

模型动物	感染血清型	感染方式	感染变化或应用
乳兔	STEC	消化道	腹泻，发生黏附与脱落损伤
乳兔	STEC	消化道	出血性结肠炎模型与溶血性尿毒综合征模型
猪（限菌猪）	STEC	消化道	致病机制研究
小鼠	STEC	口服/静脉注射全细胞裂解液	后肢麻痹和死亡
小鼠	STEC	静脉或腹腔注射培养上清	结肠黏膜上皮变薄及肾毒性坏死，可用于疫苗免疫保护效果评价
牛、羊等反刍动物	STEC	消化道	模拟自然感染，分析易感性
牛、羊等反刍动物	STEC	直肠注射	观察定居情况
狒狒	STEC	静脉注射	溶血性尿毒症综合征模型
猕猴	STEC	消化道	肠道病理变化
雏鸡模型	O157：H7	消化道	肠道感染动物模型和大肠杆菌菌株粪便传播模型
猪（限菌猪）	EAEC	消化道	模拟人类感染
新生 C57BL/6 小鼠	EAEC	消化道	婴幼儿腹泻
豚鼠	ETEC	消化道	致病机制研究
小鼠	ETEC	消化道	致病机制研究

第四节 大肠杆菌病动物模型与人类疾病的病理特征比较

不同类型大肠杆菌在感染人与动物时会引起不同的病理变化，带来不同的临床表现。

一、人类感染大肠杆菌的病理变化

人类感染不同致病性大肠杆菌的病理变化有所不同。

（一）肠产毒性大肠杆菌（ETEC）

肠产毒性大肠杆菌通常不引起肠道主要结构发生损伤，主要引起上皮细胞微绒毛萎缩。大量细菌黏附形成的细菌层与绒毛上皮细胞紧密连接，通过产生毒素引起腹泻。

（二）肠致病性大肠杆菌（EPEC）

肠致病性大肠杆菌侵入肠道后，主要在十二指肠、空肠和回肠上段生长繁殖。其紧密黏附于肠上皮细胞表面，或嵌入肠上皮细胞表面的凹陷中，使黏膜呈特征性损伤，局部微绒毛萎缩，肠功能发生紊乱，甚至导致肠黏膜坏死、溃疡，从而出现腹泻。EPEC 还可产生细胞毒素（VT），引起肠上皮细胞向肠腔分泌液体。全身脏器均可出现非特异性充血、水肿，以心脏、肝、肾、中枢神经系统较明显。

（三）肠侵袭性大肠杆菌（EIEC）

肠侵袭性大肠杆菌肠炎主要累及结肠，侵袭结肠黏膜上皮细胞，破坏细胞并引起中性粒细胞等炎症细胞浸润，从而形成炎症与溃疡。

（四）肠出血性大肠杆菌（EHEC）

肠出血性大肠杆菌从口腔侵入人体，达肠腔后损害肠尤其是盲肠与结肠上皮细胞，肠黏膜弥漫性出血、溃疡。乙状结肠镜检见肠黏膜充血、水肿，肠壁张力低下。钡灌肠 X 线检查可见升结肠、横结肠黏膜下层水肿。除肠上皮细胞，还可损害血管内皮细胞、红细胞和血小板而导致 HUS。发生广泛性肾小管坏死可导致急性肾衰竭。O157：H7 大肠杆菌进入人体后主要侵犯小肠远端和结肠、肾、肺、脾与大脑，引起肠黏膜水肿、出血，液体蓄积，肠细胞水肿、坏死及肾、脾与大脑病变。

（五）肠聚集性大肠杆菌（EAEC）

肠聚集性大肠杆菌引起的病变主要局限于大肠，对肠黏膜发生特征性聚集黏附，损伤发生在表皮上层甚至深入肠腺，杯状细胞和吸收细胞受到影响。

二、动物感染大肠杆菌的病理变化

（一）鸡感染大肠杆菌的病理变化

急性败血症型：特征性的病理剖检变化是可见明显的纤维蛋白性心包炎、肝周炎、气囊炎或腹膜炎。气囊混浊肥厚，有干酪样渗出物。肝大，有时表面可见灰白色针尖状坏死点，胆囊扩张，充满胆汁。肝包膜白色混浊，有纤维素性附着物，有时可见白色坏死斑。脾充血肿胀。在病程短、急性死亡的病例中，组织病理变化仅见实质性器官充血、瘀血、细胞变性等。在病程较长病例中可见浆膜出现急性慢性纤维素性肉芽肿等特征性变化。脐炎型：脐孔及周围皮肤发红、水肿。关节炎和滑膜炎型：可见关节液混浊，关节腔内有干酪样或脓性渗出物蓄积，滑膜肿胀、增厚。气囊炎型：气囊壁增厚、混浊、呈灰黄色，囊内有淡黄色干酪样渗出物或干酪样物。卵黄性腹膜炎和输卵管炎型：可见腹腔中充满黄色腥臭的液体和纤维素性渗出物，肠道和器官互相粘连，卵泡皱缩变成灰褐色或酱紫色。输卵管扩张，黏膜发炎，上有针尖状出血，扩张的输卵管内有核桃至拳头大的黄白色干酪样团块，切面呈轮层状。重者输卵管阻塞，卵泡膜充血、呈红褐色或黄褐色，有的卵泡破裂，卵黄落入腹腔，形成淡黄色硬块和多量淡黄色黏液。肉芽肿型：特征性病理变化是在病鸡的小肠、盲肠、肠系膜及肝、心脏等表面出现黄色脓肿或肉芽肿性结节，肠粘连不易分离，外观与结核结节及马立克病的肿瘤结节相似。

（二）兔感染大肠杆菌的病理变化

兔感染大肠杆菌后胃膨大，充满大量液体和气体。肠道内容物为冻胶样黏液，小肠充血、出血、水肿，结肠与盲肠的浆膜和黏膜充血或有出血斑点。

（三）猪感染大肠杆菌的病理变化

猪感染大肠杆菌的主要病理变化是胃肠出现卡他性炎症变化，表现为胃黏膜红肿，肠壁变薄、松弛、充气，肠黏膜充血或轻度出血、肿胀，肠膜淋巴结肿大，切面多汁。心、肝、肾有变性，重者有出血点。

（四）牛感染大肠杆菌的病理变化

病死犊牛皱胃内有大量的凝乳块，黏膜红肿，表面黏附大量黏液。小肠内容物血水样，含有气泡，充血、出血，上皮细胞脱落。肠系膜淋巴结肿大，切面多汁或充血。脾大，肝、肾、心实质变性，被膜或内膜有点状出血。

（五）羊感染大肠杆菌的病理变化

败血症型：胸、腹腔和心包见大量积液，内有纤维素性物，某些关节尤其是肘和腕关节肿大，滑液混浊，内含脓性絮片，脑膜充血，有许多小出血点。肠炎型：胃内乳凝块发酵，肠黏膜充血、水肿或出血，肠内容物混有血液和气泡，肠系膜淋巴结肿胀，切面多汁或充血。

三、大肠杆菌病动物模型

（一）非人灵长类模型

STEC 菌株感染猕猴肠道的模型在接种后 5 天发生腹泻，在感染后 6h 至 9 天发生急性肠炎伴黏膜下层充血，盲肠、升结肠和横结肠发生黏附与脱落损伤。在超微结构上，黏附与脱落损伤主要发生在细胞间质，并且伴随有明显的内皮脱落，肠上皮的脱落导致二次细菌感染的发生。

（二）兔模型

在这个模型中，大肠杆菌 O157：H7 感染后首先黏附在结肠黏膜上皮，并导致黏附与脱落损伤及上皮细胞凋亡。兔（3 日龄）胃内接种 STEC 菌株能导致结肠黏膜上皮细胞的凋亡，同时黏蛋白分泌耗竭，肠腺肿胀，偶发性肠腺坏死部位发生中性粒细胞浸润。多种血清型 STEC 接种断乳兔能导致腹泻及回肠、盲肠与结肠发生黏附和脱落损伤，但对更大的兔模型接种就不能引起腹泻，宿主的年龄大小被认为可影响细菌对宿主的感染性。

（三）限菌猪模型

在这个模型中，大肠杆菌先是紧密黏附大肠上皮细胞，然后在微绒毛的黏附部位脱落。

（四）鼠模型

腹膜内注射 STEC 菌株可诱导中性粒细胞对鼠模型大脑皮层细胞的黏附。注射 STEC 菌株 48h 之后，发现大量白细胞在小静脉聚集、黏附。

（五）反刍动物模型

牛、绵羊、鹿、山羊和其他反刍动物是 STEC 的天然宿主，这些物种中大多数被用于研究其对 STEC 的易感性和是否能作为 STEC 感染的动物模型。这些研究涉及刚出生的限菌小牛、普通小牛、新断奶的小牛（≥3 周龄）、断奶小牛（6～8 周龄）、成年牛、成年羊和断奶鹿（3 月龄），所有血清型的 STEC 菌株感染刚出生的小牛，均导致腹泻和肠炎、大肠和小肠的黏附与脱落损伤。

（六）雏鸡模型

用含 O157：H7 的谷物口服接种 1 日龄雏鸡，在感染后 14～28 天，通过组织学检查发现细菌黏附在盲肠的黏膜上，产生轻微而短暂的黏膜损伤，并且损伤只在盲肠周围发生。

（七）豚鼠模型

ETEC 感染豚鼠后小肠组织各层都存在水肿、充血等炎症反应，甚至出血。电镜观察发现，肠上皮细胞有超微病理变化，细胞部分变性，肠黏膜结构完整，未见绒毛破坏、水肿、充血和明显的炎症细胞浸润。

第五节　大肠杆菌病动物模型与人类疾病的免疫反应比较

大肠杆菌是一类肠道致病菌，小肠黏膜上皮细胞是其首先黏附与定植的场所。宿主抵御细菌定植并清除其感染的能力取决于细菌与宿主黏膜表面细胞和分子间的相互作用。黏膜上皮细胞构成的黏膜屏障提供了防御致病微生物感染的第一道屏障。一旦细菌突破黏膜屏障，病原体相关分子模式（PAMP）就能在细菌表面表达并且被上皮细胞表达的模式识别受体（PRR）如 Toll 样受体（TLR）所识别。TLR 激活初始免疫反应，产生早期炎症反应，并且能够产生 IL-8 和 CXCL1 等趋化因子。上皮细胞在遇到肠道病原菌时能够分泌 CCL20，从而促进细胞表达 CCR6。DC 细胞表达的 CCR6 能够为淋巴细胞呈递抗原，从而激活获得性免疫反应。肠道上皮细胞也可以产生抗菌物质如 β-防御素等来防御感染。

像许多其他的致病菌一样，EPEC 能够引起早期炎症反应。在培养的上皮细胞中，EPEC 能够通过脂多糖（LPS）非依赖性激活转录因子 NF-κB 的转录，后者刺激 IL-8 的转录，从而招募多形核白细胞（polymorphonuclear leukocyte，PMN）向感染部位聚集。在 EPEC 感染过程中，随着 IL-8 水平的升高，来源于黏膜相关淋巴组织的多形核白细胞透过小肠上皮细胞到达细菌入侵部位。EPEC 感染能够刺激黏膜 IgA 反应，针对 EPEC 的免疫保护反应可通过初乳 IgA 由母亲传递给婴儿。除小肠上皮细胞外，EPEC 能够和巨噬细胞类细胞相互作用，从而破坏其吞噬功能，这种作用依靠基座形成和III型分泌系统分泌 Esp。

一、宿主对肠道内致病性大肠杆菌的免疫反应

细菌感染诱发的肠道内免疫炎症反应是宿主对抗致病菌感染的重要手段。宿主肠道黏液层和致病菌毒理因子的相互作用，可以引起宿主产生炎症反应，进而促进其对致病菌的清除。对产志贺毒素（Stx）大肠杆菌的代表菌株——O157：H7 研究发现，O157：H7 可以促进表达 T84 受体的肠道上皮细胞分泌 IL-8，进而启动炎症反应。另外，Stx 可以诱导肠道分泌 IL-8 和其他一些炎症趋化因子的产生。动物实验表明，Stx 还可以诱导小鼠腹腔巨噬细胞中肿瘤坏死因子（TNF-α）和 IL-6 的表达。除 Stx 外，EHEC 产生的极性鞭毛蛋白可以通过激活 NF-κB 途径，诱导 T84 细胞释放炎症因子。反过来，EHEC 可以通过抑制 γ-干扰素介导的肠上皮细胞激活途径，抑制细胞因子的释放，从而减轻宿主的免疫反应并促进细菌的定植。除了 Stx，细菌的 LPS 也可以在感染初期诱发肠细胞的黏膜免疫反应，进而清除细菌。在利用 C3H/HeJ 小鼠进行的体内实验中，缺失 LPS 的 EHEC 菌株，由于黏膜免疫难以行使清除细菌的功能，细菌的数量激增且大量的毒素被释放，可以观察到更加严重的疾病发生。PAMP 是一类细菌特异性小分子，可以被先天免疫系统中的细胞表面受体如跨膜受体 TLR 所识别，并激活下游的细胞内信号分子，诱导细胞因子和炎症趋化因子产生与释放。细菌的 LPS 可以结合到 MD2-TLR4 受体复合物上，以启动依赖性或非依赖性 MyD88 信号途径，促进接下来的细胞因子和炎症趋化因子的产生与释放。

除固有免疫系统外，宿主还可以通过致病菌诱导的获得性免疫反应来对抗大肠杆菌的侵染。在感染了 EHEC 或 EPEC 的人的血清、唾液、初乳和母乳中，均有大肠杆菌分泌蛋白 A 和 B 及紧密黏附素（intimin）抗体的存在。在 EHEC 感染患者的血清和唾液中，还证实有抗 LPS 抗体的存在。针对 EHEC 和 EPEC 的普通抗原产生的抗体也可以为宿主提供免疫保护，该假设或许可以解释为何在 EPEC 比较流行的地区其感染率较低。体外实验证实，巴西一些 EPEC 较为常见地区的人类初乳可以抑制 EHEC 与 HEp-2 细胞的黏附。而利用小鼠进行的体内实验也证实了针对普通抗原的抗体对 EHEC 和 EPEC 的交叉保护作用。

中性粒细胞是宿主急性炎症反应中的重要免疫细胞，其数目随着感染的加剧而迅速升高。在 EHEC O104：H4 引起的 HUS 患者体内，细胞凋亡的水平和中性粒细胞的水平都显著升高。在小鼠中，Stx2 可以通过诱发骨髓中髓系细胞的释放和加速多形核白细胞（PMN）祖细胞的成熟与增殖，促进中性粒细胞的释放。虽然不具有细胞毒性，但是在 HUS 的急性感染期，可以检测到 Stx2 结合在中性粒细胞和血小板-中性粒细胞复合体上。而体外实验证实，Stx2 确实可以激活中性粒细胞，特别是与血小板结合的中性粒细胞，并且 Stx2 可从中性粒细胞的表面转运至内皮细胞，表明中性粒细胞还可以作为毒素的转运载体。除了 Stx2，EHEC O157：H7 分泌的金属蛋白酶 StcE 也可以促进中性粒细胞的活性氧迸发和细胞黏附，进而导致细菌的迁移障碍。

单核细胞可以呈递抗原和产生细胞因子，因此，在调节宿主的先天免疫和适应性免疫方面均具有重要作用。在 HUS 患者中，单核细胞和血小板-单核细胞复合体均可以结合 Stx2。单核细胞可以表达少量的 Gb3 受体，该受体的数量可以被 LPS 调控，进而激活单核细胞的功能并使其结合更多的 Stx。Stx 对单核细胞没有毒性，但可以促进其释放大量的炎症趋化因子，包括 IL-6、IL-8、TNF-α 和 IL-1β 等。体

外实验还表明，单核细胞与 Stx1、Stx2 和 LPS 共培养，可以诱导其表面一些组织因子的表达，进而使血小板聚集。因此，推测单核细胞可能间接导致 HUS 患者前血栓状态的形成。

血小板也可以与中性粒细胞和单核细胞相互作用以释放炎症趋化因子，包括血小板因子 4（platelet factor-4）、巨噬细胞炎症蛋白（macrophage inflammatory protein，MIP）、趋化因子（RANTES）、IL-8、β-血小板球蛋白（β-thromboglobulin）及单核细胞趋化蛋白（chemoattractant protein，MCP），以增强炎症反应。人和小鼠的血小板均表达 TLR4 与其他 TLR 受体。血小板的 TLR 受体可与 LPS 作用，以诱导血小板减少，也可诱导白细胞中 TNF-α 的产生和释放。最近的研究发现，血小板可以作为先天免疫和适应性免疫反应的中介，其可以通过表达免疫刺激蛋白 CD40L 来激活表达 CD8 的 T 淋巴细胞，进而激活适应性免疫反应。LPS 可以通过集合血小板表面的 TLR4/CD62 受体复合物激活 CD40L 的表达，进而促进 GPⅡb/Ⅲa 和纤维蛋白原（fibrinogen）的结合。CD40L 还可以与内皮细胞的 CD40 受体相互作用，以激活内皮细胞的炎症反应，进而诱导一些趋化因子如 MCP-1、血管细胞黏附分子（vascular cell adhesion molecule，VCAM）和细胞间黏附分子（intercellular adhesion molecule，ICAM）等的局部与系统释放。

宿主对 UPEC 的免疫反应

泌尿道的先天免疫系统包括各种固有的及招募来的细胞，其表达广泛的模式识别受体（PRR），如 TLR2、TLR4、TLR5 和 TLR11。这些受体可以识别早期病原体并进行信号转导，以诱导快速且稳定的促炎免疫应答。作为抵抗病原体的第一道防线，膀胱上皮细胞可分泌大量可溶性化合物，包括促炎细胞因子和抗菌剂。IL-1、IL-6 和 IL-8 通常是最先在感染小鼠尿液中被检测到的细胞因子，这些细胞因子在招募吞噬细胞进入感染的膀胱或肾组织中发挥了重要作用。尿调节素（uromodulin）也称为塔-霍二氏蛋白（Tamm-Horsfall protein），是由肾小管升支粗段和远端小管的上皮细胞表达产生的。与 UPEC 结合后，尿调节素可防止细菌与膀胱上皮细胞表面相互作用，同时诱导 UPEC 聚集，从而促进引起早期感染的 UPEC 被清除。尿调节素也能直接触发 TLR4 并诱导某些细胞，如髓样树突状细胞（MDC）的成熟，因此，尿调节素也具有免疫调节功能。另外来自膀胱上皮细胞的一些分泌因子通过清除尿液中重要的细菌生长因子来抑制细菌的生长。中性粒细胞明胶酶相关脂质运载蛋白（neutrophil gelatinase-associated lipocalin，NGAL）能够通过结合细菌铁载体，如肠螯素（enterochelin）来抑制细菌的生长。研究表明，由肾中的α-闰细胞（α-intercalated cell）产生的 NGAL 可限制 UPEC 的生长。在小鼠感染 UPEC 期间，与正常小鼠相比，缺乏 NGAL 或α-闰细胞的小鼠显示出对 UPEC 的易感性增加。各种抗菌肽（antimicrobial peptide，AMP），如导管素相关抗菌肽（LL-37，也称为 CAMP）、β-防御素 1（β-defensin 1）和核糖核酸酶 7（ribonuclease 7）能够分泌到尿液中以限制细菌的生长。对于细菌感染，膀胱上皮细胞和α-闰细胞是泌尿道中抗菌肽的初始分泌来源，在之后的阶段，抗菌肽由募集的中性粒细胞分泌。抗菌肽还具有免疫调节作用，如增加细胞因子的产生和促进中性粒细胞的浸润。正五聚蛋白（pentraxin）是一种进化上保守的蛋白家族，可以作为可溶性模式识别受体起作用。尿路感染期间，尿液中正五聚蛋白相关蛋白 3（pentraxin-related protein 3，PTX3）的水平与症状的严重程度密切相关。有研究认为，正五聚蛋白相关蛋白 3 可与细菌表面结合，导致补体介导的杀伤和吞噬细胞的摄取增强。

宿主还可通过细胞外排的方式对抗 UPEC 感染。在 UPEC 入侵膀胱上皮细胞后，菌体被包裹在 $RAB27b^+$ 梭形囊泡中，该囊泡固有外排特性，因此，膀胱上皮细胞可以将细胞内的细菌排出到细胞外培养基且不会丧失活性。UPEC 感染膀胱上皮细胞的体外研究表明，细菌的外排作用可在入侵后几分钟内就检测到，外排率在感染后 4h 达到峰值，24h 后，多达 70% 的感染细菌从膀胱上皮细胞中排出。细菌外排的可能机制涉及膀胱上皮细胞内被激活的两条途径。第一条途径为 UPEC 的 LPS 激活 TLR4 信号转导，导致膀胱上皮细胞内 cAMP 水平增加，从而引起含有 UPEC 的梭形囊泡自发外排。而当 UPEC 破坏梭形囊泡从而逃避第一次的外排后，细胞质中的 UPEC 会被自噬体识别并捕获，这样第二条外排途径就被激活。自噬通常能够引起自噬体与溶酶体融合，从而导致自噬溶酶体内细菌的降解。人膀胱上皮细胞的研究表明，TRPML3（一种在溶酶体上表达的阳离子通道）可以迅速感知含有 UPEC 的中性溶酶体，从而触发这些溶酶体的自发外排作用。这种膀胱上皮细胞外排溶酶体内容物的作用是一种固有的稳态机制，可以清除未降解的溶酶体内容物。与第一次从膀胱上皮细胞外排到培养基为游离的 UPEC 不同，从自噬溶酶体中外排的 UPEC 被单层的细胞膜包裹，这种方式可以防止 UPEC 重新附着到膀胱上皮细胞上，并确保尿液能够冲刷掉被细胞外排出来的 UPEC。

膀胱采用的更激烈的减少细菌负荷的机制是表面上皮细胞的脱落。实验小鼠模型和尿路感染患者的观察结果显示，在尿路感染的急性期，当浅表的膀胱上皮细胞受到严重感染时，膀胱上皮细胞会自发地大量流入尿液，导致膀胱中的细菌数量显著减少。膀胱上皮细胞的大量脱落也可能是缓和炎症反应的稳态作用，因为过度释放促炎介质是有害的。膀胱上皮细胞的脱落导致下面的组织暴露于尿液中的有毒成分，可能会产生严重的后果。为了限制这些有害的影响，上皮细胞层迅速地从静止期转变为高度增殖状态以恢复上皮细胞屏障。当膀胱上皮细胞基底层的干细胞样祖细胞感受到由脱落引起的上皮细胞损伤时，它们能够分泌音猬因子（sonic hedgehog，SHH）激活 WNT 信号通路。反过来，WNT 的激活刺激了膀胱上皮细胞和基质细胞的增殖及上皮细胞屏障的恢复。细胞的快速更新保护了较深层的组织免受尿液中有毒物质的影响，并且能够有效地清除细菌，同时限制促炎反应。膀胱组织对 UPEC 的免疫应答机制见图 7-9。

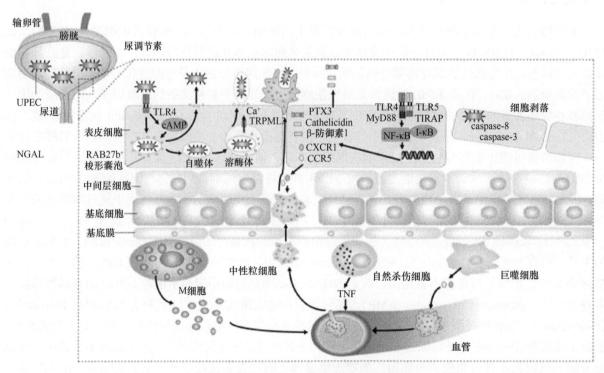

图 7-9 膀胱细胞对 UPEC 感染的免疫应答

UPEC 入侵膀胱表皮细胞（BEC）并被 RAB27b⁺梭形囊泡包裹，Toll 样受体 TLR4 识别细胞内的 UPEC 并增加细胞内环化 AMP 的含量，导致囊泡发生胞吐作用并把胞内的 UPEC 外排到膀胱的管腔中；逃避外排作用的 UPEC 可以形成自噬体并被转运至溶酶体，溶酶体则失去降解活性；失去活性的溶酶体可以被溶酶体瞬时受体电位（TRP）黏脂蛋白 3 通道（TRPML3）所感知，使溶酶体发生胞吐作用并将细菌外排；一旦被 TLR4 和接下来的信号通路感知到致病菌的存在，BEC 便会分泌大量的可溶性因子，包括抗菌肽（组织蛋白酶抑制素 Cathelicidin、β-防御素 1）、抗菌蛋白（凝集素 3，PTX3）及趋化因子（CXCL1、CCL5）；UPEC 的感染还可以诱导 caspase-3 和 caspase-8 依赖性的 BEC 细胞凋亡，凋亡的细胞则流入膀胱管腔；膀胱内常驻的前哨免疫细胞，包括 M 细胞、自然杀伤（NK）细胞和巨噬细胞，均可以感受 UPEC 的感染并分泌多种细胞因子，同时招募血液中的其他免疫细胞，特别是中性粒细胞来清除感染

二、中枢神经系统对 NMEC 的免疫应答

血脑屏障能够限制血液中的细胞和蛋白进入中枢神经系统，可以清除入侵的微生物、衰老的细胞、过剩的神经递质及老化和糖化的蛋白，以维持神经元和胶质细胞健康的生存环境。在非中枢神经系统的组织中，免疫监督及区分"自我"和"非我"物质的功能主要由外周的中性粒细胞、树突状细胞、巨噬

细胞与自然杀伤细胞完成；而在中枢神经系统中，主要由常驻的胶质细胞完成，包括星形胶质细胞、小胶质细胞、少突胶质细胞和硫酸软骨素（NG2）、血小板源性生长因子 α 受体（PDGFα）等。除此之外，在中枢神经系统表面还存在少量的巨噬细胞，如脑膜巨噬细胞、血管周巨噬细胞和脉络丛巨噬细胞。

已知脑中不同的细胞类型能够表达特异性的模式识别受体（PRR），这些 PRR 能够识别微生物的一些分子结构，即病原体相关分子模式（PAMP），PAMP 能够在感染的组织中积累。除此之外，还有证据证明来源于宿主的损伤相关分子模式（damage-associated molecular pattern，DAMP）也可作为 PRR 配体被识别，这些配体在患者的大脑中以错误折叠的蛋白、聚合多肽或者错误定位的核酸形式存在。这些DAMP 在不同类型的脑细胞中可触发神经炎症反应。

致脑膜炎细菌拥有多种毒力因子，使其能够入侵大脑的蛛网膜下腔。最初菌血症会诱导脑血管上皮细胞的炎症应答，血管丰富的区域如软脑膜或者血-脑脊液屏障区域的脉络丛是细菌通过血源性传播进入大脑最可能的部位。一旦病原微生物到达 CSF，它们更有可能存活下来，因为宿主蛛网膜下腔的防御系统对荚膜包被细菌是无效的。出现这种免疫缺陷可能是由于缺乏可溶性 PRR，以及能够结合到病原微生物表面并标记使其被吞噬的补体蛋白。更重要的是，补体积累并形成膜攻击复合体可使一些易感细菌裂解，如奈瑟菌属，然而在正常的 CSF 中，补体水平非常低（是血液中正常补体成分的 0.1%～1%），不能发挥有效的抗菌活性。血脑屏障作为分子筛能够限制大分子和免疫细胞通过，因此血液中的补体蛋白被血脑屏障阻挡不能进入 CSF。即使在炎症水平很高的情况下（如细菌性脑膜炎），虽然血脑屏障通透性增加，但 CSF 中的补体水平仍比血液中的补体水平低很多。结果就是，当病原微生物成功侵入 CSF 后，它们能够在几小时之内迅速生长并达到较高的种群密度。

随着细菌密度的增加，这些病原微生物由于多种因素开始出现死亡，如营养物质的消耗和抗生素的治疗。细菌死亡后，细菌碎片会在 CSF 中积累，并与具有免疫活性的细胞表面或细胞内的 PRR 相互作用，激活宿主的免疫应答。在细菌入侵后，白细胞（尤其是中性粒细胞）也会迅速迁移到蛛网膜下腔，细菌和中性粒细胞相互作用并迅速增强免疫应答，从而导致血管舒张，血脑屏障被破坏，从而迁移更多的炎症细胞激活炎症反应。基于一些特殊的刺激因子，白细胞会产生多种非细胞炎症分子，如细胞因子和趋化因子，通常包括 IL-6 和 TNF-α，以及 IL-1、IL-8、IL-10。最新的研究还发现，NMEC 中的小 RNA 分子 nsr69，通过下调鞭毛蛋白编码基因 *fliC* 的表达来抑制小胶质细胞上 TLR5 的识别作用，以减少炎症因子 TNF-α 的释放，并由此减弱星形胶质细胞的活化，降低星形胶质细胞中补体 C3 的产生，最终使NMEC 逃避宿主的免疫攻击，更有利于其在脑脊液中存活。

参 考 文 献

Abraham SN, Miao Y. 2015. The nature of immune responses to urinary tract infections. Nature Reviews Immunology, 15(10): 655-663.

Croxen MA, Finlay BB. 2010. Molecular mechanisms of *Escherichia coli* pathogenicity. Nature reviews. Microbiology, 8(1): 26-38.

Croxen MA, Law RJ, Scholz R, et al. 2013. Recent advances in understanding enteric pathogenic *Escherichia coli*. Clinical Microbiology Reviews, 26(4): 822-880.

Flores-Mireles AL, Walker JN, Caparon M, et al. 2015. Urinary tract infections: epidemiology, mechanisms of infection and treatment options. Nature Reviews Microbiology, 13(5): 269-284.

Justice SS, Hung C, Theriot JA, et al. 2004. Differentiation and developmental pathways of uropathogenic *Escherichia coli* in urinary tract pathogenesis. Proceedings of the National Academy of Sciences of the United States of America, 101(5): 1333-1338.

Karpman D, Ståhl AL. 2014. Enterohemorrhagic *Escherichia coli* pathogenesis and the host response. Microbiology Spectrum, 2(5): 10.1128/microbiolspec.EHEC-0009-2013.

Kim KS. 2008. Mechanisms of microbial traversal of the blood-brain barrier. Nature Reviews Microbiology, 6(8): 625-634.

Kim KS. 2016. Human meningitis-associated *Escherichia coli*. EcoSal Plus, 7(1): 10.1128/ecosalplus. ESP-0015-2015.

Le Bougu P. 2005. EnterDiarrhea-associated diffusely adherent *Escherichia coli*. Clinical Microbiology Reviews, 12(1): 180-181.

Nataro JP. 2005. Enteroaggregative *Escherichia coli* pathogenesis. Current Opinion in Gastroenterology, 21(1): 4-8.

Nataro JP, Kaper JB. 1998. Diarrheagenic *Escherichia coli*. Clinical Microbiology Reviews, 11(1): 142-201.

Sun H, Wan X, Fan Y, et al. 2022. Bacteria reduce flagellin synthesis to evade microglia-astrocyte-driven immunity in the brain. Cell Rep, 40(1): 111033.

Trabulsi LR, Keller R, Tardelli Gomes TA. 2002. Typical and atypical enteropathogenic *Escherichia coli*. Emerging Infectious Diseases, 8(5): 508-513.

Welinder-Olsson C, Kaijser B. 2005. Enterohemorrhagic *Escherichia coli* (EHEC). Scandinavian Journal of Infectious Diseases, 37(6-7): 405-416.

Wolf MK. 1997. Occurrence, distribution, and associations of O and H serogroups, colonization factor antigens, and toxins of enterotoxigenic *Escherichia coli*. Clinical Microbiology Reviews, 10(4): 569-584.

第八章　链球菌病

链球菌病是由链球菌感染引起的一类接触性传染性疾病的总称，常见病症主要包猩红热、败血症、脓肿、肺炎、脑膜炎、咽炎及关节炎等，严重时可引起死亡。链球菌的感染对象非常广泛，不管是猪、马、牛、羊、家兔、小鼠等哺乳动物，还是鸡、鸽、鸭、鹅等鸟类动物，甚至就连罗非鱼、金鲳、石斑鱼等多种海淡水鱼类均对其易感。另外，链球菌还可以感染人类，引起猩红热、败血症、化脓创等病症。因此，链球菌病不仅给养殖业造成了巨大的经济损失，也严重威胁着人类的健康与安全，是全球范围内一种重要的人兽共患病。近年来，随着链球菌耐药情况的越发严重，针对链球菌病的临床用药受到诸多限制，开发新型药物，以及研制高效、广谱的疫苗与微生态制剂已成为当前链球菌病防治领域的迫切需求。链球菌病动物模型是链球菌病防治研究的重要工具，目前主要包括仔猪、小鼠、斑马鱼、豚鼠、小型猪、家兔等。在不同的宿主或模型动物中，链球菌病的病症、病程等存在诸多差异，根据不同的研究目的选用不同的动物模型，不仅可以更好地进行链球菌病的基础研究，还可以为该病的药物和疫苗研制等提供可靠的临床前数据。

第一节　链球菌病概述

链球菌为革兰氏阳性菌，呈球形或卵圆形，无芽孢，无鞭毛，有荚膜，常成对或成链状排列，通常存在于人和动物的呼吸道、消化道及泌尿生殖道等，可随粪便、痰液、乳汁等排出体外，对自然因素有一定的抵抗力，在外界环境中可长时间存活，如在动物排泄物中可存活数周，在灰尘中可存活数日。但链球菌易被各种常用消毒剂灭杀，不耐热，经 60℃加热 30min 即可杀死。依照不同的分类方法，可对链球菌进行不同形式的分类。其中，根据链球菌的溶血情况，可将其分成 3 个类型，分别为 α 型溶血链球菌、β 型溶血链球菌和 γ 型溶血链球菌。通常情况下，β 型溶血链球菌的致病力最强，可引起人和动物的各种疾病；α 型溶血链球菌的致病力较弱，多数为条件致病菌；γ 型链球菌不溶血，对人类无致病作用。另外，根据细胞壁中糖类组分（C 抗原）的不同，遵从 Rebecca Lancefield 分群法可将链球菌分成 A、B、C、D、G、R、S 等 20 个群。近年来，随着生物学的不断发展，微生物的分类方法也得到了极大的改善，许多新型的分类方法开始被使用，而按照最新的分类方法，链球菌可分为 75 个种及至少 110 个分类未定的种，其中与医学和兽医学相关的至少有 18 种，主要包括化脓链球菌、肺炎链球菌、猪链球菌、无乳链球菌、牛链球菌、海豚链球菌等。

一、化脓链球菌

在人感染链球菌的病例中，90%左右是由 A 群链球菌引起的。A 群链球菌又名化脓链球菌，是链球菌中致病力最强的细菌。其发病常呈现一定的规律性，如冬春季多发的季节规律性，幼儿（1~6 岁）多发的年龄规律性，也有报道指出，人链球菌病存在地域性分布及性别性分布等特点。以往化脓链球菌引起最多的病症当属猩红热。虽然随着抗生素的不断使用及医疗卫生体系的不断完善，猩红热的发病率已经明显下降，但其在化脓链球菌病中仍然占据重要地位，甚至近年来该病又出现了明显的反弹趋势。2005~2011 年，我国报告的猩红热病例共 225 538 例，流行规律并未发生明显变化，仍然表现出男多女少的性别规律性（男女性别比例为 1.6∶1），以少年和青少年（15 岁以下）为主要发病群体的年龄规律性，以及冬春季高发的季节规律性。其中，自 2010 年秋季开始，该病发病率呈现出明显的上升趋势，并表现出分布范围广、高发地持续高发的特点。针对猩红热反弹这一现象，有报道指出，这可能与自然环境、细菌致病力及耐药性变化等因素相关。

二、肺炎链球菌

肺炎链球菌是一种条件致病菌，正常情况下肺炎链球菌可寄生于人类的咽喉部，当机体免疫功能下降时，肺炎链球菌可扩散到下呼吸道或其他部位，引起肺炎、脑膜炎、心包炎、中耳炎、鼻窦炎和关节炎等侵袭性肺炎链球菌病（IPD）。另外，肺炎链球菌还是社区获得性肺炎的主要致病菌，且可并发败血症。据 WHO 统计，全球每年大约有 160 万人死于肺炎链球菌的感染，其中，5 岁以下儿童占 43.8%～62.5%，并且多数为 2 岁以下儿童，另外，大于 65 岁的老人和免疫功能低下者也是常见的 IPD 受累人群。肺炎链球菌感染呈地域性分布，与当地的医疗服务水平、环境卫生及营养状况直接相关，与发达国家相比，发展中国家和地区的儿童罹患 IPD 的风险更高。根据荚膜多糖免疫原性的不同，肺炎链球菌可分为 91 个血清型，但多数血清型很少引起疾病，全球超过 80% 的 IPD 归因于肺炎链球菌的 20 个血清型，如 1 型、3 型、4 型、6A 型、6B 型、7F 型、8 型、14 型等。另外，有研究指出不同血清型的肺炎链球菌其临床表现、感染率、死亡率及转归都有区别，并且在不同时间、地域和人群中的分布也各不相同。因此，肺炎链球菌不仅危害严重，而且流行特征复杂，仍然是全球致人死亡，尤其是致儿童死亡的重要原因之一。

三、猪链球菌

猪链球菌是全球范围内猪链球菌病最主要的病原，典型的感染症状包括败血症、脑膜炎、关节炎及肺炎等，严重时可导致死亡。该菌也常作为猪蓝耳病、猪瘟、猪圆环病毒病、猪流感、猪传染性胸膜肺炎等病并发或继发症的病原，严重危害着我国乃至世界养猪业的发展。随着微生物学科的不断发展，猪链球菌的分类也在不断完善：在兰氏（Lancefiled）分群方面，最初猪链球菌被归于 R、S、RS 和 T 群，随后有研究指出，猪链球菌与 D 群链球菌也有相同的抗原类型，而从生化角度和遗传进化角度分析则发现猪链球菌并不属于 T 群，目前公认的看法是猪链球菌属于 D、R 和 S 群；在血清型方面，根据荚膜多糖抗原的差异，起初猪链球菌被分为 35 个血清型（1～34 型和 1/2 型），后经证实，32 型和 34 型与其他血清型之间存在较大差异，被划成一个新种（鼠口腔链球菌），而最新的研究通过分析管家基因 *sodA* 和 *recN* 的同源性建议，血清型 20 型、22 型、26 型和 33 型应该从猪链球菌中分离出来，其中血清型 20 型、22 型和 26 型属于同一个新种，而血清型 33 型属于另一个新种。在所有血清型中，1 型、2 型、7 型、9 型和 14 型是最主要的致病血清型，其中，2 型的分离率最高且致病力最强，是猪链球菌病造成损失的最主要原因。

猪链球菌还是一种重要的人兽共患病病原，自从第一例人感染猪链球菌的病例于 1968 年在丹麦被发现，之后人感染猪链球菌的报道便逐渐增多，特别是亚洲和欧洲最为严重，截至目前，全球范围内已有超过 1500 例人感染猪链球菌的病例，死亡率高达 12.8%。在我国，猪链球菌已成为一种危害人类健康的重要病原菌，这一点从两次人感染猪链球菌病的暴发中可见一斑：1998 年江苏暴发人猪链球菌病，造成 25 人感染 14 人死亡；2005 年四川暴发人猪链球菌病，造成 215 人感染 38 人死亡。另外，在越南和泰国，猪链球菌还是人类细菌性脑膜炎最主要的病原之一。近年来，美国、葡萄牙、英国、法国、荷兰、澳大利亚、阿根廷等也相继出现了人感染猪链球菌的报道，表明猪链球菌对人类健康的威胁已经开始在世界范围内散播，严重损害了公共卫生和食品安全。

猪链球菌也是一种条件致病菌，可寄生于健康猪的上呼吸道和扁桃体等部位，成年猪的带菌率很高，甚至可达到 100%，当机体免疫机能下降或接触面出现伤口时可趁机侵入宿主深层组织引起发病。其传播机制主要是通过直接接触，由受污染的水及浮尘等进行传播，一年四季均可流行，但是以夏季和秋季最为普遍，且呈地方性流行。潜伏期一般为 1～5 天，偶有个别病例时间较长，根据发病症状和病程长短可分为：急性败血型、脑膜炎型、亚急性型和慢性型。人类感染猪链球菌主要是通过与宿主动物及其排泄物（尿、粪）、分泌物（唾液）和初级加工产品直接接触所致，偶有无接触史的病例出现，目前尚无证据证明该病可在人与人之间进行传播。在人群中猪链球菌病主要以散发形式存在，偶有暴发出现。由于猪链球菌对人类来说属于异种病原，因此人群对猪链球菌普遍缺乏免疫力，一旦发生跨物种传播，很容易引发疾病，且潜伏期相对较短，最快为 2h，平均为 3 天。最常见的临床症状是脑膜炎，然而在 2005 年我国四川由猪链球菌 2 型感染引起的暴发疫情中，首次出现了高水平炎症、高死亡率的中毒休克综合征（STSS）症状，表明猪链球菌已经进化出了严重威胁人类健康的全新高毒力菌株。

四、无乳链球菌

无乳链球菌是唯一一种拥有 B 群特异性抗原的链球菌，所以又称为 B 群链球菌（GBS）。目前，根据其荚膜多糖抗原的不同共鉴定出 10 种血清型，包括：Ⅰa 型、Ⅰb 型、Ⅱ～Ⅸ型。无乳链球菌的宿主非常广泛，主要包括人类、牛、猪和鱼类等。在人群中，无乳链球菌通常寄生于下消化道及泌尿生殖道，健康人群的带菌率为 15%～35%，是导致新生儿严重感染的重要致病病原，新生儿一旦发生早发型感染则病死率可达 50%，严重危害新生儿的健康与安全。无乳链球菌对养殖业的危害以鱼类养殖最为突出，在所有血清型中，Ⅰa 型、Ⅰb 型和Ⅲ型对鱼类的致病力最强。常见的临床症状包括食欲减退、眼球出血、角膜混浊、腹部肿胀及鳍条基部出血等。鱼类无乳链球菌病一经发现，通常伴有高发病率和高死亡率。农业部渔业渔政管理局统计数据指出，自 2009 年起，我国罗非鱼养殖产业中无乳链球菌病的发病率为 20%～50%，死亡率高达 50%～70%，目前尚无有效防治措施，经济损失巨大。有研究指出，无乳链球菌病在鱼类中存在高发病率和高死亡率可能归因于鱼源无乳链球菌的基因表达能够使其更好地适应鱼类宿主。

五、牛链球菌

牛链球菌是人和动物，特别是食草动物，如牛、羊等胃肠道内的正常菌群。起初牛链球菌被认为是胃肠道内的无害链球菌，但是 1945 年 McNeal 和 Blevinsn 首次证实牛链球菌可以引起感染性心内膜炎，并在之后陆续出现牛链球菌感染的病例，至此人们才日益认识到牛链球菌的危害。牛链球菌属于 D 群链球菌，非 β 型溶血，根据遗传学分类方法可分为 6 个不同的 DNA 群，分别是解没食子酸链球菌解没食子酸亚种、解没食子酸链球菌马其顿亚种、解没食子酸链球菌巴氏亚种、婴儿链球菌结肠亚种、婴儿链球菌婴儿亚种和不解乳链球菌。另外，从人类分离的牛链球菌按其能否发酵甘露醇分成 2 个生物型，能发酵甘露醇的菌株称生物Ⅰ型；不能发酵甘露醇的菌株称生物Ⅱ型，通常被认为是牛链球菌的变种。牛链球菌引起的疾病最常见的症状为败血症和心内膜炎，同时，众多的临床病例报道表明，牛链球菌败血症和心内膜炎可能与胃肠道疾病，尤其是结直肠癌之间存在相关性，并且这种相关性已经得到了有效的证实。另外，牛链球菌还可以引起细菌性脑膜炎、脑脓肿、内源性眼内炎、化脓性脊椎炎、急性胆囊炎、泌尿系统感染、脊椎骨髓炎等。

除此之外，变异链球菌、草绿色链球菌、海豚链球菌等也是重要的致病病原。因此，链球菌是全球范围内重要的人兽共患病病原，不仅严重威胁着人类的健康，还长期制约着养殖业的发展。在兽医学相关的链球菌中，对人类危害最严重的是猪链球菌，尤其是近年来随着人感染猪链球菌病例的不断增加，以及高致病性猪链球菌 2 型菌株的出现，其受到了越来越多国内外学者的关注。在此，以猪链球菌为例，对其敏感菌株、临床表现、病理特征、模型动物等进行概述。

第二节　猪链球菌病的病原特征比较

猪链球菌血清型众多，其中 1 型、2 型、7 型、9 型、14 型是最主要的致病血清型，尽管同属于猪链球菌，但是它们彼此之间存在明显的差异，主要体现在分离率、临床症状、基因型等方面，甚至对于同一个血清型来说，在不同的地域和不同的宿主，其分离率和临床表征也不尽相同。

一、血清型分布的比较

Goyette-Desjardins 等统计了 2002～2013 年全球范围内 4711 株猪源猪链球菌的血清型分布情况，并对其进行了系统分析（表 8-1）。在全球范围内，猪链球菌 2 型的分离率最高，其次是 3 型和 9 型，但在不同的国家和地区，血清型的分布情况存在明显的不同。例如，在亚洲，血清型 2 型分离率超过 40%，是主要的优势血清型，其次是 3 型和 4 型；而在北美洲，虽然 2 型的分离率也是最高的，但相比其后 3 型的分离率并没有明显的优势，二者分别为 24.3% 和 21.0%；出现明显差异的是欧洲，分离自欧洲的 765 株猪链球菌中，有超过 60% 的菌株是 9 型，占据绝对优势，其次是 2 型和 7 型。不仅如此，猪链球菌的血清型分布还会随着时间迁移不断改变，如在西班牙，1991～1995 年 9 型的分离率未超过 4.4%，但到 1998～2002 年，分离率结果显示 9 型已经占据了绝对优势，达到了 54%～65%。

表 8-1　全球猪源猪链球菌的血清型分布情况

国家（地区）	病例数（百分比）	优势血清型（百分比）		
全球	4711	2（27.9%）	9（19.4%）	3（15.9%）
北美洲	3162（67.1%）	2（24.3%）	3（21.0%）	1/2（13.0%）
加拿大	3065	2	3	1/2
美国	97	3	2	7
南美洲	125（2.7%）	2（57.6%）	1/2（9.6%）	14（8.8%）
巴西	125	2	1/2	14
亚洲	659（14.0%）	2（44.2%）	3（12.4%）	4（5.6%）
中国大陆（内地）	639	2	3	4
韩国	20	3	4	2，8，22
欧洲	666（14.1%）	9（61.0%）	2（18.4%）	7（6.7%）
西班牙	666	9	2	7
大洋洲	99（2.1%）	9（61.0%）	2（18.4%）	7（6.7%）
新西兰	99	9	2	7

截止到 2013 年，全球人感染猪链球菌的病例共 1642 例，其中，2 型分离率为 74.7%，占据绝对优势；其次是 14 型，分离率为 2.0%；另外还有 23.0% 的病例不能确定血清型。近年来，4 型、5 型、16型、21 型、24 型和 9 型猪链球菌感染人的病例也开始零星出现。从血清型分布来看，猪链球菌感染猪和人既有共同点，也存在明显的差异：两者的共同点是 2 型为主要的流行血清型和致病血清型；不同点在于：①猪链球菌 2 型在人上的分离率高达 74.7%，占据绝对优势，远远高于猪 27.9% 的分离率。②猪源猪链球菌中除了 2 型以外，9 型和 3 型也占据比较高的比例，分别为 19.4% 和 15.9%；而在人源猪链球菌中，除了 2 型以外，其他血清型的比例都相对比较低，最高的 14 型也仅占 2.0%。从地域分布来看，人的猪链球菌病发病率在全球各地的分布存在明显的不同，亚洲和欧洲是高发区，尤其是亚洲，占据了所有病例的 90% 以上，其中又以越南、泰国和中国为最（表 8-2）。

二、基因型特征的比较

越来越多的研究表明，不同血清型的菌株甚至相同血清型的不同菌株之间致病力也存在差异，因此，单纯利用血清型来分析猪链球菌的流行规律已不能满足实际需求，因此基因型分析方法在猪链球菌的流行病学研究中得到了广泛的应用。目前，应用于猪链球菌基因分型的方法主要包括：多位点序列分型（MLST）、脉冲场凝胶电泳（PFGE）、限制性片段长度多态性（RFLP）、随机扩增多态性 DNA（RAPD）、扩增片段长度多态性（AFLP）、核糖体分型等。其中，MLST 是猪链球菌基因分型中应用最多的分析方法。

表 8-2 全球人源猪链球菌的血清型分布情况

国家（地区）	病例数	菌株数（百分比）			不能定型的菌株数（百分比）
		2 型	14 型	其他型	
全球	1642	1227（74.7%）	33（2.0%）	5（0.3%）	377（23.0%）
北美洲	8	7（87.5%）	1（12.5%）	0	0
加拿大	5	4	1	0	0
美国	3	3	0	0	0
南美洲	9	2（22.2%）	0	1（11.1%）	6（66.7%）
阿根廷	4	1	0	1	2
智利	4	0	0	0	4
法属圭亚那	1	1	0	0	0
亚洲	1481	1133（76.5%）	29（2.0%）	3（0.2%）	316（21.3%）
越南	574	518	6	1	49
泰国	553	292	21	2	238
中国大陆（内地）	245	245	0	0	0
中国香港	69	53	0	0	16
柬埔寨	13	13	0	0	0
日本	11	10	0	0	1
中国台湾	7	2	2	0	3
韩国	4	0	0	0	4
新加坡	3	0	0	0	3
老挝	1	0	0	0	1
菲律宾	1	0	0	0	1
欧洲	140	84（60.0%）	3（2.1%）	1（0.7%）	52（37.1%）
荷兰	51	39	1	1	10
英国	19	13	1	0	5
法国	19	8	0	0	11
西班牙	13	4	0	0	9
德国	9	8	0	0	1
丹麦	8	6	1	0	1
塞尔维亚	5	0	0	0	5
比利时	4	3	0	0	1
意大利	3	2	0	0	1
希腊	2	0	0	0	2
克罗地亚	2	0	0	0	2
奥地利	1	0	0	0	1
爱尔兰	1	0	0	0	1
波兰	1	0	0	0	1
葡萄牙	1	0	0	0	1
瑞典	1	1	0	0	0
大洋洲	4	1（25%）	0	0	3（75%）
澳大利亚	3	0	0	0	3
新西兰	1	1	0	0	0

MLST 是通过测定核酸序列建立的一种细菌分型方法，由多位点酶电泳衍生而来，通过分析多个看家基因核心片段的核酸序列，比较菌株间等位基因的多样性，每株菌株的等位基因进行组合形成该菌株的序列型（ST），等位基因排列组合相同的菌株属于同一 ST。通过比较不同菌株的 ST，既可进行细菌分子流行病学监测，也可进行细菌遗传进化研究。由于 MLST 操作简单、快速高效，且便于不同实验

室间比较，目前已经成为国际菌株比较的常用工具。

在猪链球菌方面，King 等率先建立了其 MLST 分析方法：选择 *dpr*、*thrA*、*cpn60*、*recA*、*gki*、*aroA* 和 *mutS* 作为猪链球菌的看家基因，分别对这 7 个看家基因的核心片段（318～366bp）进行测序，每个基因的序列有 1 个及以上的核苷酸不同则被指定为一个新的序号，7 个看家基因的序号按照 *aroA*、*cpn60*、*dpr*、*gki*、*mutS*、*recA*、*thrA* 的顺序进行组合形成一个 ST，有 5 个及以上相同序号的 ST 归于同一个群系。King 等对 294 株菌株进行 MLST 分析，共得到 92 个不同的 ST，其中，74 个 ST 仅被鉴定到 1 次，而另外的 18 个 ST 每个包含至少两株菌株。在所有的 ST 中，ST1 包含的菌株最多，被鉴定了 141 次。同时，对 92 个 ST 进行群系分析，发现其中 37 个 ST 与其他 ST 之间不存在相关性，不能进行群系分析，而剩余的 55 个 ST 则被分成了 10 个复合体，并且 ST1、ST27 和 ST87 三个复合体占主导地位，其中，ST1 复合体与败血症、脑膜炎和关节炎分离菌株密切相关，而 ST87 和 ST27 复合体则主要分离自肺部。

随着 MLST 的广泛应用，越来越多的猪链球菌临床分离菌株的 ST 被测定。2014 年，Goyette-Desjardins 等基于 MLST 分型对猪链球菌在全球的分布进行了分析，结果发现临床分离率最高的猪链球菌 2 型，其 ST 在全球范围内的分布存在明显不同，ST1 是猪链球菌 2 型在欧洲、亚洲（中国、日本、越南、泰国等）及阿根廷等国家和地区的最主要 ST，而在北美洲最主要的 ST 则是 ST25 和 ST28。另外，导致 1998 年和 2005 年人猪链球菌病流行的 ST7 主要分布于中国大陆。

从不同宿主分离的猪链球菌，其 ST 的分布也存在许多不同。如表 8-3 和表 8-4 所示，同是猪链球菌 2 型，与人源菌株相比，从病猪分离的猪链球菌 ST 分布更为广泛。北美洲是猪链球菌感染病猪数目报告最多的地区（表 8-1），但只有极少数人感染猪链球菌的病例被报道（表 8-2）。Nahuel Fittipald 等对 64 株北美猪链球菌血清 2 型分离株进行了多位点序列分型统计，其中 ST28 最多，占 51%，其次是 ST25（44%），ST1 仅占 5%，而在人源菌株中，仅发现属于 ST25 的菌株 3 株及属于 ST1 的菌株 1 株。全球范围内，在导致人感染的猪链球菌 2 型菌株中，除占主导地位的 ST1 以外，其他 ST 的分布似乎存在地域特异性。例如，ST20 是荷兰和法国猪链球菌 2 型感染人类的主导 ST，但在其他欧洲国家则不然；在 1998 年和 2005 年中国暴发的人感染猪链球菌的疫情中占主导地位的 ST7，其仅存在于中国内地和香港；在泰国的人感染猪链球菌的病例中，ST1 分离自脑膜炎病例，而 ST104 分离自非脑膜炎病例，同时有

表 8-3　2002～2013 年猪源猪链球菌 2 型 ST 分布

地区	国家（地区）	ST	ST 复合体	病例数
北美洲	加拿大	1	1	2
		25	25	28
		28	28	18
		145	25	1
	美国	1	1	3
		25	25	28
		28	28	33
欧洲	芬兰	37		1
	法国	1	1	4
		140		1
		141	1	1
		142	28	1
		143	1	1
		144	1	1
		229	25	1
		230	25	1
	德国	1	1	5
		25	25	1
		28	28	2

续表

地区	国家（地区）	ST	ST复合体	病例数
		97		1
	意大利	1	1	1
	荷兰	1	1	21
		20	147	19
		29	29	1
		134	1	1
		146	1	1
	西班牙	1	1	31
		5	1	1
		27	27	1
		28	28	1
		86	1	1
		124	1	1
	英国	1	1	37
		2	1	5
		9	1	1
		25	25	7
		28	28	5
		29	29	1
		30	28	1
亚洲	中国大陆（内地）	1	1	49
		7	7	216
		25	25	1
		28	28	31
		86	1	1
		117	27	27
		162	28	1
		223	1	1
		228	7	1
		242	1	1
		244	7	1
		245	28	1
		289	1	1
		290		1
		352		1
		353		1
		354		1
		355		1
		418		1
		419		1
	日本	1	1	5
		28	28	48
		324	28	1

注：基于 Lachance 等提出的 MLST 系统发育图，ST 复合体代表两个或多个 ST 因遗传接近而属于超侵袭系，根据该系统发育图认为与另一个 ST 无关的 ST 被确定为与任何已知的 ST 复合物"unrelated"

表 8-4　2002～2013 年人源猪链球菌 2 型 ST 分布

地区	国家（地区）	ST	ST 复合体	病例数
北美洲	加拿大	25	25	3
	美国	1	1	1
南美洲	阿根廷	1	1	1
	法属圭亚那	1	1	1
欧洲	法国	20	147	2
	意大利	1	1	1
		134	1	2
	荷兰	1	1	14
		20	147	11
		134	1	1
		146	1	1
	西班牙	3	1	1
	英国	1	1	1
亚洲	柬埔寨	1	1	13
	中国大陆（内地）	1	1	11
		7	7	210
	中国香港	1	1	14
		9	1	12
		25	25	1
	日本	1	1	7
		28	28	1
	泰国	1	1	123
		25	25	17
		28	28	4
		101	225	1
		102	25	2
		103	25	6
		104	225	45
		126	1	3
	越南	1	1	56
		107	1	1

零星的 ST25、ST28、ST101、ST102、ST103 被报道，并且 ST101～ST104 只出现在泰国。除了这些不同之处，猪源菌株和人源菌株的 ST 分布也存在许多相关性，最为明显的是地域相关性。例如，在日本，ST1、ST28 既是猪群的主导 ST，也是人群的主导 ST；在中国，ST1 和 ST7 的分布规律在人群与猪群中相对统一。

三、毒力基因的比较

随着猪链球菌在养猪业和人类健康方面的危害越来越严重，人们对猪链球菌的研究也越来越深入。特别是猪链球菌全基因组序列公布以来，其毒力因子的鉴定与致病机制研究呈现暴发式的增长。目前，鉴定的毒力因子已达 70 多种，大多属于细菌的表面成分、胞外蛋白、酶类、调控因子等，如荚膜多糖（CPS）、溶血素（SLY）、溶菌酶释放蛋白（MRP）、胞外蛋白因子（EF）、SalK/SalR 二元调控系统等，其介导的致病机制主要涉及细菌的黏附侵入、体内存活、免疫逃避等途径。其中，某些毒力因子及其介导的致病机制存在明显的菌株特异性，甚至与特定的症状密切相关。

（一）89K 毒力岛

1998 年和 2005 年分别于我国江苏和四川暴发了两次大规模的人感染猪链球菌疫情,分别造成了 25 人感染 14 人死亡及 215 人感染 38 人死亡的严重后果。伴随这两次疫情出现的,还有一种全新的临床症状——中毒休克综合征（STSS）,其特点为:与普通患者相比,STSS 患者血液含有更高浓度的 IL-1β、MCP-1、TNF-α、IL-8 和 IL-12p70 等细胞因子,并伴有严重的菌血症及高死亡风险。为了揭示猪链球菌诱导 STSS 的机制,Chen 等利用比较基因组学的方法,分析了能够引起 STSS 的猪链球菌 2 型强毒菌株 98HAH12 和 05ZYH33 与不能引起 STSS 的 2 型强毒菌株 P1/7 的基因组差异,结果发现,98HAH12 和 05ZYH33 菌株含有一个特有的 89K 毒力岛,而 P/7 菌株没有,进而推断 89K 毒力岛可能与 STSS 密切相关。随后 Li 和 Xu 相继证明了位于 89K 毒力岛上的基因编码的二元调控系统 SalK/SalR 和 NisK/NisR 与猪链球菌的毒力相关,其缺失后能够显著改善猪链球菌引起的 STSS 症状,从而进一步证实了 89K 毒力岛与 STSS 的相关性。

从流行病学数据来看,1 型、7 型、9 型及 1/2 型血清型的临床分离率也比较高,Zhang 等对这 4 种血清型菌株进行了全基因组测序,并通过比较基因组学分析发现:猪链球菌的基因组存在大量的基因插入与基因丢失,呈现开放性的特点,猪链球菌的泛基因组随新基因的插入而不断增大。2 型与 1 型、3 型、7 型、9 型在演化上存在明显差异,但与 1/2 型和 14 型较为接近。另外,除 1 型以外,所有参与比较的菌株都存在 89K 毒力岛的整合位点,具有获得该毒力岛从而增强菌株毒力的风险。

（二）MRP、EF 和 SLY

作为猪链球菌重要的毒力相关因子,MRP、EF 和 SLY 通常被作为指示分子用于猪链球菌菌株毒力强弱的检测。为了进一步分析毒力因子与菌株致病力的相关性,朱伟峰等对 180 株猪链球菌 2 型临床分离株的 MRP、EF 和 SLY 编码基因（mrp、epf 和 sly）进行了检测,基于这三个毒力相关因子基因的分布将 180 株分离株分成了 9 个不同的基因型:$mrp^{IC} epf^0 sly^0$、$mrp^{IIC} epf^+ sly^+$、$mrp^{IIIC} epf^+ sly^+$、$mrp^{IL} epf^0 sly^0$、$mrp^{IIS} epf^+ sly^+$、$mrp^{IIC} epf^+ sly^+$（IS）、$mrp^{IIIC} epf^* sly^+$、$mrp^{IIIS} epf^+ sly^+$ 和 $mrp^0 epf^+ sly^+$。同时通过小鼠感染实验证实,$epf^+ sly^+$ 基因型菌株具有较强的致病力,而 $epf^0 sly^0$ 基因型菌株致病力较弱。这种毒力因子基因型与菌株致病力的相关性不仅适用于猪链球菌 2 型,也适用于其他血清型。有报道表明,相比较于北美洲,猪链球菌 9 型在欧洲不管是分离率还是造成的危害都大得多。基于这一显著差异,Zheng 等对欧洲和北美洲的猪链球菌 9 型分离株进行了分析,其中一个重要的发现就是西班牙的 9 型分离株的基因型都是 $mrp^+ epf^0 sly^+$,而加拿大的 9 型菌株的基因型大部分是 $mrp^0 epf^0 sly^0$。与 2 型菌株相比,9 型菌株都没有毒力因子编码基因 epf,另外虽然同是 9 型菌株,西班牙的菌株都含有 sly,而北美洲的大部分菌株没有这一基因。这一结果进一步证实,毒力因子在菌株中的分布不仅具有血清型特异性,也具有一定的地域性。

（三）CPS

CPS 位于猪链球菌的表面,主要由葡萄糖、N-乙酰葡萄糖胺、唾液酸、鼠李糖和半乳糖组成,它不仅能够决定猪链球菌的血清型,还与猪链球菌的致病力密切相关,是猪链球菌重要的毒力因子。CPS 之所以能够对猪链球菌的致病力产生影响,主要是因为它能够帮助猪链球菌抵抗宿主免疫细胞的吞噬,包括鼠源巨噬细胞和树突状细胞的吞噬,以及猪源巨噬细胞和中性粒细胞的吞噬等。CPS 的抗吞噬功能对于猪链球菌在宿主体内的存活与扩散至关重要,有研究表明,当猪链球菌存在于大鼠或猪的腹腔中或猪的全血中时,CPS 合成相关基因的表达会显著上调,同时 CPS 的产量会显著上升,而一旦缺失这些 CPS 合成相关基因会导致 CPS 变薄,猪链球菌则会更容易被巨噬细胞和血液细胞清除。另外,除了抗吞噬作用外,Segura 和 Gottschalk 证实 CPS 中的唾液酸分子在猪链球菌黏附鼠源巨噬细胞 J774 的过程中发挥着重要作用,表明 CPS 还具有一定的黏附作用。

（四）其他毒力因子

除上述毒力因子之外，还有许多其他毒力因子已经报道，其中，经过小鼠、仔猪、斑马鱼等动物实验验证的毒力因子不在少数，如 SspA、LuxS、SalK/SalR、CcpA、TreR、SsnA 等。然而，这些毒力因子是否具有菌株特异性、易感动物特异性等目前尚不清楚，还有待进一步研究。

第三节　猪链球菌病的临床症状比较

一、不同血清型菌株的临床症状比较

猪链球菌的血清型众多，不同的血清型之间致病力存在明显差异，甚至同一个血清型的不同菌株之间也会存在明显不同。在猪群中，猪链球菌 2 型的毒力最强，且分离率最高，另外，7 型、9 型和 1/2 型也有着较强的毒力与较高的分离率，是除 2 型以外最主要的猪链球菌病致病病原。猪链球菌病的常见临床症状包括脑膜炎、败血症、关节炎、肺炎、心内膜炎、淋巴结脓肿、组织性炎症及猝死等，但不是所有的血清型都能引起这些症状。作者在猪链球菌研究中，通过耳缘静脉注射猪链球菌制备仔猪感染模型，结果发现 2 型强毒菌株感染后，不仅发病速度快（24h 内便可发病），而且猪链球菌病的常见症状几乎全都可以观察到。而另外两个强毒血清型 7 型和 9 型感染后，除死亡以外，最常见的症状为关节炎，其他症状几乎不可见，并且感染后发病时间较 2 型明显延后，通常为感染后第 2 天或第 3 天。然而，这种情况也并非一成不变，如 Rieckmann 等便发现猪链球菌 9 型强毒菌株能够引起仔猪出现心内膜炎和脑膜炎等症状；另外，吴宗福从患有脑膜炎的病猪中分离到猪链球菌 9 型的强毒菌株。上述情况恰好说明猪链球菌同一血清型的不同菌株之间，其致病力和引发的症状会有所不同。

二、人感染猪链球菌和猪感染猪链球菌的临床症状比较

人感染猪链球菌后，通常是急性发病，临床表现轻重不一，主要包括高热寒战、头晕乏力、全身不适；食欲下降、恶心呕吐，偶有腹痛腹泻；听力下降、视力障碍；部分严重者出现血压下降、昏迷休克、呼吸窘迫或衰竭；少数病例出现关节炎、化脓性淋巴结炎等。根据患者的临床表现不同，可将人感染猪链球菌的临床症状分为 4 种类型，分别是普通型、败血症休克型、脑膜炎型和混合型。

猪链球菌对不同年龄、不同品系的猪均具感染性，其中以新生仔猪和哺乳仔猪较易感，死亡率较高，成年猪发病较少，常呈隐性感染。根据临床表现的不同，可将猪感染猪链球菌的临床症状分为 3 种类型，分别为：①最急性型，前期无任何症状，突然发病，病猪体温 42℃以上，倒地不起，口鼻流白沫，常于发病后 12~18h 死亡。②急性型，又分为败血症型和脑膜炎型。败血症型病猪全身症状明显，精神沉郁，食欲不振或废绝，全身皮肤发绀，后躯软弱无力，呈犬坐姿势难以站立，眼结膜潮红，有泪痕，呼吸短促或困难，常在发病后 1~2 天死亡，死亡率可达 80%以上。脑膜炎型多见于仔猪，常呈现共济失调、四肢划水、转圈空嚼等神经系统症状。③慢性型，以关节炎型、心内膜炎型和淋巴结炎型为主。关节炎型病猪主要表现为被毛粗乱，体温升高，一肢或几肢关节肿大，跛行或坐立不起，病程一般为 2~3 周。心内膜炎型多发于仔猪，常与脑膜炎型并发，主要表现为呼吸困难，体表发绀，突然死亡。淋巴结炎型以下颌淋巴结化脓肿胀为主要特征，病程较长，一般不引起死亡。

对于人类来说，猪链球菌属于异种病原，人群对猪链球菌普遍缺乏免疫力，一旦发生跨物种传播，很容易引发疾病，且引起的症状与猪群存在明显不同。在人群中，猪链球菌引起的症状主要是脑膜炎（67.3%）和感染性休克（26.7%），另外，关节炎、肺炎、心内膜炎、腹膜炎、心肌炎和腹水肿等偶有出现（表 8-5）。与猪群相比，人感染猪链球菌出现关节炎、肺炎和心内膜炎的比例明显较低，而出现脑膜炎的比例相对较高。

表 8-5 人感染猪链球菌的临床症状

血清型	报道病例数	临床症状病例数（百分比）			
		脑膜炎	感染性休克 [a]	其他 [b]	未知 [c]
全部	901	606（67.3%）	241（26.7%）	27（3.0%）	27（3.0%）
2	867	590	233	25	19
14	28	14	6		8
4	1	1			
5	1			1	
9	1		1		
16	1			1	
21	1	1			
24	1		1		

注：a 感染性休克包括菌血症、脓毒症、败血症和中毒休克综合征；b 其他症状主要包括关节炎、肺炎、心内膜炎、腹膜炎、心肌炎和腹水肿等；c 临床症状不特异或与特定的血清型不相关

第四节 猪链球菌动物模型的比较

动物模型是用于评判病原体致病力的重要工具，一个好的动物模型能够使致病或免疫机制的挖掘及疫苗的评价与筛选等研究事半功倍，且更加真实可靠。一种动物是否适合用于制备模型，一般需要考虑两个方面：该动物是否能够全部或部分复制目的病原感染后的临床症状及病理变化；评价指标是否可以重复。而成本的高低、操作的简易程度、研究潜力的大小等则是选择动物模型时需要考虑的具体问题。不同的动物模型之间均存在或多或少的差异，因此，基于不同的研究目的和要求，往往需要选择不同的动物进行实验。目前，用于研究猪链球菌的实验动物主要包括仔猪、小鼠、斑马鱼等。

一、仔猪

作为猪链球菌的自然宿主，仔猪用于猪链球菌感染的研究时，具有敏感性高、反映毒力准确等优点，能够完全复制猪链球菌病的各种临床症状，包括菌血症、败血症、脑膜炎、关节炎、肺炎等，因此利用仔猪进行猪链球菌致病机制的研究及疫苗的筛选与评价更加准确可靠。目前，常用的感染途径主要包括鼻腔内接种、静脉注射接种、肌内注射接种及胃肠道接种等。自然状态下，猪链球菌通常存在于健康猪的上呼吸道和扁桃体等部位，待机体免疫机能下降或接触面出现创伤时再趁机扩散进入血液或脏器引起发病，因此在诸多感染途径中，先用 1%乙酸鼻内滴注破坏鼻黏膜再进行鼻腔内接种是最接近猪链球菌自然感染状态的接种方法，但是由于仔猪个体较大、鼻腔构造特殊等，采用鼻腔内接种时往往不能保证实际接种菌量完全统一，因此，在利用仔猪进行毒力评价，尤其是进行不同菌株的毒力比较时，采用较多的感染途径是肌内注射或静脉注射，而鼻腔内接种更适合自然感染途径的复制等研究。虽然利用仔猪进行猪链球菌实验的优点众多，但它不是猪链球菌研究中最常用的动物模型，其原因主要包括：①仔猪个体较大、操作不便；②饲养困难、成本高，尤其是 SPF 级仔猪；③个体差异大、感染均一性较差；④易受隐性带菌和抗体携带等因素影响；⑤基因缺失活体较难制备，抗体等免疫试剂不丰富，在一定程度上限制了特定宿主基因与猪链球菌致病或免疫机制的研究。

二、小鼠

研究猪链球菌感染过程最常用的实验动物是小鼠，其原因主要包括：①体型小、易操作、易饲养、成本相对较低；②个体差异小、可重复性高、感染较为均一；③遗传背景清晰，可制备基因工程小鼠建立感染模型，用于筛选与猪链球菌致病或免疫相关的宿主基因；④能够较好地复制猪链球菌感染的临床

症状，如败血症、脑膜炎、结膜炎等。利用小鼠进行猪链球菌感染实验时，常用的感染途径主要包括腹腔内接种、鼻腔内接种及尾静脉注射接种等。根据不同的实验目的，需要选择不同的感染途径。例如，研究猪链球菌入侵和定殖呼吸道的机制，通常会选择鼻腔内接种；进行猪链球菌感染存活实验时，则一般选择腹腔内接种等。用于猪链球菌研究的小鼠品系主要包括 C57BL/6、BALB/c 和 CD1 等，不同品系的小鼠对猪链球菌的敏感性存在明显的不同。例如，用相同剂量的猪链球菌感同时感染 A/J 小鼠和C57BL/6 小鼠，A/J 小鼠对猪链球菌的敏感性明显高于 C57BL/6 小鼠，特别是在早期的急性感染阶段。另外，作者在研究中也发现，BALB/c 小鼠比 C57BL/6 小鼠明显对猪链球菌更易感。因此，在利用小鼠进行猪链球菌实验时，需要根据具体的要求选择不同的品系。虽然用小鼠作为研究猪链球菌感染的实验动物有诸多优点，但也存在许多不可忽视的劣势，主要体现在：小鼠的实验特征与猪链球菌的自然宿主猪之间经常存在较大差异，会给猪链球菌的毒力评价和疫苗筛选造成困扰。例如，对猪表现为弱毒或无毒的菌株，在小鼠中常表现出较强的致病力和致死率；对小鼠产生强保护力的抗原，在猪中常表现出较弱的保护力，甚至无法产生保护力。

三、斑马鱼

斑马鱼作为模型动物具有广阔的应用前景，不仅可以用于鱼类疾病研究，因其基因组与哺乳动物高度同源，近年来也常作为哺乳动物病原研究的动物模型，如大肠杆菌、沙门菌、李斯特菌等。同时，在链球菌的相关研究中斑马鱼也得到了广泛的应用，如无乳链球菌、化脓链球菌、海豚链球菌等。在猪链球菌方面，陆承平课题组经过反复实验，发现斑马鱼能够复制猪链球菌的败血症等症状，且对强弱毒菌株的敏感情况与仔猪吻合，适合作为研究猪链球菌的实验动物。同时，与猪相比，利用斑马鱼制备猪链球菌感染模型还有以下几个方面的优点，包括成本低、繁殖快、体型小、易饲养、易操作、占空间小等，尤其适合用于猪链球菌大规模的毒力筛选或评价。目前，常用的接种途径主要有背部肌内注射接种和腹腔注射接种。经过比较分析发现，两种感染途径引发的临床症状和剖检变化基本一致，临床症状都是仅肛门周围和腹部出现块状充血，而其他体表部位无明显病变；剖检后都可以观察到肝呈现苍白色，腹腔内积水明显增多，具有典型细菌性败血症的病理变化。然而，尽管斑马鱼与哺乳动物的基因组高度同源，但它们的身体构造等存在明显差异，因此，利用斑马鱼进行猪链球菌感染实验的弊端同样明显，主要体现在：除了败血症外，猪链球菌感染的典型症状还包括关节炎、肺炎、脑膜炎等，而目前尚未有研究表明斑马鱼模型能够复制猪链球菌感染导致的关节炎和脑膜炎，至于肺炎，更是因为身体构造的不同，在斑马鱼模型中完全无法复制。另外，目前仍然缺乏斑马鱼的免疫分子标记试剂及特异性抗体等，这些都限制了斑马鱼在猪链球菌研究中的应用。

四、其他动物模型

其他的常用实验动物中，豚鼠、小型猪、家兔等也可以用于制备猪链球菌感染模型。例如，吴全忠等利用猪链球菌感染豚鼠后，发现豚鼠会出现脑膜炎和败血症等症状，且发病规律与重复性良好；Madsen 等利用哥廷根小型猪制备猪链球菌感染模型，能够复制出猪链球菌感染引起的败血症等症状。

第五节　猪链球菌病的剖检及病理变化比较

一、仔猪模型的病理特征

眼观症状：感染仔猪体温升高，可达 40℃以上；被毛粗乱，眼睑水肿，耳部及体表皮肤发紫；呼吸困难，有时呈腹式呼吸；食欲减退或废绝，大便干结或腹泻；跛行或坐地不起，有时伴有划水样动作等神经系统症状。

剖检变化：心包积水、心外膜炎，心耳有出血点、出血斑；肺肿大，严重充血和出血；肝瘀血，表面有白色坏死点；脾肿胀，严重出血，边缘有出血性梗死；脑膜混浊、表面出血点密布，脑膜下水肿、内有积液；后肢关节肿大，关节腔内有多量黄白色胶冻样关节液。

病理特征：①肺，支气管及细支气管周围炎性细胞浸润，腔内可见浆液、脱落的上皮、中性粒细胞和红细胞浸润，肺泡壁毛细血管扩张充血，肺泡间隔水肿增厚，肺泡腔可见少量中性粒细胞和红细胞。②心肌，肌纤维细胞肿胀，颗粒变性，肌纤维束之间间隔增宽，小血管充血，有炎性细胞浸润。③脾：呈急性出血性脾炎变化，中央动脉管壁内皮细胞肿胀、脱落，其周围呈弥漫性出血，出血区中性粒细胞浸润，白髓萎缩，淋巴细胞碎裂、坏死。④肝：肝细胞颗粒变性，水泡样变性，肝窦内有中性粒细胞、淋巴细胞、巨噬细胞浸润，中央静脉、肝窦充血。⑤肾：肾小球毛细血管内皮细胞肿胀，中心粒细胞浸润，毛细血管充血、出血，囊腔缩小，肾间质出血，有少量中性粒细胞浸润。⑥脑膜：脑膜增厚，脑膜下充血，炎性细胞弥漫性浸润。

二、小鼠模型的病理特征

眼观症状：BALB/c 小鼠腹腔注射致死剂量的猪链球菌 2 型强毒菌株，一般在攻毒 12h 以内，小鼠出现精神委顿、被毛粗乱、食欲不振等症状，并伴有呼吸急促、眼球混浊、扎堆颤抖等，偶有跛行、角弓反张、头歪打转等神经系统症状。死亡时间比较早，一般出现在攻毒后 1 天以内。

剖检变化：皮下出血；腹腔充满灰黄色胶冻样积液；肝和脾明显淤血或出血，脾大、边缘钝圆；胸腔可见明显充血或出血，有的肺表面可见灰白色坏死灶；脑膜充血，脑组织水肿并有少量积液。

病理特征：①肺，出血性肺炎，肺泡壁毛细血管扩张充血，有中性粒细胞和巨噬细胞浸润，肺泡壁水肿增厚。②肝，肝细胞颗粒变性，后期发生凝固性坏死，中央静脉及肝血窦明显淤血，并伴有大量中性粒细胞浸润。③脾，红髓淤血，白髓大量炎性细胞增生。④肾，肾小球毛细血管出血，肾间质出血，肾小管结构崩解。⑤脑膜，脑膜充血，中性粒细胞、淋巴细胞及单核细胞弥漫性浸润。

三、其他模型的病理特征

除仔猪和小鼠外，小型猪和斑马鱼也常作为实验动物用于猪链球菌感染的相关研究。其中，小型猪感染高致病性猪链球菌 2 型菌株后，主要表现为体温升高、食欲下降、关节肿大、喜跪喜卧、角弓反张、四肢呈划水状等，其临床症状和病理变化等与仔猪模型相似。斑马鱼感染模型的主要症状为：接种部位出现淤血及腐烂，肛门周围及腹部充血，腹腔内积液较多，肝呈苍白色，无其他明显眼观可视病变；病理变化则主要体现为肝细胞颗粒变性、坏死，肝小叶、肾小球正常结构消失，肠上皮细胞坏死、黏膜脱落。

总体来看，不同感染模型之间，其剖检及病理变化既存在相同之处，也存在明显不同。仔猪作为猪链球菌的天然宿主，其感染模型能够完全再现猪链球菌感染的临床症状及病理变化。虽然小鼠感染模型能够复制猪链球菌感染的大部分临床症状，但心内膜炎和关节炎几乎不可见。另外，目前的研究表明，猪链球菌感染的临床症状中仅有败血症能够在斑马鱼感染模型中重现，其他症状还有待于进一步研究。因此，在进行猪链球菌感染实验时，应该根据实验需求和条件选择最适合的动物模型。

第六节 不同动物感染模型的体内应答比较

一、猪链球菌感染仔猪的体内应答

Liu 等利用微阵列杂交技术分析了猪链球菌 2 型菌株感染时仔猪的不同器官或组织（脑、肺和外周血单核细胞）的全基因表达谱。在三种组织中共鉴定出 3002 个差异表达的转录本，涉及宿主的多种生命过程，主要包括：炎症反应（CD163 等）、先天免疫反应（TLR2、TLR4、MyD88、TIRAP 等）、细胞黏附（CD34、SELE、SELL、SELP、ICAM-1、ICAM-2、VCAM-1 等）、抗原处理表达（MHC 蛋白复合物等）、血管生成（VEGF 等）及细胞因子表达（白细胞介素等）等。对比分析发现，3002 个差异表达的转录本中，三种组织共有的基因仅有 31 个，而组织特异性基因相对较多，分别为脑特有 417 个，肺特有 210 个，外周血单核细胞特有 213 个。实验结果充分说明，同一个体内的不同组织或器官对猪链球菌感染的应答存在明显不同，暗示猪链球菌的致病或免疫机制可能存在组织特异性。

TLR2 是 Toll 样受体家族成员之一，能够识别众多微生物组分，如脂蛋白、脂磷壁酸、肽聚糖等，从而介导宿主的炎性应答并启动免疫反应。除了脑、肺和外周血单核细胞以外，李冉等发现感染仔猪的脾中 TLR2 也呈现上调表达，说明在猪链球菌感染仔猪模型中，TLR2 的上调表达在不同的组织或器官中广泛存在。一方面，提示 TLR2 很可能参与了宿主针对猪链球菌的免疫应答；另一方面，由于炎性损伤是猪链球菌强毒菌株感染的重要特征之一，因此，TLR2 可能介导了猪链球菌感染引起的过度炎症。目前，关于 TLR2 在猪链球菌感染过程中的具体作用机制尚不清楚，还有待于进一步研究。另外，CD14 也在猪链球菌感染后的多种组织中呈现出不同程度的上调表达，提示其也可能在猪链球菌致病或免疫过程中发挥了重要作用。

二、猪链球菌感染小鼠的体内应答

Domínguez-Punaro 等利用原位杂交组织化学方法和液体阵列系统分别分析了不同感染时期小鼠脑部不同组织中炎性受体及促炎因子的表达，包括 TLR2、TLR3、CD14、IκBα、IL-1β、IL-6、TNF-α、CCL2 等。如表 8-6 所示，这些炎性受体和促炎因子在不同感染时期的表达情况存在明显差异。在感染后 3h，除了脉络丛有少量表达外，这些因子在其他脑组织几乎不表达，而到了感染后 5 天，除 TNF-α 外，其他因子几乎在所有脑组织均呈现上调表达。同时，除了时间差异外，这些炎性受体和促炎因子在各个脑组织的表达情况也存在明显差异。例如，在感染后 5 天，TLR2 在胼胝体的表达水平明显高于脑膜和下丘脑，TLR3 在脑膜和血管几乎不表达，而 TNF-α 只在脉络丛和胼胝体表达等。实验结果充分说明，猪链球菌感染引起的体内应答不仅具有组织特异性，而且在不同的感染阶段存在明显不同。

表 8-6 不同炎性受体和细胞因子/趋化因子在猪链球菌感染小鼠大脑中的表达

感染时间	组织/器官	TLR2	TLR3	CD14	IκBα	IL-1β	IL-6	TNF-α	CCL2
感染后 3h	脑膜	−	−	−	−	−	−	−	−
	脉络丛	+/−	−	+/−	+	−	+/−	−	+/−
	血管	−	−	−	−	−	−	−	−
	皮质	−	−	−	−	−	−	−	−
	海马	−	−	−	−	−	−	−	−
	胼胝体	−	−	−	−	−	−	−	−
	丘脑	−	−	−	−	−	−	−	−
	下丘脑	−	−	−	−	−	−	−	−
感染后 24h	脑膜	+	−	+/−	+	−	−	−	+
	脉络丛	+	+/−	+	+	+	+/−	−	+
	血管	+/−	−	++	++	−	+/−	−	+
	皮质	+	−	+	+	−	+/−	−	++
	海马	−	−	+/−	+	−	−	−	+
	胼胝体	+/−	−	++	+	−	−	+	++
	丘脑	+	+/−	+	+	−	−	−	+
	下丘脑	+	+/−	+	+	−	−	−	+/−
感染后 5 天	脑膜	+	−	++	++	++	v	−	+
	脉络丛	++	++	+	++	++	v	++	++
	血管	++	++	++	+++	−	v	−	++

续表

感染时间	组织/器官	TLR2	TLR3	CD14	IκBα	IL-1β	IL-6	TNF-α	CCL2
感染后5天	皮质	++	++	+	+	++	v	−	+++
	海马	+++	++	+/−	+++	+	v	−	+
	胼胝体	++++	++	++	+++	++	v	++	++++
	丘脑	+++	+	++	++	+/−	v	−	++
	下丘脑	+	+	++	+++	+/−	v	−	+/−
感染后9天	脑膜	+/−	−	+/−	+/−	+/−	+/−	−	−
	脉络丛	+/−	+/−	+/−	+	+/−	+/−	+/−	+/−
	血管	+/−		+/−	+	−	+/−	−	+/−
	皮质	+/−		+/−	+/−	+/−	+/−		+/−
	海马								
	胼胝体	+		+/−	+/−	+/−	+/−		+/−
	丘脑	+		+/−	+/−	+/−	+/−		+/−
	下丘脑	+/−	−	+/−	+/−	+/−	+/−		+/−

注：++++，信号非常强；+++，信号比较强；++，信号适中；+，信号较低但呈阳性；+/−，信号低到几乎无法检测；−，信号无法检测；v，不同小鼠结果不同

三、猪链球菌感染斑马鱼的体内应答

吴宗福利用转录组学技术研究了斑马鱼感染猪链球菌后的基因表达变化情况，总共发现189个差异表达基因，其中125个上调基因，64个下调基因。这些差异表达基因主要涉及免疫和炎症反应、凝血过程、补体激活、急性阶段反应及应激或防御反应。研究表明，斑马鱼感染猪链球菌后的转录水平变化与人巨噬细胞或猪脉络丛上皮细胞等感染猪链球菌后的转录水平变化存在许多相似之处。例如，血清淀粉样蛋白A基因、基质金属蛋白酶9基因及半胱氨酸蛋白酶基因在猪链球菌感染的斑马鱼模型和人巨噬细胞模型或猪脉络丛上皮细胞模型中均呈上调表达。另外，猪链球菌感染斑马鱼后其体内应答与其他动物模型之间也存在诸多不同，如TLR2、CD等在仔猪和小鼠感染模型中均呈现上调表达，但在斑马鱼感染模型中并未上调。

综上所述，猪链球菌感染宿主会引起机体的各种应答反应，包括免疫应答、抗原处理、细胞黏附、能量代谢、物质转运等。不同物种或品系的动物模型对猪链球菌的敏感性，以及感染后的临床症状及病理变化存在明显不同，机体对猪链球菌感染的应答存在明显的物种特异性。不仅如此，宿主在不同感染时期对猪链球菌的应答也存在明显不同，甚至同一感染个体的不同组织或器官对猪链球菌感染的应答也存在显著差异。

参 考 文 献

濮俊毅, 黄新新, 陆承平. 2007. 用斑马鱼检测猪链球菌2型的致病力. 中国农业科学, 40(11): 2655-2658.

吴全忠, 田云, 陆承平. 2002. 猪链球菌2型引致脑炎及败血症的豚鼠模型. 中国兽医学报, 22(3): 3.

吴宗福. 2009. 猪链球菌毒力因子与免疫原性蛋白的筛选及斑马鱼模型转录组研究. 南京: 南京农业大学博士学位论文.

Baptista SB, Duarte FP, Galrinho A, et al. 1998. *Streptococcus bovis* endocarditis and colonic involvement. Rev Port Cardiol Orgao Of Soc Port Cardiol Port J Cardiol Off J Port Soc Cardiol, 17(12): 1025-1030.

Chen C, Tang J, Dong W, et al. 2007. A glimpse of streptococcal toxic shock syndrome from comparative genomics of *S. suis* 2 Chinese isolates. PloS One, 2(3): e315.

Domínguez-Punaro M de la C, Segura M, Radzioch D, et al. 2008. Comparison of the susceptibilities of C57BL/6 and A/J mouse strains to *Streptococcus suis* serotype 2 infection. Infect Immun, 76(9): 3901-3910.

Fittipaldi N, Xu J, Lacouture S, et al. 2011. Lineage and virulence of *Streptococcus suis* serotype 2 isolates from North America. Emerg Infect Dis, 17(12): 2239-2244.

Goyette-Desjardins G, Auger JP, Xu J, et al. 2014. *Streptococcus suis*, an important pig pathogen and emerging zoonotic agent-an update on the worldwide distribution based on serotyping and sequence typing. Emerg Microbes Infect, 3(6): e45.

King SJ, Leigh JA, Heath PJ, et al. 2002. Development of a multilocus sequence typing scheme for the pig pathogen *Streptococcus suis*: identification of virulent clones and potential capsular serotype exchange. J Clin Microbiol, 40(10): 3671-3680.

Li M, Wang C, Feng Y, et al. 2008. SalK/SalR, a two-component signal transduction system, is essential for full virulence of highly invasive *Streptococcus suis* serotype 2. PloS One, 3(5): e2080.

Li R, Zhang A, Chen B, et al. 2010. Response of swine spleen to *Streptococcus suis* infection revealed by transcription analysis. BMC Genomics, 11: 556.

Liu M, Fang L, Tan C, et al. 2011. Understanding *Streptococcus suis* serotype 2 infection in pigs through a transcriptional approach. BMC Genomics, 12: 253.

Madsen LW, Aalbaek B, Nielsen OL, et al. 2001. Aerogenous infection of microbiologically defined minipigs with *Streptococcus suis* serotype 2. A new model. APMIS Acta Pathol Microbiol Immunol Scand, 109(6): 412-418.

Rieckmann K, Müller K, Moter A, et al. 2017. *Streptococcus suis* serotype 9 endocarditis and subsequent severe meningitis in a growing pig despite specific bactericidal humoral immunity. JMM Case Rep, 4(5): e005093.

Segura M, Gottschalk M. 2002. *Streptococcus suis* interactions with the murine macrophage cell line J774: adhesion and cytotoxicity. Infect Immun, 70(8): 4312-4322.

Xu J, Fu S, Liu M, et al. 2014. The two-component system NisK/NisR contributes to the virulence of *Streptococcus suis* serotype 2. Microbiol Res, 169(7-8): 541-546.

Zhang Q, Huang J, Yu J, et al. 2017. HP1330 Contributes to *Streptococcus suis* virulence by inducing Toll-Like receptor 2- and ERK1/2-dependent pro-inflammatory responses and influencing *in vivo S. suis* loads. Front Immunol, 8: 869.

Zheng H, Du P, Qiu X, et al. 2018. Genomic comparisons of *Streptococcus suis* serotype 9 strains recovered from diseased pigs in Spain and Canada. Vet Res, 49(1): 1.

Zhu W, Wu C, Sun X, et al. 2013. Characterization of *Streptococcus suis* serotype 2 isolates from China. Vet Microbiol, 166(3-4): 527-534.

第九章　肺炎链球菌病

第一节　肺炎链球菌概述

肺炎链球菌（*Streptococcus pneumoniae*，简写为 S. pn）又名肺炎球菌，是一种革兰氏阳性条件致病菌，通常定植于健康人群的上呼吸道。40%～50%健康人群携带有肺炎链球菌，携带者不表现出任何症状，当机体免疫力下降时，肺炎链球菌可迁移至中耳、肺、血流、脑部，引起局部非侵袭性肺炎链球菌病（non-invasive pneumococcal disease，NIPD）如中耳炎，甚至更为严重的侵袭性肺炎链球菌病（invasive pneumococcal disease，IPD）如肺炎、菌血症和脑膜炎等。据世界卫生组织统计，每年大约有 160 万人死于肺炎链球菌感染，其中 100 万左右为 5 岁以下儿童。与其他细菌相比，肺炎链球菌因其侵袭性更容易造成老年人、儿童及部分成人死亡，居世界疾病死因的第 15 位。

一、肺炎链球菌的生物学特性

肺炎链球菌为革兰氏阳性球菌，直径约 1μm，菌体呈矛头状，常成双排列。兼性厌氧，最适温度为 37.5℃，最适 pH 为 7.4～7.8。营养要求高，在含有血液或血清的培养基中才能生长，在血液琼脂平板上可形成细小、灰色、有光泽的扁平菌落，菌落周围有草绿色溶血环。细菌最外层为高浓度的负电荷荚膜，荚膜含有 2～5 个低聚糖重复单位、酸性成分、糖醇、氨基糖、胆碱、二脱氧乙基、磷基和中性糖。根据荚膜多糖化学组成的不同，肺炎链球菌可分为 90 多种不同的血清型（菌株）。并非所有肺炎链球菌血清型都可致病，其中只有 23 种血清型可致病。根据现有的流行血清型，到目前为止投入使用的疫苗主要包括两类：23 价肺炎链球菌多糖疫苗（pneumococcal polysaccharide vaccine 23，PPV23）及肺炎链球菌多糖结合疫苗（polysaccharide conjugate vaccine，PCV）。目前肺炎链球菌感染防治的主要困难在于，主流疫苗保护效果只限于疫苗血清型，而且疫苗的使用虽然可以减少疫苗血清型肺炎链球菌在鼻咽部定植，但同时造成非疫苗血清型菌株定植率上升。抗生素目前是肺炎链球菌病的主要治疗手段，但是由于青霉素等抗生素的滥用，肺炎链球菌的交叉耐药及多重耐药现象日益严重，临床治疗肺炎链球菌病变得更为困难。

二、肺炎链球菌的致病性

肺炎链球菌的致病性与其菌体结构及代谢产物有关，一般认为，肺炎链球菌的毒力因子主要分为荚膜多糖、肺炎链球菌相关蛋白，以及细胞壁和细胞壁多糖三大类。其中荚膜多糖是肺炎链球菌毒力的主要决定因子。

（一）荚膜的作用及其关键调控基因

荚膜的主要作用在于帮助细菌逃逸免疫吞噬细胞的吞噬作用。荚膜多糖（CPS）的化学结构和荚膜的厚度，决定了不同血清型在血流中存活和引起侵袭性疾病的能力。相对而言，致病血清型菌株的荚膜较非致病血清型菌株的荚膜厚，而无荚膜菌株几乎丧失毒力。有研究表明，荚膜允许补体 C3 沉积，并阻止其降解为 C3d，这使肺炎链球菌易被吞噬细胞上的 C3b 受体捕获而被迅速清除，从而引起较弱的免疫反应。S. pn 荚膜多糖合成主要受荚膜多糖合成操纵子调控，另外还有多个基因参与调控荚膜多糖的合成，如 *galU*、*S.pnd1672*、*licD2* 和 *co* 中耳等基因。

1. galU 基因

galU 基因编码荚膜多糖生物合成过程所需的关键成分 UDP-葡萄糖焦磷酸化酶（UDPG：PP），该基因缺失突变后，S. pn 在小鼠体内就无法合成荚膜，更容易被小鼠免疫细胞所清除。

2. S.pnd1672 基因

S.pnd1672 基因的表达产物中含有脂质 A 核心-O 抗原连接酶，它是一种 S.pn 荚膜多糖连接酶，可以将荚膜多糖连接到细菌细胞壁上。S.pnd1672 基因缺失突变后，S.pn 不能有效地形成荚膜多糖，可引起细菌荚膜的缺失及毒力降低，S. pn 更易被小鼠免疫细胞所清除，失去感染小鼠的能力。

3. licD2 基因

licD2 基因与细菌细胞表面的磷脂酰胆碱（phosphatidylcholine，PC）表达相关。胆碱是 S. pn 生长所需的重要因子，胆碱在 S. pn 细胞壁上的磷壁酸（teichoic-acid，TA）及与细胞膜相关的脂磷壁酸（lipoteichoicacid，LTA）中均以磷脂酰胆碱的形式存在。研究表明，磷脂酰胆碱可以增强细菌的黏附和侵袭能力。

4. co 中耳基因

操纵子 comCDE 是调控 S. pn 转化发生的关键基因，其中 Co 中耳为该操纵子发挥重要作用的效应蛋白，目前尚不清楚该蛋白与细菌转化相关的具体机制。

（二）肺炎链球菌相关蛋白

肺炎链球菌相关蛋白主要包括肺炎链球菌溶血素（Ply）、肺炎链球菌自溶素（LytA）、表面蛋白 CBP（ALY、CbpA、PspA）、神经氨酸酶（neuraminidase，NanA）及一些蛋白酶类等。

1. 肺炎链球菌溶血素

肺炎链球菌溶血素（Ply）是由 471 个氨基酸组成的分子质量为 53kDa 的一种多功能蛋白，具有细胞毒性，可以激活补体、重排宿主细胞的细胞骨架，并诱导促炎细胞因子反应。Ply 位于胞质中，因为其 N 端缺乏典型的信号分泌前导序列不能直接分泌至胞外。研究表明，感染过程中肺炎链球菌自溶素的自溶作用或者溶解性抗生素的作用，或是由宿主介导的免疫应答可能引起细胞壁裂解，Ply 从而释放到胞外发挥其生理作用。研究发现，在缺少 Ply 特异性抗体的情况下，Ply 仍能通过经典途径激活补体，Rossjohn 等认为可能的原因是 Ply 激活补体的特性与其和 IgG 的 Fc 区域具有功能同源性有关。

2. 肺炎链球菌自溶素

肺炎链球菌自溶素（LytA）是锚定在肺炎链球菌细胞壁上的肽聚糖水解酶，能降解细菌肽聚糖骨架，最终导致细胞壁降解，细菌溶解死亡。LytA 表达水平的高低还与肺炎链球菌的菌落形态及定植有关。LytA 表达水平较高的肺炎链球菌菌落为透明型，能定植于鼻咽部；而 LytA 表达水平较低的肺炎链球菌菌落为混浊型，不能有效定植。

3. 胆碱结合蛋白 A

胆碱结合蛋白 A（choline binding protein A，CbpA；也称为 PspC 或 SpsA）影响细菌与宿主细胞之间相互作用的能力，是一种重要的黏附分子与毒力决定因子。该蛋白可以与血液中的底物调理素及上皮细胞分泌的 C3 结合，从而促进肺炎链球菌的黏附。分子结构研究表明，CbpA 蛋白的 C 端可与 S. pn 细胞壁磷壁酸及与膜脂磷壁酸的胆碱进行结合，而 N 端可连接宿主细胞的复合糖，在细菌和宿主细胞的连接中起桥梁作用。另外，CbpA 也是肺炎链球菌的侵袭蛋白。CbpA 能特异性地与多聚免疫球蛋白受体（polymeric immunoglobulin receptor，pIgR）结合，S. pn 需通过二者的特异性结合黏附到内皮细胞后才能侵袭黏膜屏障。

4. 神经氨酸酶

神经氨酸酶（NanA）与宿主唾液酸（sialic acid，Sia）受体的相互作用在 S. pn 的定植和感染中起重要作用。一方面 NanA 可以将细胞表面或体液中糖结合物上的末端唾液酸残基催化分解，水解释放的游离唾液酸可作为细菌生长的碳源，并且是促进细菌生长和扩散的信号分子；另一方面 NanA 可影响 S. pn 的黏附和侵袭能力。该蛋白可通过细胞表面的多糖穿透到细胞底部的唾液酸，从而极大地影响细菌的定植。

5. 其他蛋白酶类

肺炎链球菌表面蛋白 A（PspA）是 S. pn 表面的胆碱结合蛋白，存在于所有 S. sp 的细胞壁表面，可能是一个跨膜蛋白。PspA 是一种重要的毒力因子，其免疫作用是抑制乳铁蛋白的功能及补体的活化，同时可以通过减少 S. pn 表面的 C3b 沉淀来抑制补体活性，从而干扰宿主由补体介导的调理吞噬作用。

（三）细胞壁和细胞壁多糖

肺炎链球菌的细胞壁和细胞壁多糖主要在细菌的黏附过程及炎症反应中发挥作用。细胞壁可以诱导宿主产生大量肿瘤坏死因子（TNF），而 TNF 又能诱导其他一系列细胞因子，如 IL-1、IL-6 等表达；细胞壁多糖可激活补体旁路途径。

三、肺炎链球菌的传播及定植

（一）鼻咽部定植

肺炎链球菌在鼻咽部定植是其进行移行感染或与流感病毒进行混合感染的前提条件。肺炎链球菌的定植主要涉及应对宿主的免疫防御及与鼻咽部其他定植菌进行竞争。

定植的第一步是肺炎链球菌成功黏附内皮细胞。肺炎链球菌带负电荷的荚膜与黏膜多糖相互排斥，而黏附蛋白、肺炎链球菌黏附和毒力蛋白 A（pneumococcal adherence and virulence protein A，PavA）、PavB 及烯醇化酶（enolase，Eno）则促进肺炎链球菌与细胞外基质蛋白、纤连蛋白、纤溶酶原结合。此外，肺炎链球菌菌毛通过菌毛相关黏附素（RrgA）介导肺炎链球菌与内皮细胞的黏附。

为避免被黏膜清除，肺炎链球菌利用一种分泌型锌金属蛋白酶（zinc metalloprotease A，ZmpA）清除黏膜 IgA1 以逃避宿主的补体激活反应。如前所述，肺炎链球菌可表达外切糖苷酶如 NanA 等降解宿主的糖蛋白，除了可以释放糖基作为糖源外，还可以暴露隐藏的内皮细胞黏附受体。PspA、CbpA、PspC 和肺炎链球菌组氨酸三联体蛋白（pneumococcal histidine triad protein，Pht）等蛋白可以协同阻断补体沉积。

肺炎链球菌定植的关键在于逃避宿主的免疫反应。肺炎链球菌进入鼻咽部定植后即引起 Toll 样受体介导的巨噬细胞聚集。肺炎链球菌通过高表达 TGF-β 及调节性 T 细胞（Treg）来驱动免疫调节反应，从而逃避巨噬细胞的杀伤作用。肺泡巨噬细胞和树突状细胞（DC）是肺泡中主要的常驻免疫细胞，可保护机体免受病原体侵袭。组织巨噬细胞可表达甘露糖受体 C 型凝集素-1（MRC-1）。Karthik 等发现 Ply 通过直接与 MRC-1 结合来驱动巨噬细胞和 DC 细胞的抗炎反应及逃逸溶酶体的吞噬作用，从而下调炎症反应，并促进宿主中肺炎链球菌的内化和存活。

（二）肺部感染

当肺炎链球菌从定植者上呼吸道鼻咽部进入肺泡时，便引起肺炎。肺部巨噬细胞及树突状细胞是抵御包括肺炎链球菌在内的气道病原菌的第一道防线。肺泡内皮细胞周围的 DC 细胞吞入细菌性病原后激活 T 淋巴细胞和 B 淋巴细胞的免疫反应。肺炎链球菌性肺炎发生时，肺泡巨噬细胞可直接通过吞噬作用杀伤肺炎链球菌，同时发挥免疫调节功能，清除肺部死亡的中性粒细胞，并下调炎症反应。Littmann 等的研究显示，表达肺炎链球菌溶血素 Ply 的野生型肺炎链球菌可阻断人树突状细胞的成熟、细胞因子及炎症因子的激活。

（三）其他部位的定植感染

肺炎链球菌还能进一步入侵血液、心脏及大脑等组织/器官，引发感染和疾病。脾是体内主要的淋巴器官，在清除血流内病原菌、产生调理抗体方面发挥重要作用。其中脾巨噬细胞主要对肺炎链球菌发挥清除作用；肺炎链球菌移位至心脏组织需要胆碱结合蛋白 A（CbpA）及宿主层粘连蛋白受体（laminin receptor，LR）等细胞因子共同发挥作用。肺炎链球菌通过由网格蛋白介导的内吞作用进入心肌细胞，在胞内小囊泡中进行复制。Ply 及丙酮酸氧化酶衍生的过氧化物在杀伤心肌细胞、导致巨噬细胞浸润最终引起心力衰竭的过程中起重要作用；血液中的肺炎链球菌通过血脑屏障进入脑部，其入侵大脑内皮组织需要菌毛黏附素 RrgA、胆碱结合蛋白 PspC、血小板内皮细胞黏附分子-1（platelet endothelial cell adhesion molecule-1，PECAM-1）和多聚免疫球蛋白受体（pIgR）等因子的相互作用。Ply 在阻止肺炎链球菌遭受细胞杀伤和促进其通过血脑屏障转运的过程中起重要作用。

肺炎链球菌病的临床前研究需要选择合适的动物品系和细菌株系。一般来说，近交系实验动物遗传一致性高，免疫和感染反应的一致性更好，如小鼠和大鼠的近交系，它们被广泛应用于制备感染研究、疫苗和药物功效评价模型。远交系实验动物杂合性高，可用于模拟宿主免疫和感染反应的多样性。

第二节　肺炎链球菌病动物模型的比较

人类肺炎链球菌病是多种多样的，一种实验动物模型难以完全模拟人类疾病。虽然每种实验动物模型均有缺陷，但是动物模型依然是阐明疾病机制及评价药物疫苗效果的宝贵工具。国内外实验室已经陆续建立了多种新的肺炎链球菌感染动物模型，以及一系列模型制备和评价研究技术。目前已成功在小鼠、大鼠和家兔身上复制了肺炎链球菌性肺炎、脓毒症和脑膜炎疾病模型。而中耳炎模型的首选动物是南美洲栗鼠、沙鼠和大鼠，研究者最近在小鼠中也建立了中耳炎模型。这些动物模型都是阐明疾病发病机制、评价抗生素和其他疗法以及进行疫苗评价的重要工具。采用不同菌株、感染途径、剂量及动物品系制备的模型病变类型和病程不同，每种疾病动物模型有各自的优点及局限性，研究人员在应用选择时需要注意模型的适用性。例如，小鼠价格相对便宜，形体小易于操作，针对小鼠的实验试剂较充足，具有更好的统计性，此外，基因定点突变技术的引入，为研究小鼠对肺炎链球菌病的易感性、病原-宿主相互作用和其他致病机制提供了良好的技术支撑。

肺炎链球菌病的发展取决于细菌（如荚膜血清型和其他毒力因子）和宿主（包括遗传背景、免疫反应、年龄、性别等）两方面因素对抗的结果。一般来说，除了选择最合适的动物模型外，还要使用几种不同的动物品系和肺炎链球菌菌株造模来检验研究假设与结论。另外，还应通过体内实验与体外（如细胞培养实验）相结合的方法阐明致病机制。最后，在不同的宿主或模型动物中，肺炎链球菌病的病症、病程等存在诸多差异，要根据不同的研究目的选用不同的动物模型。

一、肺炎链球菌性肺炎动物模型

（一）小鼠模型

利用小鼠模型研究肺炎链球菌性肺炎的重复性很好，可以利用小鼠感染模型研究多种感染参数，包括感染后动物的存活率、细菌在肺和血液中的分布、炎症的等级和肺部组织病变及抗体滴度等。气管内感染（i.t.）和鼻内感染（i.n.）是两种主要的感染方式。气管内感染的介入技术操作难度较大，但是这种感染方式可以确保 99% 的细菌接种到肺部。鼻内感染方式包括自然吸入和气溶胶喷雾感染。自然吸入方式应用更加广泛，因为它无须手术，操作简便，同时模拟了自然条件下的人类感染途径。此方法需要麻醉，因而只感染下呼吸道。气溶胶喷雾感染需要在有喷雾器的暴露仓中进行，可以同时感染多只小鼠。此方法无须麻醉，小鼠上、下呼吸道同时感染。动物麻醉剂应该根据实验设计及评估其对实验结果的影响后使用。戊巴比妥和氟烷对肺炎链球菌性肺炎小鼠模型有不同程度的影响。

1. 气管内感染模型

气管内感染模型首先由 Azoulay Dupuis 等提出，用于测试不同抗生素的效力。其接种技术参照金黄色葡萄球菌和肺炎克雷伯菌性肺炎模型的制备技术。气管内感染的方法：固定小鼠，开口后固定下门齿，照射口腔，将含有肺炎链球菌悬浮液的注射针头插入气管内注射。该模型用于药品效力测定、宿主对肺炎链球菌感染的反应研究及肺炎链球菌毒力因子的致病作用研究。另一种气管内感染模型则是由 Iwasaki 等建立的肺炎链球菌口咽部接种模型。这个模型用于研究细菌和胃液结合的影响，一般用于研究吸入性肺炎衰老患者。

气管内感染模型的优点是可以将细菌全数接种至下呼吸道，并且可以直接引发肺炎，不需要中间致病过程。通过使用不同品系的小鼠，可以引发急性或亚急性疾病。Swiss 小鼠可用于构建急性肺炎模型，死亡较快（2~4 天），C57BL/6 可用于构建亚急性的持续加重的疾病模型，8~10 天后死亡。

2. 鼻内感染

早在 19 世纪 80 年代末期，就通过将细菌灌注入小鼠鼻孔的鼻内感染模型证实了肺炎链球菌溶血素与自溶素对肺炎链球菌毒力的重要性。但是，第一个详尽的鼻内感染模型是 Canvin 等在 1995 年首先提出的。Canvin 等从感染动物的腹腔中提取肺炎链球菌，接种至小鼠的鼻腔中，快速引发支气管肺炎并发菌血症，目前这个模型主要应用于小鼠对疾病的易感性、肺炎链球菌入侵宿主支气管上皮细胞、肺炎链球菌的关键毒力因子研究，以及抗体或抗感染药物效果评价，尤其是疫苗防治鼻内感染效力的评价。通过吸入感染建立的 1~3 周龄小鼠感染模型可用于模拟人类新生儿和婴幼儿的免疫系统，因为 2 岁以下儿童是主要的肺炎链球菌疫苗接种人群，我们可以通过该途径研究一些新生儿和婴幼儿的疫苗，包括评估黏膜递送的多糖结合疫苗的功效，T 淋巴细胞对肺炎链球菌结合物的反应，以及母体免疫对婴幼儿对抗肺炎链球菌的重要性。

使用免疫抑制剂获得中性粒细胞减少的动物，经鼻内感染接种肺炎链球菌可获得感染模型。Ramisse 等利用该模型研究了人免疫球蛋白在人类对抗肺炎链球菌的主动免疫和被动免疫中的作用。Soriano 等利用该模型重点研究了青霉素和氨噻肟头孢菌素的药代动力学。

除了免疫抑制动物，CBA/J 小鼠也可以被感染用于制备模型，Tateda 等利用具有免疫活性的 CBA/J 小鼠建立了具有青霉素抗性的肺炎链球菌鼻内感染模型。这是第一个具有青霉素抗性的肺炎链球菌在无免疫缺陷小鼠上存活的例子，无免疫缺陷小鼠意味着其对青霉素抗性肺炎链球菌的感染不敏感。最新的模型被应用于治疗研究和宿主感染肺炎后的炎症反应研究。

总体来看，气管内感染小鼠模型一般患有大叶性肺炎，鼻内感染小鼠模型一般患有支气管肺炎，这两种感染途径都伴有肺炎和败血症，并且都易导致动物死亡，死亡原因一般多为败血性休克，而非肺部疾病。显然，在没有全身败血症的情况下，局灶性肺炎模型更有助于研究肺部疾病的发病机制、疫苗的保护作用和抗生素的疗效。此外，这种模型也更好地复制了没有菌血症的人类肺炎的临床表现。局灶性肺炎模型必须使用对小鼠毒性较小的肺炎链球菌 14 型、19 型、23 型菌株。目前有 19 种血清型菌株可用于诱导无败血症的局灶性肺炎。另外，低剂量有毒性的肺炎链球菌（如 3 型肺炎链球菌）感染中性粒细胞减少的小鼠也会导致原发性肺炎播散的延迟（大概在感染 4 天后）。

（二）大鼠和实验兔模型

相比于小鼠，大鼠和实验兔模型应用较少。由于大鼠和兔的体型较大，因此可以收集到更多的样本，但缺点是实验动物数量通常较少，因此可能会影响统计学意义。目前在大鼠和兔中还未建立鼻内感染模型，但可借助复杂的外科手术进行气管内或肺内感染来制备肺炎链球菌感染模型。

酗酒更容易导致感染肺炎链球菌性肺炎，酗酒导致肝功能不全的菌血症性肺炎患者死亡率加倍（达到40%）。Davis等在1991年建立了酒精中毒和肝硬化大鼠感染肺炎链球菌的模型，酒精中毒动物模型制备基于连续喂养乙醇导致其慢性中毒，而实验用肝硬化大鼠是用肝毒素喂养来引发肝硬化与腹水。在这两种情况下，大鼠都更易感染肺炎链球菌性肺炎，同时这些模型被用于研究免疫细胞对肺炎链球菌的吞噬功能和抗体疗效。利用气管内感染，将肺炎链球菌注入左叶肺，同时在主支气管进行插管，感染导致大叶性肺炎和败血症。

在19世纪90年代，研究者利用外科手术经气管内感染接种细菌于成年大鼠的顶叶支气管获得了肺炎链球菌感染模型。大鼠肺组织学检查显示，肺组织靠心尖部炎症明显增强（大叶性肺炎）。其他大叶性肺炎模型，包括采用幼鼠经支气管感染和采用成年鼠经肺部感染制备的模型，一般用于耐青霉素肺炎链球菌抗生素的疗效研究。同小鼠一样，大鼠处于免疫缺陷状态是耐青霉素肺炎链球菌性肺炎模型制备的必要条件。

使用非手术法，通过支气管内灌注细菌技术接种低剂量的细菌至幼鼠可以获得改良肺内肺炎模型。在接种前用冷琼脂颗粒包裹肺炎链球菌，琼脂颗粒可以起到保持清洁和辅助的作用。目前已经利用在儿童中流行的10种不同血清型的肺炎链球菌建模并进行比较研究。该幼鼠模型一般被认为是局灶性肺炎模型，但是Briles等发现肺炎模型可能会伴有菌血症，偶尔伴有脑膜炎，能模拟发展中国家儿童常见的肺炎链球菌病。另外，利用新生大鼠（4天）和幼龄大鼠（3周）感染模型可以评估肺炎链球菌性肺炎的被动免疫。

实验兔也被用于研究肺炎链球菌，通常用于研究疾病的发病机制及药效。可以通过气管内感染或者肺部感染构建动物模型。最早的气管内感染模型建立于1987年，方法和之前的描述基本相同，使用导尿管将肺炎链球菌灌注入兔气管。通过这种方法，分析了肺炎链球菌细胞表面组分在诱导肺部炎症、宿主寡糖防止肺炎链球菌定植和随后肺部感染中的作用，以及血小板活化因子在肺炎发病机制中的作用。另外，利用免疫缺陷兔经支气管注入细菌可以建立两种模型，一种模拟呼吸机相关性肺炎，另一种模拟青霉素耐药性肺炎。在抗生素耐药性肺炎模型中，病变特点是初始出现单叶病变，随后累及其他肺叶，并逐渐发展为伴有菌血症的融合性支气管肺炎，模拟了患者中致命性肺炎链球菌性肺炎，并可以模拟人体内抗生素的药代动力学。由于该模型可以模拟"人类肺炎的治疗"，因此其对于评估人类药物疗效和研究其药代动力学具有很高的价值，同时其可以用于评价体内耐药肺炎链球菌菌株的选择。同一研究组还开发了一种新的基于兔的呼吸机相关性肺炎感染模型，用于评估重症监护病房中与机械通气有关的肺炎的抗生素疗效。

二、肺炎链球菌性败血症模型

败血症的定义及其相关术语（如菌血症、败血病、严重的败血症、感染性休克）一直存在争议。1989年，败血症的定义根据一些特定的医学参数（如白细胞数、体温、心率和呼吸率）和宿主对感染的全身反应来确定。菌血症的定义只涉及细菌是否在血液中出现；败血症则不同，肺炎链球菌是导致人类发生败血症的一个重要原因，通常是肺癌晚期的一种并发症。肺炎链球菌所致的败血症易感人群包括脾切除、肝硬化、呼吸功能不全和心血管疾病患者。在3岁以下的儿童中败血症存在一个共同的表现，即存在隐匿性菌血症（没有病灶）。

在肺炎链球菌感染动物模型中，败血症和菌血症一般可以互相替代。肺炎链球菌性肺炎的实验性败血症症状可通过静脉或腹腔注射感染引起。静脉注射感染可以产生一种较为"干净"的模型，很容易观察到网状内皮系统清除细菌。腹腔注射感染引起的败血症继发于腹腔感染，伴有强烈的腹膜炎。腹腔注射感染不是人类感染肺炎链球菌的自然途径，也不能模拟人类肺炎的临床表现。

（一）小鼠模型

除了早期一些脾与补体在实验性败血病中的功能研究采用豚鼠模型外，小鼠是制备肺炎链球菌性败血症模型最广泛采用的实验动物。研究小鼠败血症的发生机制，主要是通过测定血液中的活菌量，以及观察感染后动物的存活情况。小鼠的败血症模型可通过腹腔注射或者静脉注射感染获得，也可以继发于经鼻腔感染导致的肺炎或者颅内脑膜炎，但细菌从肺或脑进入血液的动力学难以进行实验性监测。因此，经鼻腔、气管内或颅内感染后，血液中的活菌数难以直接测量，故该类模型不是研究实验性肺炎或脑膜炎免疫机制及评价药物和疫苗效果的最好选择。因此，静脉注射是一种较好的入血感染方式，对于研究细菌的清除机制很有价值。

静脉注射相比于腹腔注射操作难度大且费时。腹腔注射较为简单，但缺点是容易导致组织受损或使动物疼痛，以及不能研究网状内皮系统清除细菌的作用及机制。Briles 等观察到某些特定的肺炎链球菌通过腹腔注射是致死的，但是通过静脉注射是无毒的，这代表着经腹腔注射引起的败血症更加严重。因此，为了使细菌更为致命，腹腔注射被更广泛应用于构建小鼠肺炎链球菌感染模型。

在 19 世纪 80 年代早期，Briles 等采用静脉注射感染获得了败血症小鼠模型，主要用来进行疫苗研究，证明自然产生的抗磷脂酰胆碱抗体对促进肺炎链球菌清除有很大的帮助，同时用这个模型研究了肺炎链球菌毒力因子在败血症中的作用，以及评价了疫苗的疗效。例如，通过经静脉注射感染途径制备的模型，发现 PspC 是引起肺炎链球菌性败血症的关键毒力因子。Loeffler 等在通过静脉注射制备的小鼠模型中，证实了 Cpl-1 是肺炎球菌噬菌体的裂解酶，是一种新的抗菌剂。Wang 等对肺炎链球菌性败血症也进行了详细的研究，其在静脉感染的正常小鼠和免疫抑制小鼠中研究了宿主对肺炎链球菌的全身反应，对不同的参数，如血液和肺部的细菌载量、肺组织中中性粒细胞的浸润程度、血清中各种生化标志物的含量、血液中炎症介质的含量进行了完整的分析。

腹腔注射感染是早期制备肺炎链球菌性败血症模型采用的途径。Briles 等也采用这种感染途径进行血液中细菌清除机制的早期研究。腹腔注射感染模型现在依然被广泛用于研究评价候选疫苗的效果，包括表面蛋白 PspA、PapC 及最近发现的菌毛蛋白亚基等，评估抗生素的疗效，阐述肺炎链球菌毒力因子在全身感染中的作用，以及评价小鼠超免疫血清、人类抗荚膜抗体和抗溶菌素抗体提供的超免疫保护。

（二）大鼠和实验兔模型

1. 大鼠模型

大鼠败血症模型主要在 19 世纪七八十年代应用，现在大多被小鼠模型取代，因为小鼠体型较小，更容易操作。大鼠败血症模型的感染类似于小鼠模型，主要用于监测血液中细菌的复制和数量，并观察动物存活时间。肺炎链球菌感染引起的败血症大鼠模型对于研究免疫力低下动物的疾病特别有价值。Leung 等在 1972 年通过尾静脉注射感染脾切除大鼠建立了第一个肺炎链球菌感染大鼠模型，尽管是早期的模型研究，但是取得了重要的研究成果，包括使用静脉而不是腹腔感染来比较正常和免疫功能低下动物的疾病易感性差别，评价疫苗对脾切除的致死性败血症大鼠的保护作用，以及评价青霉素、类固醇、人丙种球蛋白和荚膜多糖疫苗的治疗和/或预防效果。利用肝硬化大鼠肺炎链球菌性败血症模型也开展了类似的实验研究，酒精性肝硬化患者易发生肺炎链球菌感染，部分是由于补体因子含量和肝功能下降，在本模型中，肝硬化大鼠相比于正常大鼠血液补体含量降低，进一步研究发现，肺炎链球菌溶血素通过消耗补体成分和降低血清调理素活性产生有害作用，从而增强肺炎链球菌毒力因子在肝硬化大鼠中的作用。目前还没有通过腹腔注射感染制备大鼠败血症模型的报道。

2. 新西兰兔模型

第一个肺炎链球菌性败血症实验兔模型是 Gukian 等在 1970 年创建的，同时该模型的参数指标检测为动物感染过程中临床数据分析（如体温、心脏输出量和动脉血压）提供了很好的范例。该模型是通过腹腔注射感染建立的，用于研究血浆中溶酶体和蛋白酶抑制剂的代谢对药物治疗的影响。新西兰兔败血症模型在研究脾疾病方面有重要作用，包括脾部分或全切除、脾移植和脾修复对败血症的影响。

三、肺炎链球菌性脑膜炎动物模型

肺炎链球菌是导致急性细菌性脑膜炎的细菌之一，可使 5%～40%的细菌性脑膜炎患者死亡。高达 30%的脑膜炎幸存者患有脑损伤导致的神经系统后遗症（如学习、听力和记忆力损害）。在脑膜炎患者中，脑损伤可以表现为多种形式，包括血管炎、皮质坏死和海马神经元凋亡。脑膜炎的发展通常起源于肺炎链球菌在鼻咽部的定植，后入肺，然后入侵血液，随后穿过血脑屏障。脑膜炎也可以经肺炎链球菌感染的鼻窦而传播，或意外创伤接触到的细菌进入中枢神经系统而传播。脑膜炎动物模型是研究脑膜炎发病机制和不同药物疗效的重要工具。早期，小鼠主要是研究肺炎链球菌性肺炎和败血病的重要实验动物，而实验兔和大鼠则主要用于研究肺炎链球菌性脑膜炎（pneumococcal meningitis，PM）。近年来，小鼠也成为研究肺炎链球菌性脑膜炎的主要实验动物。

（一）小鼠模型

尽管在 20 世纪 70～90 年代，大多数脑膜炎模型是采用大鼠和兔制备的，但是近年来，小鼠逐渐成为研究肺炎链球菌性脑膜炎的主流实验动物。利用鼠科动物制备肺炎链球菌性脑膜炎模型的方法主要有两种，一种是直接接种细菌至大脑内或脑池内，另一种是通过腹腔注射或鼻腔途径直接接种细菌，最后进入中枢神经系统，以模拟细菌从鼻咽部或因外伤接种至脑部的连续传播。利用第一种途径建立的脑膜炎模型，可用于研究宿主-病原体的相互作用，但是不能研究细菌从自然定植到中枢神经系统发生疾病的不同时期的致病过程。与此相对的，通过鼻腔或腹腔途径引起的脑膜炎模型对于分析自然途径的感染很有帮助，但是缺点是 50%的感染动物会在未出现脑膜炎的情况下直接死于败血症。在小鼠脑膜炎模型中，研究者已经对不同模型参数进行了系统分析，包括动物的生存情况、临床评分、大脑脑脊液中的活菌数、脑组织和其他器官的组织学、血液中白细胞及血清细胞因子的水平、脑脊液中细胞因子的水平。由于小鼠体积小，小鼠模型的一个缺点是收集脑脊液样本较难。

1. 直接诱发脑膜炎

基于之前建立的单核细胞增生李斯特菌性脑膜炎模型，Geber 等在 2001 年建立了新的脑膜炎模型，用于研究近交小鼠大脑右额叶感染的肺炎链球菌性脑膜炎，通过研究不同组织器官肺炎链球菌数、脑组织病理学、临床评分和行为来研究脑膜炎。该模型曾用于评价利福平抗脑膜炎的疗效，并用于分析宿主和肺炎链球菌的致病因子。在 Geber 等的另一项研究中，存活的肺炎链球菌性脑膜炎小鼠在一些特定的行为测试（Morris 水迷宫测试、钢丝绳实验）中，在运动技巧、空间记忆和学习等方面存在明显缺陷，因此，这种小鼠模型也可用于肺炎链球菌感染后的后遗症评估。

实验性小鼠脑膜炎的诱导，也可以通过将肺炎链球菌直接注射到麻醉后 C57BL/6 小鼠的小脑延髓池中来完成。利用这一模型，Koedel 等揭示了硝酸氧化合成酶在疾病中的作用，该模型系统也用于研究固有免疫系统对感染的反应，包括细胞因子的表达模式，caspase-1、MyD88 的作用，以及和补体因子的作用。所有通过小脑延髓池感染肺炎链球菌的小鼠呈现失聪症状，该小鼠模型也是第一个由实验性肺炎链球菌性脑膜炎导致失聪的模型。

通过小鼠大脑右额叶小脑延髓池感染肺炎链球菌制备的脑膜炎模型，与人类肺炎性脑膜炎相似，为研究脑膜炎的病理生理变化、给药效果和感染后神经系统后遗症提供了模型工具。

大多数脑膜炎小鼠模型使用的是近交系小鼠，但也有使用远交系小鼠的研究报道。Shapiro 等通过大脑内室途径利用远交系小鼠 CD-1 诱导脑膜炎，并研究了克林沙星的治疗效果。另一个远交系小鼠脑膜炎模型则是通过颅内蛛网膜下腔途径接种不同荚膜血清型的肺炎链球菌制备的，通过脑组织病理学分析、不同器官中细菌计数和动物存活情况研究证实了脑膜炎诱导成功。通过比较血清型 2 型、3 型、4

型细菌所引起疾病的发展结果，该模型可用于不同血清型细菌毒力因子的筛选和评估，并可能用于评估同源突变株的衰减。该模型技术是在小鼠隐球菌性脑膜炎模型的基础上改进而来的。

最近报道了一种新的肺炎链球菌性脑膜炎幼鼠脑损伤模型，该模型中幼鼠（11 天），包括近交系小鼠（C57BL/6、BALB/c）和远交系小鼠（CD-1）全部通过小脑延髓池途径感染，之后快速发生脑膜炎，同时一些动物呈现出脑损伤。在所有品系的测试小鼠中，BALB/c 小鼠易感性最高，而 C57BL/6 鼠易抵抗性最强，但是皮层和海马神经元损伤最为严重。该模型可用于研究新生小鼠脑损伤，有助于儿童神经损伤研究。

2. 血源性脑膜炎

Tan 等经腹腔感染研发了第一个近交系小鼠脑膜炎模型，用于研究细胞间黏附分子 1 在脑膜炎中的作用。类似地，Iizawa 等经腹腔注射感染也研发了小鼠脑膜炎模型，用于评价头孢唑兰对脑膜炎的疗效。Tsao 等则着重于在腹腔感染脑膜炎模型中阐明肿瘤坏死因子（TNF）-α 的作用，感染后立刻给予抗生素治疗，避免脑膜炎发生前出现感染性休克而导致小鼠死亡。

鼻腔感染脑膜炎模型能模拟自然感染。Kostyukova 等首次尝试分析不同肺炎链球菌毒力因子（如透明质酸酶、荚膜和溶血素）通过鼻腔感染导致脑膜炎的感染过程。然而，真正第一个详细描述血源性脑膜炎的是 Zwijneburg 等，他们通过鼻腔途径感染 Swiss 小鼠，使用肺炎链球菌和纯化的透明质酸酶混合菌液有利于经鼻黏膜导致全身侵袭性肺炎。如前所述，该系统的缺点是只有 50%的感染动物出现脑膜炎。该研究组大量使用该模型来研究白细胞介素（IL）-1、IL-10、IL-18 的作用。最近经鼻腔感染制备的脑膜炎模型也被用于评估补体因子 C1 抑制剂的治疗作用，发现补体因子 C1 抑制剂可以有效促进细菌清除，减轻小鼠脑膜炎和中枢神经系统炎症。Marra 和 Brigham 的模型利用 Swiss 小鼠经鼻腔感染肺炎链球菌（但没有透明质酸酶），采用不同剂量的菌感染后，对脑、肺和血液中的脑膜炎与荷菌量进行了评估。

3. 非血源性脑膜炎

VanGinkel 等的一项研究表明，肺炎链球菌通过嗅觉神经可进入中枢神经系统：鼻腔定植的肺炎链球菌通过轴突逆行运输进入大脑，同时不会导致菌血症。据查，这是第一个描述通过鼻内感染引起小鼠非血源性脑膜炎的报道。

（二）大鼠模型

近年来，大鼠依然被用于研究肺炎链球菌性脑膜炎，通过小脑延髓池感染途径诱导脑膜炎会获得两个意外的模型：大鼠的血源性脑膜炎或经耳感染脑膜炎。如前大鼠急性肺炎模型部分提到的，大鼠鼻内感染模型尚未报道，一般采用复杂的外科手术来感染致病。与小鼠相比，大鼠的体型较大，允许采取大量脑脊液（CSF）和血液样本。与小鼠模型相比，大鼠模型除了多一个耳模型，其经注射感染诱发疾病的方式均不能模拟人类的自然感染途径，但是建立的脑膜炎模型仍能较好地用于疾病研究。在大鼠和实验兔上诱导脑膜炎在某些方面有所不同，脑损伤、皮质坏死和齿状回凋亡分别是成年大鼠与实验兔损伤脑的主要特征。不同的是，大鼠幼鼠的损伤特征表现特殊，可出现海马细胞凋亡和皮质坏死，类似从患者身上观察到的脑损伤。

1. 小脑延髓池脑膜炎模型

幼龄和成年大鼠都广泛用于肺炎链球菌性脑膜炎的不同研究中，其是研究疾病特征、宿主的感染免疫反应及抗菌剂和抗炎药物疗效的宝贵工具。幼龄大鼠（6～12 天）相比于成年大鼠更容易感染肺炎链球菌，虽然它们体积较小，但是多次采集 CSF 和血液依然可行。此外，如上所述，幼龄大鼠与成年大鼠相比的另一个优点是可以诱导包括齿状回凋亡和皮质坏死的脑损伤。因此，幼龄大鼠是研究脑损伤的一个强力可靠的实验动物。

在 20 世纪 90 年代初,大鼠幼鼠的小脑延髓池脑膜炎模型主要是用于治疗性研究。在 1990 年,Tsai 等利用幼龄 Sprague-Dawley 大鼠建立了一个重要的大鼠小脑延髓池脑膜炎模型,用于研究头孢吡肟的药代动力学。基于先前 B 族链球菌性脑膜炎模型的感染技术,Leib 等在后来的研究中进一步建立并全面详述了注射接种技术。该技术简单来说就是,通过小脑延髓池接种方式感染细菌悬液,检测注射引起的癫痫发作情况,通过脑脊液中菌培养证实脑膜炎模型成功建立。Leib 及其同事主要用幼龄大鼠脑膜炎模型研究基质金属蛋白酶和损伤神经元中内皮素,利用该模型,研究了几种有效对抗脑膜炎和/或感染后遗症的方法,评价了多种药物和治疗方法,包括抗氧化剂、辅助药物和抗菌药物,如达托霉素和噬菌体裂解酶。有趣的是,在该模型系统中使用地塞米松进行辅助治疗会增加海马细胞损伤和降低学习能力。最近,同样的模型被用来分析胆碱在脑膜炎和脑损伤发病机制中的关键作用。

肺炎链球菌性脑膜炎大鼠模型最初用于研究微血管变化。Wistar 大鼠麻醉后,切开气管,将人工导气管插入小脑延髓池前。然后在右顶骨进行开颅术,放置一个探针测量局部脑血流和颅内压,待参数稳定达到基线水平后,注射活肺炎链球菌诱导脑膜炎。该造模方法有助于评估脑膜炎中氧化亚硝酸盐的不良影响,以及转化生长因子(TGF)-2 抑制脑血管改变和早期实验性脑水肿的作用。另一个成年大鼠小脑延髓池脑膜炎模型由 Hirst 等研发,他们研究了肺炎链球菌性脑膜炎对脑纤毛室管膜的影响。用注射针将菌液直接注入小脑延髓池,在感染期间,跟踪肺炎链球菌感染和采集 CSF、血液,因此获得详细的 CSF、血液和脑组织的治疗与分析报告。这项技术成功实施证明了肺炎链球菌会引起室管膜细胞和纤毛功能的损伤,这有助于脑膜炎几个神经病理学方面的研究。最近类似的研究还发现,肺炎链球菌自溶素和溶血素在肺炎链球菌性脑膜炎的发病机制中起着关键性作用。

2. 血源性模型和耳模型

大鼠血源性模型和耳模型用于研究继发于败血症的脑膜炎或中耳炎。在 Rodriguez 等的研究中,Sprague-Dawley 大鼠幼鼠通过腹腔注射法接种,一些动物感染后发生脑膜炎(50%),一些产生耳蜗炎症(20%~80%),该模型对于研究由肺炎链球菌性肺炎导致的播散性脑膜炎的内耳侵袭有帮助。最近,利用成年大鼠建立了另一个模型,通过耳部(内耳和中耳)和腹腔注射的方式感染,以研究人工耳蜗植入术是否会增加肺炎链球菌性脑膜炎的发生风险。三种感染途径覆盖了肺炎链球菌到达中枢神经系统的所有潜在途径,包括从内耳直接扩散、相邻或血源性传播和从血液中入侵中枢神经系统。无论何种感染方式,所有的人工耳蜗植入都会引起脑膜炎。

(三)实验兔模型

近年来,兔依然被用于研究肺炎链球菌性脑膜炎,通过小脑延髓池感染途径诱导脑膜炎。正如前面提到的兔急性肺炎模型,该模型感染一般采用外科手术方法。与小鼠相比,兔的体型较大,允许采取大量及大量脑脊液(CSF)和血液样本,还可以制备耳模型,但是通过注射诱发脑膜炎无法模拟发生在人类身上的自然感染途径。不过该脑膜炎模型可用于疾病机制研究,实验兔与其他实验动物的脑损伤不同,齿状回凋亡是脑损伤的主要特征。

兔肺炎链球菌性脑膜炎模型对于深入研究脑膜炎和评价抗菌药物疗效有重要贡献。实验兔小脑延髓池脑膜炎模型是一个良好的模型系统,可准确分析疾病特点,并在多个时间点采样收集较多量的 CSF 和血液。该模型的优势是可获得大量 CSF,进行多种指标的分析,包括细菌、白细胞计数,以及葡萄糖、蛋白和其他代谢物浓度分析等;该模型的缺点是,由于大动物实验每个实验组动物数有限,进行统计学分析会存在一些问题,另一个缺点是大量注射细菌到小脑延髓池为非自然感染方式。

另一个成年兔模型最初由 Dacey 和 Sande 等在 1974 年建立,是第一个定位非常精确的肺炎链球菌性脑膜炎模型。简单来说,用一个附在头骨上的牙帽将动物固定在框架内,用安装有齿轮电极的针穿刺直接进入小脑延髓池接种肺炎链球菌。该模型有助于研究肺炎链球菌性脑膜炎的几个方面,包括脑脊液中的细菌复制,宿主防御和炎症反应,血脑屏障改变,以及脑膜炎对动物呼吸和循环系统的全身性影响,同时用于开展了大量的评价抗生素疗效和研究宿主和细菌因子在疾病发病机制中作用的工作。有趣的是，通过这个兔模型和之前描述的大鼠模型，证明了一些杀菌但不溶菌的抗生素，如达托霉素，具有清除脑脊液中肺炎链球菌感染和减轻炎症的功效。该兔模型也是研究由脑膜炎引起的海马细胞损伤的有用工具。Bhatt 等研发了一个新西兰兔小脑延髓池脑膜炎模型，旨在研究继发于脑膜炎的听力丧失。该模型的数据表明，听力损失的严重程度与感染持续的时间密切相关，该模型在很大程度上模拟了由人类脑膜炎引起的听力丧失，可能有助于检验治疗药物的疗效。

四、肺炎链球菌性中耳炎动物模型

中耳炎（otitis media，OM）是儿童最常见的感染性疾病之一，常见并发症包括乳突炎和脑膜炎。其根据渗出物的持续时间和表现类型有不同的形式（如化脓性、黏液性和浆液性）。中耳炎可能导致严重的后遗症，包括中耳组织不可逆损伤导致的耳聋，进一步发展会造成语言障碍和学习障碍。肺炎链球菌是引起细菌性中耳炎的主要致病菌，其他常见致病菌还包括流感嗜血杆菌和卡他莫拉菌。中耳炎通常并发于上呼吸道病毒（如流感病毒）感染，有研究表明流感病毒感染会促进鼻咽部定植的肺炎链球菌上行至中耳腔引起中耳炎。另外，该病的发生还与免疫功能受损、年龄、遗传易感性及咽鼓管功能障碍有关。目前已经建立了数种不同的肺炎链球菌性中耳炎动物模型，包括南美洲栗鼠、沙鼠、豚鼠和大鼠。近来，小鼠模型也被普遍应用于研究中耳炎的发病机制、病理表现，以及测试新药物和筛选疫苗等方面。

（一）南美洲栗鼠、沙鼠和豚鼠模型

1. 南美洲栗鼠

在过去几十年里，南美洲栗鼠一直是模拟肺炎链球菌性中耳炎并研究其特征的首选模型。1976 年，Giebink 等首次提出南美洲栗鼠的肺炎链球菌性中耳炎模型。他们将肺炎链球菌经由听泡直接注入中耳腔引发急性中耳炎，并进一步研究分析中耳炎的致病因素及感染后引起的免疫反应。该实验系统的主要优点是可以在不引起传播性疾病的前提下研究中耳炎的发病机制、疫苗抗原的免疫原性及抗菌药物在黏膜部位的有效性；该模型的优点还在于南美洲栗鼠有大的听泡，便于接种和中耳液重复取样。之后这一模型被广泛应用于中耳炎的多种相关研究中，包括感染性炎症反应的特征、肺炎链球菌毒力因子在疾病中的作用、抗菌药物的药效及其动力学分析，以及脓性、浆液性中耳炎药物和疫苗的研究。研究表明，接种不同血清型的肺炎链球菌于南美洲栗鼠诱导的实验性中耳炎具有很大差异。将 8 种不同血清型的肺炎链球菌（包括 3 型、4 型、6A 型、9V 型、11 型、14 型、19F 型和 23F 型菌株）分别接种至南美洲栗鼠，数据表明，即使是相同的血清型，菌种引起的局部和全身疾病也有所不同。除了传统的鼓室内路线，Giebink 等还建立了甲型流感病毒（influenza A viruses，IAV）感染后继发肺炎链球菌性中耳炎的南美洲栗鼠模型：大约有 70%的实验动物在接种后感染中耳炎，而仅接种肺炎链球菌时只有 20%的栗鼠感染中耳炎。这一实验模型更接近于人类中耳炎的临床感染表现，对于疾病病理研究及药物研发和疫苗功效测试具有重要价值。

但南美洲栗鼠模型有两个缺点，一是无法使用近交系南美洲栗鼠，且没有以其为遗传背景的基因缺陷动物，限制了机制的深入研究；二是南美洲栗鼠相比于其他啮齿动物价格昂贵。

2. 沙鼠

Fulghum 等基于前文所述的南美洲栗鼠模型开发了肺炎链球菌性急性中耳炎沙鼠模型。该模型目前也是研究中耳炎发病机制和比较不同药物疗效的一个较完善的系统。沙鼠和南美洲栗鼠具有相似的咽鼓管与中耳解剖及组织学结构，两者都可以很容易地通过鼓膜或听泡接种。使用沙鼠制备中耳炎感染模型的优点包括：可获得近交系，成本较低，且沙鼠对常见的中耳炎病原体，包括肺炎球菌、流感嗜血杆菌和卡他莫拉菌易感。建模方法是经鼻攻毒，直接将细菌注入中耳引发感染。该系统用于研究内酰胺类药物对由青霉素和头孢霉素耐药性肺炎链球菌引起的中耳炎的疗效及其药代动力学。另外，还在沙鼠模型中进行了肺炎链球菌毒性的进一步研究，以研究继发于中耳炎的肺炎链球菌性脑膜炎的发病机制。

3. 豚鼠

豚鼠也是一种制备肺炎链球菌性中耳炎模型的实验动物。虽然与南美洲栗鼠和沙鼠相比，豚鼠模型使用较少，但它也是一种可靠且相对便宜的可进行耳外科手术的动物，其近交系容易获得，用于其他品系动物的少量试剂也可通用，可用于研究肺炎链球菌对耳蜗的细胞毒性效应，以及探索疾病治疗手段和进行疫苗研发。

（二）大鼠和小鼠模型

由于大鼠和小鼠的成本更低，而且其免疫和遗传信息比南美洲栗鼠、沙鼠与豚鼠更加具有特点，近些年来，越来越多的研究着眼于开发大鼠和小鼠作为中耳炎模式动物。

1. 大鼠

有两种不同的感染途径可诱发大鼠中耳炎：鼓室内感染和滴鼻感染。早在1988年就已有相关模型的报道，通过将肺炎链球菌直接注入大鼠的鼓室来研究中耳和血液中的细菌复制。大鼠鼓室内接种肺炎链球菌引起的中耳炎伴脓性或浆液性积液，与人类的中耳炎非常相似。该模型系统已用于评估青霉素预防和治疗由肺炎链球菌性急性中耳炎引起的永久性黏膜损伤的效果，并可以用于评估由抗荚膜抗体及PspA或灭活细菌引发的主动免疫对实验性中耳炎的保护作用。此外，还可以通过大鼠鼓室模型来评估不同不透明表型及对青霉素敏感程度不同的肺炎链球菌菌株的毒力。van der Ven等构建了一种将细菌注入鼻内的新型大鼠模型，以模拟人类中耳炎的自然感染途径。经鼓膜内途径接种组胺至Wistar大鼠，损伤其纤毛活动并导致咽鼓管功能障碍，然后用输液管将细菌注入鼻腔。组胺预处理促进了鼻咽部定植的肺炎链球菌上行至中耳腔引起中耳炎，该实验模型便于直接研究咽鼓管和鼓室中的黏膜免疫。可利用该模型进行疫苗接种研究，分析接种结合破伤风毒素的14型荚膜多糖菌株对急性中耳炎的免疫效果。

2. 小鼠

近年来，小鼠逐渐成为中耳炎机制研究的首选实验动物模型。过去，由于小鼠体型小，难以进行鼓室接种和取样，加之缺乏相关实验技术，因此肺炎链球菌性中耳炎小鼠模型相关研究相对较少，发展较慢。目前已经采用三种不同的感染途径构建了小鼠中耳炎模型：鼓膜穿刺法、听泡穿刺法及鼻腔内感染。采用鼓膜穿刺法时，由于小鼠外耳道窄且曲折，普通规格的光纤电耳镜无法应用于监测鼓膜穿刺的整个注射过程；另外在小鼠生长环境不够洁净时，建模后小鼠鼓膜上遗留的穿刺口可能导致外耳道中其他杂菌进入中耳腔导致感染。相对地，听泡穿刺法建模成功率高，接种量准确，而且可以保持听泡结构的完整性，可防止杂菌污染及中耳渗液流失。穿刺法可用于研究疾病起始和发展的可重复性，并且可以使用小剂量细菌接种；而鼻腔内感染途径可以模拟中耳炎的自然感染模式，但中耳炎发生率较低，且需要更大的细菌接种剂量。

2003年，Melhus和Ryan通过鼓室内接种途径建立了肺炎链球菌及流感嗜血杆菌引发的BALB/c与C57BL/6小鼠中耳炎模型。该实验证实，病程与细菌和小鼠品系相关，其中BALB/c是最敏感的小鼠品系。实验还发现，强毒肺炎链球菌血清型（3型和6型）始终诱导致命脓毒症，而低毒菌株（9型和19型）导致中耳炎。将热灭活的肺炎链球菌直接接种到中耳中也可用于评估中耳腔内的炎症反应。由于细菌性急性中耳炎是由病原菌增殖引发的中耳腔内的炎症反应，因此使用热灭活的细菌不能模拟自然疾病，但该模型仍可用于测量相关炎症参数，如积液量和炎症类型、鼓膜厚度，以及炎症反应中中性粒细胞的募集情况。经鼓室内接种途径制备的小鼠肺炎链球菌性中耳炎模型在疫苗和治疗研究领域均有应用。通过滴鼻感染，用流感病毒接种合并肺炎链球菌定植的小鼠（有利于细菌从鼻咽部上行至中耳），以诱导复发性中耳炎，并使用Cpl-1有效治疗。该模型可有效模拟儿童自然感染的中耳炎，可能在预防和治疗中耳炎的研究中起重要作用。

第三节 肺炎链球菌性肺炎动物模型和人类肺炎的比较

社区获得性肺炎是导致全球性感染死亡的重要原因。肺炎链球菌是革兰氏阳性菌,是从社区获得性肺炎患者中分离出的最常见病原体。肺炎链球菌性肺炎在成人中死亡率为10%~15%,但在老年患者中死亡率可能高达40%。在过去20年中,尽管广泛使用了抗生素治疗并建议接种肺炎链球菌疫苗,肺炎链球菌性肺炎导致的死亡率并未下降。

肺炎链球菌性肺炎患者,由于疾病严重程度不同会有一系列的体征和特征,包括菌血症和器官衰竭。有些患者不用抗生素治疗就能克服感染,相反地,有些患者死于肺炎重症感染及其并发症。目前抗菌治疗法是肺炎治疗的重要方法,关于免疫调节的研究也越来越多。

实验动物是长期以来用来研究肺炎链球菌感染的基础,小鼠是研究肺炎链球菌病最常见的动物,还有一些不太常用的实验动物,如大鼠、小鼠、猪、南美洲栗鼠等。构建动物模型是因为能够利用其与人类疾病进行对比研究。物种进化的差异,导致人和动物对感染的反应存在差异,此外,人类和小动物在呼吸系统解剖结构与生理上也有很大的差异,因此,常见的动物尤其是啮齿动物并不能完全模仿人类肺炎。鉴于此,需要选择一个更相似的动物模型来研究人类肺炎的致病机制、预防和治疗策略。由于非人灵长类动物在解剖结构和生理及进化关系上与人类最近,据此推测在肺炎感染过程中其与病原体的相互作用与人类最为相似。

一、一般临床表现

肺炎链球菌性肺炎易感染小儿,是由肺炎链球菌感染引起的肺实质性炎症。常突发高热、寒战、肌肉酸痛、纳差、疲乏和烦躁不安。体温可高达40~41℃。呼吸急促,达40~60次/min,呼气呻吟,鼻扇,面色潮红或紫绀。可有患侧胸部疼痛,放射至肩部或腹部。最初数日多咳嗽不重,无痰,后可有痰且呈铁锈色。早期多有呕吐,少数患儿有腹痛。幼儿可有腹泻。轻症者神志清醒,少数患儿出现头痛、颈强直等脑膜刺激症状。重症时可有惊厥、谵妄及昏迷等中毒性脑病的表现,常被误认为中枢神经系统疾病。严重病例可伴发感染性休克,甚至有因脑水肿而发生脑疝者。较大儿童可见唇部疱疹。

啮齿动物的肺炎一般临床表现不明显,非人灵长类中的狒狒可出现肺炎的表现。肺炎的症状跟感染剂量有关,10^6CFU组的动物是自限性感染,在感染后24~48h自愈。10^7CFU、10^8CFU、10^9CFU组的动物在感染后48h内达到肺炎的诊断标准。所有的动物都有活动、进食减少的表现。感染后24h,对照组、10^6CFU组、10^7CFU组无症状。在较高的感染剂量组中,动物在感染后48h仍有症状,表现出活动减少、有鼻涕、咳嗽。这些动物对抗生素反应迅速,治疗96h后患病动物的症状得到了缓解,基本恢复正常生活。

10^9CFU组的动物持续发烧,呼吸急促和心跳加快。感染后24h内,10^9CFU组的动物呼吸频率急剧上升,到感染后第7天仍然保持较高的水平,而对照组和低剂量组的呼吸频率则没有变化。动物感染接种前的体温均是正常的,接种后,除了10^6CFU组,其余组均有发热症状,感染后24h达到高峰,体温最高的为10^9CFU组;感染后48h后,只有10^9CFU组动物还在发烧(38.2℃±0.4℃)。动物心率的基线是77bpm±3bpm,对照组和10^6CFU组心率增加很缓慢,10^7CFU、10^8CFU、10^9CFU组心率加快相对明显,10^8CFU和10^9CFU组动物在感染后48h内心跳持续加快。所有动物的平均脉动压基线为72mm±2mm汞柱,每只动物的脉动压基线在感染后6h内都有增加,在感染后第7天逐渐恢复到标准值。10^9CFU组平均动脉压在感染后6h和24h上升明显减弱。所有的发热、心跳加快和平均动脉压出现偏差现象在给予抗生素治疗后都得到缓解。

狒狒在感染后5天内出现呼吸困难、呼吸急促和咳嗽,被诊断为肺炎。支气管内接种感染导致的肺炎,感染后12h内动物出现心率过快、体温过高,临床症状和相应异常的实验室检查提示全身炎症反应综合征,结合支气管内细菌接种史,证实了肺炎的诊断。

二、宿主易感性

对肺炎链球菌病有抵抗性的宿主遗传因素尚不清楚，为了研究在肺炎链球菌病易感性中发挥作用的宿主遗传因素，研究者采用了肺炎链球菌病小鼠模型进行研究。小鼠模型是分析家族遗传信息和遗传生物学的重要工具，通过易感性表型的差异，鉴定和绘制小鼠的候选易感性基因。

经鼻内感染肺炎链球菌后，不同品系小鼠的易感性显著不同，表现为小鼠的存活时间及血液中的肺炎链球菌数量不同。肺炎链球菌感染后，可观察到小鼠分为易感表型（如 CBA/Ca 小鼠和 SJL 小鼠）和抗性表型（如 BALB/c 小鼠）。9 种近交品系呈现出的表型差异表明小鼠对肺炎链球菌感染的抗性是复杂性状，然而并不排除单一基因作用，研究发现不同表型是由近交品系中的等位基因变异产生的。

选择抗性 BALB/c 和易感 CBA/Ca 小鼠用于后续宿主抗性基因研究。为了给基因鉴定研究提供更多的数据，研究者分析了易感性/抗性表型，血液和肺组织中肺炎链球菌载量的时间变化曲线，以确定小鼠不同品系的表型特征如何与肺炎链球菌载量的变化相关联。

易感和抗性小鼠品系中肺部肺炎链球菌生长曲线与肺组织炎症的差异现已很清楚。在 CBA/Ca 小鼠中，肺组织中球菌的数量在感染后 24h 内增加，而在 BALB/c 小鼠中，24h 内数量没有变化。在 BALB/c 小鼠中，感染后 48h 细菌数量下降，而到 27h，CBA/Ca 小鼠濒死，显然不能进入细菌量衰减的阶段。血液中的事件也能反映肺部的事件，CBA/Ca 小鼠发展为早期败血症，演变为不受控制的细菌数量增加，而在 BALB/c 小鼠中，血液中偶尔出现少量细菌，BALB/c 小鼠能够控制肺部感染。

CBA/Ca 和 BALB/c 小鼠的表型差异与肺部炎性细胞的反应有关。感染后，BALB/c 小鼠中发生抵抗感染的炎症反应，而 CBA/Ca 小鼠中发生以中性粒细胞为主的炎症反应。肺炎链球菌感染肺部时，中性粒细胞募集差异可解释 CBA/Ca 和 BALB/c 表型差异。组织病理学证据支持，炎性细胞的募集能力对于两个小鼠品系之间的表型差异是重要的。BALB/c 肺中的炎性病变比 CBA/Ca 肺中的炎性病变早得多，炎症评分差异主要由更大的血管周围、支气管周围和支气管内细胞浸润引起。然而，除了募集差异外，两个品系小鼠中性粒细胞的抗菌活性是否存在差异尚无数据证实。

中性粒细胞的募集和功能受 H-2 单倍型小鼠相关基因的控制。重要的是，Marley 等发现主要组织相容性复合体的基因参与其中。在他们的实验中，H-2k 单倍型的 CBA/Ca 比 AKR 品系更敏感；H-2d 单倍型的 BALB/c 比 DBA/2 敏感性更强。虽然他们无法识别赋予抗性的基因，但是通过对 CBA/Ca×BALB/c 杂交数代进行持续基因分型，已排除抗性与 H-2 单倍型的关联。

综上，通过 D39（2 型）肺炎链球菌的鼻内感染发现了对其有抗性和易感的小鼠品系。对抗性 BALB/c 和易感 CBA/Ca 小鼠的表型特征进一步研究，发现中性粒细胞的募集和/或功能与易感性及抗体产生存在关联。中性粒细胞募集的过程是复杂的，并且是肺炎链球菌病发病机制研究的活跃领域。先前已将炎症介质如 TNF-α、IL-10 和 IFN-γ 与肺炎链球菌病联系起来，而现在中性粒细胞募集和功能的分子作用机制值得进一步研究，与天然免疫、炎症过程及和肺炎链球菌结合的受体相关的其他成分，如黏附分子和补体也值得研究。例如，对 BALB/c 和 CBA/Ca 小鼠研究，阐明这些动物参与肺炎链球菌病的中性粒细胞的关键作用组分。

三、免疫反应

肺炎链球菌性肺炎患者白细胞及中性粒细胞数明显增高，白细胞总数可达 $20×10^9$/L 以上，偶达 $50×10^9 \sim 70×10^9$/L，但也有少数病儿的白细胞总数低下，常示病情严重。C 反应蛋白往往呈阳性。

不同剂量肺炎链球菌感染狒狒后，会出现白细胞数增多或减少（最高剂量）。在接种前，白细胞数为 $8.9±0.8×10^3$/μl。在肺镜检查中发现，接种细菌后白细胞数呈现出短暂的增加，在感染后 48h 恢复。在感染后 24h，最低剂量造成了白细胞数减少（$22.2×10^3$/μl），并在 48h 恢复。10^7CFU 和 10^8CFU 组的剂量造成白细胞数增多（分别为 $26.6×10^3$/μl 和 $27.6×10^3$/μl），在感染后 48h 保持 2 倍基线以上。10^9CFU

组的 4 只动物中有一只在感染后 6～24h 出现白细胞数缓慢增加，48h 另一只动物白细胞数增多，另一只动物尸检中发现白细胞数减少（绝对中性细胞计数为 669/μl），而其他的白细胞不良反应在注射抗生素后都得到了解决。总的来说，所有的接种动物和一只对照动物白细胞计数的变化都达到了一个标准，其中 90%的中性粒细胞差值预示着肺炎的存在。肺炎感染也导致血小板数缓慢升高，所有感染动物除了 10^7CFU 组都表现出剂量依赖性血小板增多。感染后 168h，10^8CFU 组血小板数明显高于对照组，10^9CFU 组高于其他组。

两组高剂量感染导致支气管肺气泡出现明显的急性炎症变化。支气管肺气泡的中性粒细胞数基线是 $(16\pm3)\times10^4$/ml，感染后 48h，未接种和低接种量组支气管肺气泡的中性粒细胞百分比不变，但 10^8CFU 和 10^9CFU 组的中性粒细胞百分比相比于对照组增加，且 10^8CFU 和 10^9CFU 组在感染后 48h 内均增加了 20 倍。

血浆和支气管肺气泡灌洗液中细胞因子在 10^9CFU 组显著增加，并与肺炎严重程度有关。在感染后 24h，血浆中 IL-1RA、IL-6、IL-10 和 G-CSF 有明显的峰值，支气管肺气泡灌洗液中的细胞因子在感染后 48h 有明显的增加。IL-1β、CXGL8（IL-8）、CCL3、CCL4 和 TNF-α 在感染后 48h 也明显升高（所有参数 $P<0.05$，除了 IL-1β），但是在血浆中并没有改变。一般来说，血浆和支气管肺气泡灌洗液中的细胞因子在感染后 168h 内恢复到基线水平。

所有的动物在感染后 24h 均检测到白细胞数增多，但是在实验第 5 天后白细胞数减少。其中，两只动物在实验第 4 天未成熟的白细胞数增多，被诊断为肺炎。感染后 24h，所有的动物都观察到菌血症，2 只狒狒在注射氨苄西林抗生素治疗后菌血症消失，但在感染第 4 天被诊断为肺炎，因为几项指标明显增高，包括中性粒细胞数、淋巴细胞数、碱性磷酸酶水平、pH、乳酸水平。相反在感染第 5 天，血色素、肌酐和白蛋白水平明显下降。

四、影像学特征

肺炎链球菌性肺炎患者的 X 光片表现为边缘模糊的小片状密度增高阴影，在两下肺中内带沿支气管树分布。有时病灶融合为大片状，但密度不均匀，病变有时表现为不规则粟粒状，细支气管阻塞可引起局限性肺气肿或肺不张，病变可形成小脓肿、脓腔，同时可合并脓胸。

感染了肺炎链球菌的狒狒的 X 光片显示，在两个较高接种剂量（10^8CFU 和 10^9CFU 组）组的动物中，可以看到肺浸润。感染后 48h，只有 10^8CFU 和 10^9CFU 组的肺泡模糊阴影能看到，在感染后 168h，所有狒狒都出现了肺浸润，尽管在 3 个动物中有显著的改善。超声检查肺部，肺致密实变表现为均质回声组织，与肝的外观相似（肝样变），这是因为感染肺叶中液体增加。此外，支气管超声检查显示，末端细支气管中的小气泡出现白色斑点，并随着呼吸移动。在肋膈窝，胸腔积液显示为消声区（黑色）。虽然肺特定的部位感染程度不同，但是所有的动物均观察到这些现象，并且与肺炎诊断一致。

五、病原分布

肺炎链球菌根据其荚膜特异性多糖抗原分型，型别可多达 86 种。从患者血、脑脊液和中耳分泌物中分离出的菌株以 5 型最多，其次为 6 型、1 型、19 型、23 型、14 型、2 型、3 型等，以 3 型毒力最强，儿童则多为 6 型、14 型、19 型及 23 型。此外，气道分泌物、胸水可以培养出肺炎链球菌。

狒狒的病原分布与人类有相似之处。狒狒的感染实验显示，10^9CFU 高剂量感染组持续出现肺炎和菌血症，在 10^8CFU 和 10^9CFU 组支气管肺气泡灌洗液中链球菌呈革兰氏阳性，抗生素治疗后，支气管肺气泡灌洗液是无菌的。用多种血清型细菌接种后，在感染后 0h、6h、24h、48h，10^8CFU 组动物出现非 19A 型肺炎。在感染后 24h，10^8CFU 组动物血液和支气管肺气泡灌洗液菌培养呈阳性，在 48h 出现非 19A 型血清阳性并达到肺炎确诊标准。所有动物的肺炎链球菌性尿抗原检测基线为阴性，包括上述两种感染非 19A 型肺炎动物，两只 10^8CFU 组动物和所有 10^9CFU 组动物在感染后 6h 转为阳性，在 48h，

所有接种 10^7 CFU 以上剂量的动物检测出肺炎链球菌抗原。除 10^6 CFU 组和对照组外，其余动物的尸检显示肺炎链球菌性尿抗原阳性。

六、病理特征

患者肺炎的病理以肺泡炎为主，很少累及肺泡壁或支气管壁间质。一般多局限于一个肺叶，偶可见累及几个肺叶，右上叶或左下叶最为多见。未经治疗的肺病变分为 4 个期，最初显著充血，为充血期。第 2～3 天，肺泡内有纤维素性渗出物、大量红细胞和少量中性粒细胞及大量肺炎链球菌，称红色肝变期。第 4～5 天，肺泡内充满网状纤维素，网眼中有大量中性粒细胞及大单核细胞，红细胞渐消失，肺叶由红色转变为灰色，称灰色肝变期。最后，白细胞被大量破坏，产生蛋白酶，渗出物中的纤维素被溶解，为消散期。

对死后的狒狒进行肺部解剖，10^8 CFU 和 10^9 CFU 感染组左肺中有胸膜积液或粘连，有肺炎的动物有肺泡内水肿、活化的吞噬细胞和纤维蛋白呈现苏木精着色。10^8 CFU 组一些动物中肺组织出现罕见的轻微或无急性细胞炎症，以及没有肺泡内纤维蛋白，相反地，低剂量 10^6 CFU 组的肺组织学显示肺泡扩张。10^9 CFU 组肺损伤明显重于其他组，病理学检查发现同组中显示不同程度的肺炎，其中 2 只狒狒有胸腔积液，1 只轻度肺炎狒狒的组织病理片显示气道和血管有局部损伤，由于血管的充血，支气管及邻近的肺泡有不同程度的中性粒细胞和红细胞水肿，另外 2 只轻度肺炎的狒狒有大面积肺叶实变，大量细支气管肺气泡周围充满着纤维蛋白及脓性渗出物，包含中性粒细胞、纤维蛋白、红细胞和单核细胞，但是整个肺叶没有受到影响。4 只狒狒患有严重肺炎，有大面积肺叶实变，引起急性脓胸炎、核碎裂、灶性出血，以及严重的化脓性胸膜炎。肺组织病理学与肺超声表现相关。对动物肺实质进行细菌的免疫荧光染色，证实在未治疗的狒狒肺组织中存在肺炎链球菌，证实了肺组织肺炎是本病原引起的特异性病变。

七、肺炎动物模型的局限性

啮齿动物因为解剖学、生理学等不同于人类，且物种遗传进化与人类有一定距离，其模型有局限性。非人类灵长类动物在进化和其他方面与人类更接近，包括解剖学、生理学和对感染的反应等，这些特征使得在非人灵长类中有可能建立一种模型，以反映人类肺炎链球菌性肺炎的自然疾病过程。

当然，非人灵长类模型研究也有一些重要的局限性：第一，每只实验动物的成本都很高，每组动物数量仅限于 7 只。第二，研究期间无设备监测血流动力学变化。多数研究模拟的可能是需要住院的患者的肺炎，不能模拟需要进行侵入性监测的住院患者的肺炎。第三，在非人类灵长类动物模型中，精神状态的变化不能被系统和客观评价。

八、小结

上述结果显示，经支气管接种感染狒狒导致的肺炎与人类的感染情况相似。狒狒有人类肺炎链球菌性肺炎的典型症状，包括咳嗽、呼吸困难、呼吸急促、发热、心动过速及白细胞数增多。接种后，出现一种可反映患病程度的严重炎症反应，接受抗生素治疗后得到改善。活体组织病理学证实了肺超声检查是准确诊断肺炎的非常好的工具，从肺组织和血清中分离出肺炎链球菌证实了感染肺炎。

1980 年 Robert Koch 提出了 4 种假设以确定病原体与疾病的因果关系。第一，证明患有肺炎的患者体内有大量的肺炎链球菌。第二，从患病个体中分离出来的病原菌，能在纯培养条件下生长。第三，经过纯化培养的 TIGR4 接种到健康实验狒狒上引起肺炎。第四，病原体从患有肺炎的狒狒中重新分离出来，并且免疫荧光显微镜检查显示与原接种菌相同。因此，其认为狒狒的肺炎是由肺炎链球菌感染导致的，并且临床、实验室和病理表现与人类的肺炎链球菌病相似。

研究发现，肺超声检查相比于胸部 X 光片影像是一个较好的诊断方法，活体肺超声的检查结果与尸检的病理结果有很大的相关性。此外，免疫荧光显微镜观察组织切片证实肺炎侵染肺实质，抗生素治疗后，通过全身炎症反应的变化能够了解细胞因子、趋化因子和肺炎累及器官的差异。以上表现提示，从狒狒肺炎模型中所观察到的炎症反应可以类推到人类肺炎。

非人灵长类动物与人类的相似性可应用于研究严重肺炎的后遗症。临床流行病学研究表明，肺炎住院患者与心功能不全、肾衰竭和其他并发症有关，治疗期间，这些疾病共同导致死亡率上升可达 10 年之久。可以在狒狒患有严重肺炎后用抗菌药物治疗，这些动物可以在干预后进行监测，并进行详细的检查，以确定这些临床特征的基础。

总之，研究人员已经证明，在狒狒的支气管内接种肺炎链球菌可引起肺炎链球菌性肺炎，其临床特征、器官衰竭和疾病程度、疾病引起的炎症反应和进展等都与人类患有肺炎链球菌性肺炎的特征相似。此外，他们还证明了肺超声检查是一种可靠的无创性肺炎诊断工具。这种新型的肺炎模型在将来会用于研究宿主-病原体的相互作用，测试新型的检测方法，评估新的治疗和预防策略，最终将新发现应用于人类。

第四节 肺炎链球菌性脑膜炎动物模型和人类脑膜炎的比较

细菌性脑膜炎是一种严重的中枢神经系统感染性疾病，是由细菌感染引起的软脑膜、软脊膜、蛛网膜和脑脊液等部位发生的急性炎症反应，常见的病原菌包括脑膜炎双球菌、肺炎链球菌、B 族链球菌（group B Streptococcus，GBS）、大肠杆菌及单增李斯特菌等。肺炎链球菌性脑膜炎是最常见的细菌性脑膜炎之一，因此肺炎链球菌是引起细菌性脑膜炎的主要致病菌之一，是引起神经系统后遗症的主要病原体。

尽管医疗保健水平取得了进步，以及目前已经实施了一些疫苗接种和抗菌治疗方案，但肺炎链球菌性脑膜炎的死亡率仍高达 20%～30%，且常伴有永久性的神经系统后遗症，如智力迟钝、脑卒中、惊厥、感觉运动障碍、癫痫发作和学习记忆障碍等。引起细菌性脑膜炎神经系统后遗症的主要原因是病原感染后导致宿主机体免疫失调。致病菌入血后，逃逸宿主防御机制，穿过血脑屏障，幸存的病菌在硬膜下腔内增殖，细菌自身成分及其产物被模式识别受体识别，激活星形胶质细胞、小胶质细胞、内皮细胞等，刺激机体产生过量细胞因子，介导白细胞募集及氧化应激反应，释放大量炎症因子，引起炎症、局部水肿，并产生活性氧化物等，最终导致神经元发生不可逆损伤。

肺炎链球菌性脑膜炎常见的症状包括头痛、嗜睡、呕吐、烦躁不安、发热、颈强直、脑神经症状、惊厥和昏迷，病死率极高，老年患者尤甚。肺炎链球菌性脑膜炎的并发症包括脑梗死、出血、运动和感觉缺陷、癫痫、记忆和学习障碍及听力损失。对肺炎链球菌性脑膜炎死亡患者进行尸检，显示出现脑水肿、脑梗死和出血、齿状回凋亡和坏死。实验数据表明，齿状回凋亡与细菌性脑膜炎患者预后不良的学习和记忆缺陷相关。目前我们已经可以在动物模型中模拟部分并发症的病理特征，为新型药物开发和病理生理学研究提供了理论基础。

目前建立细菌性脑膜炎动物模型的方法主要是直接接种，包括通过脑、腹膜内、静脉、鼻内或脑池接种建立小鼠模型。除小鼠模型外，其余的动物模型也已被用于研究细菌性脑膜炎脑损伤的病理生理学。在兔模型中，海马细胞凋亡是实验性肺炎链球菌性脑膜炎（PM）中神经元损伤的主要形式。在成年大鼠中，实验性 PM 出现出血、皮质坏死和纤毛室管膜细胞损伤，但海马细胞凋亡在该模型中是一种不可重复的脑损伤形式。通过基因敲除技术，成年小鼠模型非常适合于进行细菌性脑膜炎病理生理学方面的研究。在神经元损伤方面，成年 C57BL/6 小鼠的大脑皮层和齿状回出现局灶性坏死、神经元萎缩和核固缩。模型中偶见浓缩颗粒伴凋亡细胞核的细胞。在成年小鼠的齿状回中也出现了胱天蛋白酶依赖性的和独立形式的细胞死亡。利用 PM 或由 B 族链球菌（GBS）制备的细菌性脑膜炎幼鼠模型重现了人类疾病中已有记载的神经元损伤的重要形式。由于发生血管炎、脑水肿和血流扰动，皮层神经元发生缺血性坏死。在幼年大鼠脑膜炎模型中，在海马齿状回中发现了两种形式的神经元死亡。一种主要在由肺炎链球菌引起的脑膜炎中发现，脑损伤表现出典型的凋亡特征（凋亡小体、caspase 激活），并影响齿状回亚颗粒区未成熟的神经元，该区域具有神经发生的能力。另一种为非 caspase-3 依赖性的细胞死亡，主要见于由 GBS 引起的脑膜炎，在整个齿状回颗粒区可见大量均匀固缩的细胞簇，包括未成熟和成熟的神经元。

一、临床表现

在大鼠脑膜炎模型中，接种细菌后 24h，无论接种浓度高低，所有大鼠均发生细菌性脑膜炎。症状较轻的大鼠表现为精神稍差、运动减少、进食量减少；症状较重的大鼠表现为严重的精神状态不良、拒食、嗜睡、反应迟缓、共济失调和抽搐。不同细菌接种浓度组的症状评分无显著差异。不同细菌接种浓度组间大鼠癫痫发作次数差异极显著，并且高浓度细菌组中癫痫发生率高。对照组的大鼠（接种同等剂量的生理盐水）活动正常，饮食行为良好，无上述症状。使用抗生素治疗大鼠脑膜炎，症状在 7 天内得到缓解，但约 10% 的大鼠出现运动障碍后遗症。感染后 30 天，实验组的脑重为 $1.38g\pm0.18g$，明显低于对照组（$1.65g\pm0.12g$）。接种后 24h、48h、72h、10 天和 20 天，实验组脑重与对照组比较无显著差异。实验组和对照组在每一时间点的体重无显著差异。

Barry 等构建了将细菌悬液注入小鼠脑池内造成脑膜炎的实验动物模型。实验采用一株临床分离的肺炎链球菌血清型 3 型菌株，将其接种至 8～10 周龄雄性 C57BL/6 小鼠幼鼠脑池。将小鼠分为 4 组，每组接种不同浓度的肺炎链球菌（10^4CFU/只、10^5CFU/只、10^6CFU/只和 10^7CFU/只，$n=6$），感染后记录动物的临床表现并进行评分。临床评分内容包括体重、活动量、皮肤/毛发状态等指标，临床过程分为症状前期（从接种时间到临床评分≤10，表征症状轻微）和症状期（临床评分>10，表征症状严重）。症状前期的平均持续时间是剂量依赖性的，每增加 10 倍细菌接种量，持续时间增加约 1.5 倍。症状期的持续时间在各接种剂量之间没有显著差异。在这个模型中，通过比较小鼠接种不同剂量细菌后的临床评分，得出以下结论：第一，虽然症状前期的平均持续时间具有剂量依赖性（接种较低剂量的细菌时症状发生较晚），但症状持续时间大约为 11.5h，组间相似。这种剂量依赖性的延迟发作为脑膜炎动物模型的构建提供了一种思路，即可以直接在中枢神经系统接种低剂量细菌，此时可导致几乎 100% 的小鼠感染脑膜炎，并伴有延长的症状前期，可以利用较长的症状前期研究各种炎症机制。第二，在 4 个不同的接种组之间，导致症状恶化的临床特征是相似的。例如，在症状期开始的时候（临床评分>10），在所有的 4 组中，导致临床症状恶化的最重要特征就是体重减轻、活动减少和神经系统缺陷。在生存实验的最后临床评估阶段，4 组小鼠中表征临床症状恶化的最重要特征是小鼠变为直立站立及呼吸频率增加。

二、宿主易感性的决定因素

除了脑膜炎病原体的先天毒力决定因素外，宿主因素也会对侵袭性疾病易感性造成影响。这些因素包括缺乏病原体特异性抗体、缺乏非特异性调理素（如补体缺陷、甘露糖结合凝集素密码子纯合）和吞噬系统缺陷。此外，病毒感染也会导致宿主对由脑膜炎病原体引起的侵袭性疾病的易感性增加。例如，对小鼠和人类的研究表明，流感病毒感染后，肺炎链球菌与上皮表面的结合增加。病毒产物（如神经氨酸酶）和针对病毒的炎症反应可产生有利于肺炎链球菌黏附与侵袭的环境。病毒还可以通过抑制局部免疫反应和减少吞噬作用而发挥作用。目前仍需进一步地研究阐明病毒-细菌协同作用的确切机制。

小鼠对肺炎链球菌病的易感性和肺炎链球菌的耐药性研究表明，侵袭性疾病易感性的差异是由宿主和病原体共同决定的。首先，易感性和动物种类及品系相关。BALB/c 小鼠与其他 8 种近交系相比，经鼻内接种肺炎链球菌血清型 2 型（D39）后，表现出更强的抵抗力，可能与中性粒细胞的不同功能有关；然而在另一项使用 4 型血清型（TIGR4）进行鼻内接种的研究中，BALB/c 和 C57BL/6 表现出相似的易感性。其次，细菌菌株对特定宿主的定植能力存在差异，如 2 型血清型经鼻接种导致脓毒症，而 3 型和 4 型血清型则分别导致肺炎和脑膜炎。在另一项研究中，4 型血清型引发的侵袭性疾病最为严重，而 1 型血清型只会导致低水平的无疾病症状的菌血症。另外接种方法也很重要，因为大脑室内具有特定的免疫环境，因而脑池内直接注射与其他感染途径存在差异。

另外，有研究显示细菌性脑膜炎易感性可能与遗传相关。对极端表型进行研究已经确定了 TLR 和 IL-1 受体激活后补体系统与信号级联反应增强，导致易感性增加，从而证实了细菌性脑膜炎易感性与遗传的相关性。在极端表型研究中已经鉴定了几种与肺炎链球菌病和脑膜炎双球菌病相关的蛋白缺陷，这些疾病的遗传基础目前未知。大多数病例对照研究没有阐明遗传对肺炎链球菌病和脑膜炎双球菌病易感性产生影响的起源和程度。研究方法的缺陷及病原体与宿主免疫防御机制之间的复杂关系限制了进一步的研究，易感性与遗传相关性的具体机制仍有待阐明。

最近有研究显示，侵袭性脑膜炎易感性还与 IL-1RA 基因多态性有关，纯合 IL-1RA+2018C 携带者的易感性增加。CFH、SFTPA2、CEACAM3 和 CEACAM6 多态性与脑膜炎双球菌病易感性增加显著相关。但是由于该研究进一步深入的样本量有限且缺乏多次检验的校正，因而这些关联结论仍有待商榷。

三、免疫反应

目前的研究表明，肺炎链球菌性脑膜炎引起的免疫反应主要与细胞因子和趋化因子有关。

（一）细胞因子

在 Barry 等构建的肺炎链球菌性脑膜炎小鼠模型中，血浆中 KC（即 CXCL1，是趋化因子 C-X-C 亚家族的成员）水平显著升高，IL-6、MIP-2 和 IFN-γ 水平也均显著升高，而 IL-1β、IL-2、IL-4、IL-10、IL-12p70、IL-17、RANTES、TNF-α、IL-18 和 IL-33 水平无显著变化；脑组织匀浆中 KC 和 MIP-2 水平均升高，IL-6、IL-1β 和 RANTES 均显著增加，然而 IL-2、IL-4、IL-10、IL-12p70、IL-17、IFN-γ、TNF-α、IL-18 和 IL-33 水平无明显变化；脑脊液中 IL-6、KC、MIP-2 和 RANTES 水平明显升高。

刘心洁等对大鼠脑膜炎模型研究时发现，感染肺炎链球菌后大鼠脑脊液中 MMP-9 和 TNF-α 水平均显著上升，且脑脊液中 MMP-9 活性和 TNF-α 浓度显著相关，在疾病过程中二者保持同步变化。MMP-9 是基质金属蛋白酶（MMP）家族的成员，其作用机制可能是通过作用于脑毛细血管壁基底膜来降解其中的一些基质蛋白，如胶原、黏蛋白及层粘连蛋白，使血管的完整性遭到破坏，不仅破坏血脑屏障，造成脑水肿和炎性细胞穿过血脑屏障进入脑脊液，而且导致脑组织微血管炎，引起脑栓塞、脑缺血和再灌注损伤，造成神经元损伤和死亡。

机体识别肺炎链球菌后最早产生的炎症因子是 TNF-α、IL-1 和 IL-6，它们在肺炎链球菌性脑膜炎早期升高。TNF-α 是由 158 个氨基酸构成的促炎因子，是炎症级联反应早期阶段的细胞因子，是急性炎症反应的标志，能够活化颅内常驻细胞及 NF-κB 途径，从而增强免疫应答，加速病原清除，引起脑脊液内白细胞数目增多和血脑屏障破坏。IL-1β 由单核细胞、巨噬细胞、胶质细胞、脑膜巨噬细胞产生，主要有三方面作用：其一，增加几乎所有细胞因子的表达；其二，促进中性粒细胞和单核细胞黏附于内皮细胞；其三，对白细胞有潜在的刺激效应。IL-6 是一种具有消炎和抗炎作用的细胞因子，其数量在感染的早期就已经升高。IL-6 由单核细胞、内皮细胞及星形胶质细胞产生，IL-6 既是抗炎因子，又具有促炎效应，能够介导急性期蛋白的产生，引起发热和白细胞数增多。在肺炎链球菌性脑膜炎病例中，IL-6 参与脑脊液中白细胞的吸收，并可能参与调节血脑屏障的破坏。其他抗炎细胞因子如 IL-10 具有下调 TNF、IL-6 及角化细胞所产生的细胞因子表达，从而调节免疫应答的作用，也可以降低脑脊液中的白细胞水平。INF-γ 主要由 NK 细胞产生，需要 IL-18 及炎症复合体介导，具有募集并活化髓细胞、调节中性粒细胞及单核巨噬细胞、抑制细菌清除的功能。

（二）趋化因子

趋化因子是一类特殊的细胞因子，其作用是吸引白细胞移行到感染部位。在趋化因子中，小鼠的 IL-8 功能性同源体 KC/CXCL1 和 MIP-2/CXCL2 在脑脊液、脑匀浆与血液中于感染后都明显增加。此外，脑匀浆中 KC 和 MIP-2 的早期上调发生于病原菌感染后 6h 内，但是在血浆中仅有 KC 增加。在人肺炎链球菌性脑膜炎病例中，只有脑脊液中的 IL-8 升高，但是在兔脑膜炎模型中，全身皆出现 IL-8 上调，以此调节脑脊液多细胞增多症。MIP-2 由星形胶质细胞和小胶质细胞产生，另外单核细胞和巨噬细胞也可以产生，对多形核白细胞和造血干细胞具有趋化作用。KC 和 MIP-2 的协同作用是中性粒细胞发挥功能所必需的，其通过激活 CXCR2 受体招募中性粒细胞，由糖胺聚糖（GAG）的作用调节。

四、病原分布

在 Barry 等的生存实验研究中，在小鼠脑池中注射接种不同浓度的肺炎链球菌，然后检测小鼠脑脊液和脑浆中肺炎链球菌的平均浓度，结果平均分别为 $2.0 \times 10^9 CFU/ml$ 和 $7.9 \times 10^8 CFU/ml$。同时随着接种剂量的增加，脑脊液和脑浆中细菌量并没有增加。相比于中枢神经系统，各组织（血液、脾、肺）中细菌浓度非常低（平均分别为 $1.0 \times 10^6 CFU/ml$、$4.0 \times 10^5 CFU/ml$、$2.0 \times 10^5 CFU/ml$），但是其浓度与接种剂量相关，细菌接种浓度增加，细菌滴度也随之增加。

五、病理特征

（一）小鼠脑膜炎模型

在 C57BL/6 小鼠脑膜炎模型中，感染后 6h 的组织病理学显示神经末梢区域和脑室都有较高程度的脑膜炎炎症，但无实质性淋巴细胞浸润、出血、小胶质细胞激活或海马细胞凋亡。接种病原菌后 30h，部分小鼠出现实质性淋巴细胞浸润，在穿透血管的周围空间可检测到病原菌存在；大部分小鼠出现一处或多处实质出血，主要是皮质出血；部分小鼠蛛网膜下腔出血。小鼠感染后期大范围弥漫着激活的小胶质细胞，海马齿状回神经元大量凋亡，部分伴有皮层神经元损伤。小鼠细胞凋亡程度在感染后 30～40h 出现高峰。海马齿状回神经元偶有细胞核固缩和萎缩，遍布齿状回的整个区域。

在小鼠的实验性肺炎链球菌性脑膜炎模型中，利用 caspase-3 进行原位末端标记（TUNEL）检测和免疫染色来研究海马齿状回神经元的凋亡情况，结果发现发生凋亡的是未成熟的而不是完全分化的神经元，这一点与在大鼠中观察到的现象一致；另外还可以采用免疫组织化学方法研究小胶质细胞的活化，使用 Iba-1 抗体对感染动物的额叶切片进行免疫组织化学染色，显示小胶质细胞活化。

（二）大鼠脑膜炎模型

大鼠在接种细菌后 24h，可见脑组织水肿，脑实质有少量出血。接种的菌悬液浓度与大鼠脑组织病理表现呈正相关。光镜观察显示，中性粒细胞、巨噬细胞和纤维素性渗出物位于蛛网膜下腔、脑室与皮下组织。蛛网膜下血管和脑实质表现为水肿、血管扩张与充血。神经细胞肿胀变形，有胶质细胞增生的迹象。细菌接种浓度与病理血管指数呈正相关。神经元损伤指数也与细菌接种浓度有关。当细菌接种浓度较低时，神经元丢失面积较小；当细菌接种浓度较高时，脑实质内可见大面积坏死性损伤。接种细菌后 72h 的大鼠仍存在蛛网膜下腔炎症，此部位的显著变化是内颗粒层神经元肿胀，脑实质单核细胞偶有中性粒细胞浸润。靠近脑室的海马齿状回可见颗粒细胞损伤，CA1 和 CA3 神经元无明显变化。使用抗生素对患病大鼠进行治疗，10 天后，部分皮层神经元密度增加，神经元排列杂乱，有胶质细胞增生的迹象。

另有研究发现，当大鼠出现细菌性脑膜炎时，神经元丢失区与血管病变区一致，并发生皮层缺血性损伤样改变（楔形坏死）。因为发生人脑膜炎时脑组织灌注量减少，一般认为细菌性脑膜炎致大鼠颅内低灌注可能是大脑皮层损伤的原因之一。低灌注在脑膜炎中的作用尚不十分清楚。另外，研究发现脑血流改变可引起全脑缺血和缺氧。然而在大鼠脑膜炎模型中，通常对缺血高度敏感的海马 CA1 和 CA3 神经元没有受损，说明大鼠脑膜炎所致的脑缺血不是完全的大脑半球缺血，这与单纯的脑缺血损伤不同。观察不同浓度的细菌对脑损伤程度的影响有助于研究不同程度的脑膜炎。研究发现，注射不同浓度的细菌后，各组大鼠脑脊液细菌滴度无显著差异，但血管和神经元的损伤程度有显著差异。高浓度的细菌会引起更严重的血管和神经元损伤，说明低浓度的细菌在注射后需要更长的时间才能达到饱和滴度。当接种较高浓度的细菌时，脑脊液中的细菌浓度只需要相对较短的时间就能达到饱和，因此脑内接触饱和滴度的菌持续时间较长，从而导致更严重的脑损伤。实验动物接种超过 24h 后，采用腹腔注射抗生素的方法治疗脑膜炎，可以使实验动物存活，以便于观察和研究细菌性脑膜炎后遗症的发病机制和预防措施。总之，将不同浓度的细菌直接注入脑脊液后，细菌接种浓度越高，大鼠大脑皮层损伤越严重。随着抗生素治疗时间的延长，细菌性脑膜炎的症状逐渐改善，为临床后续治疗提供了一定的指导。

（三）人脑膜炎

　　人肺炎链球菌性脑膜炎与动物模型中的脑组织病理变化类似，有在海马齿状回发现脑膜和实质浸润、（微）出血、血管套和血管周围细菌过度生长、脓肿形成开始、小胶质细胞激活和神经元凋亡。脑实质出血多见，但其大小和部位不同。最近一系列尸检发现，在 16 例死于肺炎链球菌性脑膜炎的患者中，有 10 例（62.5%）出现了微出血，但是在临床记录中，只有 1%～9% 的患者患有颅内出血并发症，可能是由于临床上只进行了放射性检查，低估了脑出血的病例数量。大约 30% 的肺炎患者发生脑梗死，目前已经成功建立了几种大鼠皮层坏死模型，为研究脑膜炎的病理特征提供了技术支持。针对人类脑脊液的研究表明，局部凝血级联失调、补体激活和散发性血管凝血与缺血性发作、出血机制密切相关，但其具体机制尚不清楚。

　　小胶质细胞是与单核细胞和树突状细胞相关的一个特殊细胞亚群，是脑抵抗实质损害、损伤和感染的初始防线，并且发生肺炎链球菌暴露后，小胶质细胞以 Toll 样受体依赖的方式被激活。在激活后，小胶质细胞产生大量的促炎细胞因子及活性氧和氮中间物，从而可能发挥神经保护和神经毒作用。体外实验显示，在接种病原菌后 30h，小胶质细胞被激活，反映了小胶质细胞的延迟激活。在接种后 12h，小胶质细胞源免疫调节蛋白水平增加。小胶质细胞在肺炎链球菌性脑膜炎中的作用尚不清楚，但是，研究发现小胶质细胞活化在体外实验中受到皮质类固醇治疗的限制，皮质类固醇治疗已成为许多国家治疗细菌性脑膜炎的标准辅助疗法。

　　神经元凋亡是在解剖死于肺炎链球菌性脑膜炎患者尸体时于其海马齿状回细胞中首次发现的。已在小鼠、大鼠和兔脑膜炎模型中证实，认知障碍和更具体的学习困难归因于海马细胞凋亡。此外，皮质类固醇辅助治疗可能会加重海马细胞凋亡和降低学习能力。细胞凋亡的过程很可能发生在早期胱天蛋白酶依赖性和晚期胱天蛋白酶依赖性的机制中。

六、脑膜炎动物模型的应用及局限

　　由于急性发作和不典型的临床症状，往往会忽视细菌性脑膜炎的治疗，这极有可能危及患者，尤其是儿童群体的生命安全。同时细菌性脑膜炎多见预后不良，很多患者会出现继发癫痫、精神损害等神经系统后遗症。因此，建立可靠的细菌性脑膜炎动物模型，对于研究脑损伤的影响因素和确定有效的治疗方案具有重要意义。此外，动物模型组织病理学研究记录了与人类细菌性脑膜炎相关的广泛性脑损伤，包括血管炎、皮层神经元局部坏死、齿状回神经细胞凋亡，以及皮质下白质、小脑和脑干中有髓纤维的丢失。然而，必须注意的是，对人类脑膜炎的研究仅限于死亡病例，其仅代表具有高度变异临床特征的最严重病例。而更为普遍的脑膜炎病理学特征还需要通过构建相应的动物模型来进行研究。

　　以往的脑膜炎模型通常是经静脉注射或腹腔注射细菌引起全身感染而建立的，可以准确地反映人脑膜炎的表现和发展。然而，通过系统性感染途径制备脑膜炎模型的成功率较低。此外，由于全身感染累及多个器官，感染动物死亡率较高，近年来，很多研究者开始采用经颅内接种细菌制备的脑膜炎模型，如将病原菌直接接种在小脑延髓池内造成脑膜炎。这种方法操作简便，并且可以在感染后 24h 内引发动物脑膜炎。

　　近年来，我们已经成功构建了几种动物模型来研究细菌性脑膜炎相关的神经元损伤形式。例如，在兔肺炎链球菌性脑膜炎模型中，海马神经元凋亡是唯一持续存在的神经元损伤形式。在大多数（但不是全部）幼鼠脑膜炎中可见齿状回神经元凋亡，可能是由肺炎链球菌感染或肺炎引起的。此外，在这些模型中,可在大脑皮质内定期检测到局灶性坏死。这些病灶有组织病理学特征,可反映缺血性损害。在成年大鼠和小鼠肺炎链球菌性脑膜炎模型中,神经元损伤仅见于浅表皮层,很少出现在齿状回等较深的脑结构中。

细菌性脑膜炎动物模型病理表现存在异质性,部分原因可能在于实验设置有差异,包括检查时间点、病原体、动物种类及动物年龄。例如,人们普遍认为低血糖、缺氧和局部缺血等事件影响大脑的程度和年龄相关。在衰老过程中,免疫系统也会发生复杂和多效的改变。因此,年龄对实验性细菌性脑膜炎中脑组织病理的影响还应进行更为深入的研究。

然而,动物模型存在局限性。人和动物模型脑膜炎血管疾病的特征有一定差异,人脑膜炎的特点是炎症浸润血管壁,持续数天;而动物脑膜炎的血管病理改变是急性和暂时性的,特征是血管明显扩张和充血。造成这种差异的机制尚不清楚,推测可能与感染途径和疾病持续时间有关。与神经元损伤有关的病理改变为探讨脑膜炎脑损伤的发病机制提供了一种方法。

参 考 文 献

Azoulay-Dupuis E, Bedos JP, Vallée E, et al. 1991. Antipneumococcal activity of ciprofloxacin, ofloxacin, and temafloxacin in an experimental mouse pneumonia model at various stages of the disease. J Infect Dis, 163(2): 319-324.

Bhatt S, Halpin C, Hsu W, et al. 1991. Hearing loss and pneumococcal meningitis: an animal model. Laryngoscope, 101(12 Pt 1): 1285-1292.

Briles DE, Nahm M, Schroer K, et al. 1981. Antiphosphocholine antibodies found in normal mouse serum are protective against intravenous infection with type 3 Streptococcus pneumoniae. J Exp Med, 153(3): 694-705.

Canvin JR, Marvin AP, Sivakumaran M, et al. 1995. The role of pneumolysin and autolysin in the pathology of pneumonia and septicemia in mice infected with a type 2 pneumococcus. J Infect Dis, 172(1): 119-123.

Dacey RG, Sande MA. 1974. Effect of probenecid on cerebrospinal fluid concentrations of penicillin and cephalosporin derivatives. Antimicrob Agents Chemother, 6(4): 437-441.

Davis CC, Mellencamp MA, Preheim LC. 1991. A model of pneumococcal pneumonia in chronically intoxicated rats. J Infect Dis, 163(4): 799-805.

Fulghum RS, Brinn JE, Smith AM, et al. 1982. Experimental otitis media in gerbils and chinchillas with Streptococcus pneumoniae, Haemophilus influenzae, and other aerobic and anaerobic bacteria. Infect Immun, 36(2): 802-810.

Gerber J, Raivich G, Wellmer A, et al. 2001. A mouse model of Streptococcus pneumoniae meningitis mimicking several features of human disease. Acta Neuropathol, 101(5): 499-508.

Giebink GS. 1999. Otitis media: the chinchilla model. Microb Drug Resist, 5(1): 57-72.

Guckian JC, Morrey BF, Kirby HB. 1970. Role of lysosomes and cathepsin inhibitor in plasma during pneumococcal infection. J Infect Dis, 122(4): 290-302.

Hirst RA, Gosai B, Rutman A, et al. 2003. Streptococcus pneumoniae damages the ciliated ependyma of the brain during meningitis. Infect Immun, 71(10): 6095-6100.

Iizawa Y, Hiroe K, Nakao M, et al. 1998. Therapeutic efficacy of cefozopran in a murine model of haematogenous pneumococcal meningitis. Chemotherapy, 44(4): 265-271.

Koedel U, Paul R, Winkler F, et al. 2001. Lack of endothelial nitric oxide synthase aggravates murine pneumococcal meningitis. J Neuropathol Exp Neurol, 60(11): 1041-1050.

Koedel U, Winkler F, Angele B, et al. 2002. Role of Caspase-1 in experimental pneumococcal meningitis: evidence from pharmacologic Caspase inhibition and Caspase-1-deficient mice. Ann Neurol, 51(3): 319-329.

Kostyukova NN, Volkova MO, Ivanova VV, et al. 1995. A study of pathogenic factors of Streptococcus pneumoniae strains causing meningitis. FEMS Immunol Med Microbiol, 10(2): 133-137.

Leib SL, Leppert D, Clements J, et al. 2000. Matrix metalloproteinases contribute to brain damage in experimental pneumococcal meningitis. Infect Immun, 68(2): 615-620.

Leung LS, Szal GJ, Drachman RH. 1972. Increased susceptibility of splenectomized rats to infection with Diplococcus pneumoniae. J Infect Dis, 126(5): 507-513.

Lindquist L, Lundbergh P, Hedström KG, et al. 1987. Experimental bacterial meningitis in the rabbit: cerebrospinal fluid changes and its relation to leukocyte response. Scand J Infect Dis, 19(2): 263-270.

Littmann M, Albiger B, Frentzen A, et al. 2009. Streptococcus pneumoniae evades human dendritic cell surveillance by pneumolysin expression. EMBO Mol Med, 1(4): 211-222.

Marra A, Brigham D. 2001. Streptococcus pneumoniae causes experimental meningitis following intranasal and otitis media infections via a nonhematogenous route. Infect Immun, 69(12): 7318-7325.

Melhus A, Ryan AF. 2003. A mouse model for acute otitis media. APMIS, 111(10): 989-994.

Mook-Kanamori B, Geldhoff M, Troost D, et al. 2012. Characterization of a pneumococcal meningitis mouse model. BMC Infect Dis, 12: 71.

Ramisse F, Binder P, Szatanik M, et al. 1996. Passive and active immunotherapy for experimental pneumococcal pneumonia by polyvalent human immunoglobulin or F(ab')2 fragments administered intranasally. J Infect Dis, 173(5): 1123-1128.

Rodriguez AF, Kaplan SL, Hawkins EP, et al. 1991. Hematogenous pneumococcal meningitis in the infant rat: description of a model. J Infect Dis, 164(6): 1207-1209.

Shapiro MA, Donovan KD, Gage JW. 2000. Comparative therapeutic efficacy of clinafloxacin in a pneumococcal meningitis mouse model. J Antimicrob Chemother, 45(4): 489-492.

Tan TQ, Smith CW, Hawkins EP, et al. 1995. Hematogenous bacterial meningitis in an intercellular adhesion molecule-1-deficient infant mouse model. J Infect Dis, 171(2): 342-349.

Tateda K, Takashima K, Miyazaki H, et al. 1996. Noncompromised penicillin-resistant pneumococcal pneumonia CBA/J mouse model and comparative efficacies of antibiotics in this model. Antimicrob Agents Chemother, 40(6): 1520-1525.

Tsai YH, Bies M, Leitner F, et al. 1990. Therapeutic studies of cefepime (BMY 28142) in murine meningitis and pharmacokinetics in neonatal rats. Antimicrob Agents Chemother, 34(5): 733-738.

Tsao N, Chang WW, Liu CC, et al. 2002. Development of hematogenous pneumococcal meningitis in adult mice: the role of TNF-alpha. FEMS Immunol Med Microbiol, 32(2): 133-140.

van der Ven LT, van den Dobbelsteen GP, Nagarajah B, et al. 1999. A new rat model of otitis media caused by *Streptococcus pneumoniae*: conditions and application in immunization protocols. Infect Immun, 67(11): 6098-6103.

van Ginkel FW, McGhee JR, Watt JM, et al. 2003. Pneumococcal carriage results in ganglioside-mediated olfactory tissue infection. Proc Natl Acad Sci U S A, 100(24): 14363-14367.

Wang E, Ouellet N, Simard M, et al. 2001. Pulmonary and systemic host response to *Streptococcus pneumoniae* and *Klebsiella pneumoniae* bacteremia in normal and immunosuppressed mice. Infect Immun, 69(9): 5294-5304.

Zwijnenburg PJ, van der Poll T, Florquin S, et al. 2001. Experimental pneumococcal meningitis in mice: a model of intranasal infection. J Infect Dis, 183(7): 1143-1146.

第十章　李斯特菌病

李斯特菌属（*Listeria*）是芽孢杆菌目（Bacillales）的一类，目前发现有 18 种，其中单核细胞增生李斯特菌（*Listeria monocytogenes*）（简称单增李斯特菌）是一种病死率很高的食源性病原体。另外，临床中也偶见由伊氏李斯特菌（*Listeria ivanovii*）引起的病例。作为一种常见的土壤细菌，单增李斯特菌可以在多个环节对包括蔬菜、肉类、奶制品等在内的多数食物造成污染。单增李斯特菌对环境的适应能力很强，在低温的条件下仍能繁殖生长，因此也是存在于冷藏食品中的主要病原之一。这种污染对孕产妇、婴幼儿、老年人及其他免疫系统处于较低水平的人群如肿瘤化疗患者构成严重威胁，有时甚至是致命的。

早在 20 世纪 20 年代，单核细胞增生李斯特菌就已经从患者中分离出来了。但直到第二次世界大战后，德国等国才将其确定为新生儿感染的重要原因。在 20 世纪下半叶发展起来的用于器官或骨髓移植的高免疫抑制方案导致免疫受损人群大量增加，随后发现免疫抑制也能成为导致成人李斯特菌病的重要危险因素。人类免疫缺陷病毒（HIV）的流行也显著扩大了免疫缺陷人群范围，使得获得性免疫缺陷综合征（AIDS）患者发生李斯特菌病的相对风险高出数百倍。然而，全球范围内的李斯特菌病仍然是一种罕见疾病，2010 年全球估计约有 23 150 例，在实施食品安全控制措施的工业化国家，其流行率正在下降。但其病死率高，对人类健康构成了重要威胁。在美国，每年每百万人中约有 7 人感染，年均总感染人数约 2500 例，造成约 500 例死亡。而在儿童中感染率为百万分之 100，老年人为百万分之 14，孕妇发生李斯特菌病的可能性也很高。

在历史上，李斯特菌感染途径的发现经历了更长的时间。直到 20 世纪 80 年代单核细胞增生李斯特菌是人类食源性病原的假设才得到证实。蔬菜可能会受到带菌土壤或肥料的污染，动物可无症状地携带细菌并污染肉类和乳制品等动物来源的食物。与其他大多数人类食源性传染病相反，李斯特菌病是一种罕见但往往非常严重的传染病，即便用抗生素治疗，病死率可也高达 30%。

李斯特菌病是在国际上受到重点关注的食源性疾病，为加强预防控制，我国部分省市也开展了李斯特菌病的监测试点工作，将逐步形成包括病例报告、实验室检测、分子分型、溯源调查与危险因素分析、健康干预等内容的较完善的监测体系。

目前对李斯特菌病的理解主要来自流行病学资料、临床病例报告和动物模型研究。其中动物模型尤其重要，因为李斯特菌病发病率非常低，并且有相对较长的潜伏期（平均 2~4 周），临床病例往往不能提供充分和完整的数据，因而疾病动物模型对于李斯特菌病的研究就显得尤其重要。理想的动物模型应当能高度模拟人类感染过程，稳定地进行实验至目的感染终点，能在符合经济和研究伦理的条件下进行重复实验。尽管迄今为止还没有建立理想的李斯特菌病动物模型，但在多种李斯特菌病动物模型的不断建立和探索过程中，人们逐渐发现了这些疾病动物模型各自与人类疾病相关性方面的局限，并取长补短，在李斯特菌病的致病机制方面取得了许多重要的研究发现。传统上研究人员主要是在小鼠中研究李斯特菌病，有时也使用非人灵长类动物、沙鼠和豚鼠等其他物种。大多数研究集中于妊娠相关李斯特菌病或新生儿李斯特菌感染，而非妊娠相关的动物研究主要集中在败血症。研究人员采用小鼠、大鼠和豚鼠等物种建立了老年模型，并且已经开展了免疫抑制动物的相关实验。在本章中我们从单增李斯特菌致病机制的概述开始，对比较医学研究进行回顾和讨论，随后比较人类和不同动物物种的自发李斯特菌病，以及李斯特菌病动物模型的各自特点。李斯特菌病的相关研究涵盖不同物种、不同生活阶段、不同临床症状及其对各个靶器官的侵袭等不同方面，存在相当大的差异，跨研究的比较缺乏可靠的、普适的客观标准。因此，我们综合概述了现有医学、兽医学、免疫学、微生物学和生物医学的相关文献，回顾了李斯特菌病的比较医学研究方法和取得的最新进展，但对不同条件下跨研究的比较采取了审慎的态度。

第一节 李斯特菌病理生理学

在本节中，我们将着重介绍单增李斯特菌生物学研究的最新进展，包括细菌劫持宿主细胞的生物学过程，如细胞器形态学变化及通过核调节蛋白（nucleomodulin）直接影响宿主基因转录，以及体内感染过程中的组织特异性毒力因子，在微生物群中对生态位的竞争等。我们还将介绍细菌复杂的调控和生理功能，包括代谢调控、抗生素耐药性和种间竞争的作用机制等。

一、感染过程的细胞生物学

在宿主摄入被污染的食物后，单增李斯特菌穿过肠道上皮屏障进入黏膜固有层，然后通过淋巴液和血液向其靶器官肝与脾传播。在免疫功能低下的个体中，细菌还可以穿过血脑屏障或胎盘屏障。在进入非吞噬细胞如上皮细胞或被巨噬细胞摄取后，单增李斯特菌内化到囊泡中，这一步需要肌动蛋白成核和聚合，进而导致细胞骨架重排。之后细菌通过其毒力因子的作用破坏囊泡的膜结构，并从囊泡中逃逸。单增李斯特菌可以在宿主细胞的胞质中存活并增殖，进而干扰宿主细胞多个细胞器的正常生理功能。单增李斯特菌也可以通过其劫持肌动蛋白的运动从一个细胞传播到另一个细胞。细菌进入细胞、从吞噬体逃逸、在细胞间传播所需的毒力因子已经得到较深入的研究，但仍不断发现许多其他因子会干扰细胞的正常过程，如通过改变表观遗传学信息来影响宿主基因表达等。

（一）侵入细胞

单增李斯特菌可以在吞噬细胞和非吞噬细胞中内化。与进入吞噬细胞由吞噬细胞主动介导相反，单增李斯特菌进入非吞噬细胞是通过由细菌操纵细胞受体介导的内吞作用来实现的。单增李斯特菌感染的一个重要特征就是其进入非吞噬细胞的能力强大，而这一过程是被研究得最为透彻的一个环节。内化蛋白 A（internalin A，InlA）和 InlB 分别结合细胞膜受体 E-钙黏着蛋白（E-cadherin）与 Met，诱导由细胞受体介导的内吞作用，从而使细菌进入细胞。内化蛋白家族另一成员 InlC 能影响细胞骨架刚性和固有免疫信号通路，InlP 则能介导细菌对胎盘的侵袭。

通过全基因组 siRNA 筛选的方法研究单增李斯特菌感染宿主所需相关因子发现，一些复合体或蛋白家族中的成员能独立发挥重要作用。一个典型的例子是肌动蛋白成核复合体——肌动蛋白相关蛋白复合体（ARP2/3），该经典复合体由 7 个亚基组成，包括 ARP2、ARP3 和 ARPC1~5，共同介导肌动蛋白的成核和分支过程。而研究表明，由不同亚基构成的新型 ARP2/3 复合体能介导肌动蛋白的成核以协助细菌侵入，并能促进肌动蛋白的"彗尾"形成，协助细菌在细胞间传播。在果蝇 S2 细胞中进行的全基因组 siRNA 筛选显示，对细胞骨架重塑所需的 Rho 相关蛋白激酶（ROCK）进行抑制可促进细菌侵入，而单增李斯特菌 InlF 在这一过程中发挥作用。一项利用荧光检测筛选相关干扰素诱导基因（ISG）的研究显示，高亲和力 γ 免疫球蛋白 Fc 受体 I（FCGR1A，CD64）可作为单增李斯特菌侵入成纤维细胞和单核细胞时的共受体，展示了一种不同于由 InlA 或 InlB 介导的细菌侵入机制。在吞噬细胞摄取胞外菌的过程中，免疫球蛋白受体通过调理作用介导细菌被吞噬，而 FCGR1A 介导的吞噬过程与此不同，其内在机制、在体内感染中发挥的作用及结合的细菌蛋白有待进一步阐明。

（二）从囊泡中逃逸

当内化进入囊泡后，利用单增李斯特菌溶血素 O（LLO）、磷脂酶 A（PLC-A）和 PLC-B，单增李斯特菌可以破坏囊泡并逃逸，这是其致病机制中的关键步骤。最近又陆续发现了其他与其从囊泡逃逸有关的细菌组分。在单增李斯特菌侵入非吞噬细胞后，与细菌群体感应相关的组成肽信息素的脂蛋白 A（peptide pheromone-encoding lipoprotein A，PplA）表达上调，分泌后其释放 N 端多肽 pPplA，改变蛋白转位酶亚基 SecA2 底物的信号转导和分泌，进而促进其从囊泡逃逸。在巨噬细胞中，细菌基因组能发生噬菌体剪除（phage excision），使 *comK* 基因的活性得以恢复，可显著增强细菌从囊泡逃逸的能力。在李斯特菌中，*comK* 被插入的噬菌体 DNA 所切断，在胞内生长时期可发生噬菌体剪除，其下游 *com* 基因表达上调。而当细菌进入胞质时，噬菌体 DNA 被剪切，因此 *com* 基因的转录会被再次抑制。另外，ComG（一种Ⅱ型蛋白分泌假性菌毛）和 ComEC（膜通道蛋白）也被证明是细菌从囊泡逃逸所必需的。

严重联合免疫缺陷的小鼠不能清除单增李斯特菌感染，此时细菌不能从囊泡逃逸，而是在其中缓慢增殖形成一种含单增李斯特菌的大吞噬体（spacious *Listeria*-containing phagosome，SLAP）结构。SLAP 的形成一般发生在巨噬细胞中，并且需要 LC3 介导的吞噬作用及一定水平的 LLO（listeriolysin O），使其能够干扰吞噬体酸化但又不会破坏吞噬体。此外，在体内穿过肠道屏障时，单增李斯特菌也能停留在内化囊泡中并迅速穿过杯状细胞。因此，在某些细胞类型中，单增李斯特菌被认为既存在于囊泡中，也存在于胞质中。

（三）细胞器形态和功能变化

单增李斯特菌可以在宿主细胞的胞质中存活和增殖，并诱导宿主细胞器发生形态和功能变化，进而促进其感染进程。LLO 的功能是形成孔道破坏吞噬体，但最近的研究揭示了 LLO 的其他功能。在感染发生后，LLO 能引起线粒体形态和功能发生显著改变，使线粒体变小变圆，这可以促进细菌增殖的有效进行。此外，LLO 能诱导不依赖 DRP1 的非典型线粒体分裂过程。除线粒体外，单增李斯特菌感染后还会通过 LLO 增加宿主细胞内质网应激的水平。溶酶体也会受 LLO 影响，感染后单增李斯特菌溶酶体膜受到损伤，其中的活性组织蛋白酶随之被释放到胞质内。

（四）转录和表观遗传调控

单增李斯特菌可以操纵宿主细胞的基因转录并诱导表观遗传修饰。最近研究发现一类新的细菌毒力因子核调节蛋白，其可以直接或间接调节基因表达以调节细胞固有免疫反应。核调节蛋白由细菌分泌到胞质中，继而进入细胞核发挥功能。首个发现的单增李斯特菌核调节蛋白称为 LntA，它通过与细胞 BAHD1 发生直接相互作用来抑制由Ⅲ型干扰素诱导的 ISG。单增李斯特菌还可分泌环状 di-AMP 及其他病原体相关分子模式（PAMP），以激活细胞固有免疫反应。

除了直接影响真核细胞的基因转录外，单增李斯特菌感染还可诱导组蛋白翻译后修饰（PTM）变化。例如，单增李斯特菌感染后去乙酰化酶（sirtuin 2，SIRT2）可进入细胞核并介导 H3K18 的去乙酰化，这一过程不受 LLO 影响，而依赖于 InlB 与 Met 的相互作用，进而导致一些基因如 *SMAD1* 和 *FOXM1* 的表达被抑制。SIRT2 缺失的小鼠肝和脾中的荷菌量显著降低，表明单增李斯特菌的体内毒力需要 SIRT2 的活性。LLO 同样影响组蛋白修饰等过程，可导致人端粒酶逆转录酶（TERT）的降解而影响染色体的稳定性，进而促进感染进程。此外，LLO 还介导 MRE11 的降解，影响由感染引起的宿主 DNA 损伤应答。而由感染引起的 DNA 损伤导致 DNA 损伤检查点的活化，从而延长细胞周期。通过上述策略，病原体在宿主细胞胞质中为其自身增殖创造了有利的环境。单增李斯特菌还可以影响其他翻译后修饰过程。例如，单增李斯特菌通过模拟与受体结合使 E-cadherin 和 Met 磷酸化及泛素化，利用宿主细胞网格蛋白（clathrin）介导的内吞作用侵入细胞。单增李斯特菌感染还可导致 SUMO（small ubiquitin-like modifier）-缀合酶 UBC9 的降解，从而广泛地尤其是在核内减少了 SUMO 化蛋白。早幼粒细胞白血病蛋白（PML）去 SUMO 化后，能诱导细胞因子和转录因子表达，以协助细胞抵抗单增李斯特菌等可产生成孔毒素的细菌。

（五）细胞内和细胞间移动

单增李斯特菌能在胞内生存的另一个重要特征是其具有通过聚合肌动蛋白从而在细胞间传播的能力。在宿主细胞胞质中，单增李斯特菌表面的肌动蛋白装配诱导蛋白（ActA）大量表达并与 ARP2/3 复合体相互作用，介导肌动蛋白聚合形成彗尾，并产生动力使单增李斯特菌从一个细胞传播到另一个细胞。除 ARP2/3 复合体外，肌动蛋白调节剂 formin 也可诱导肌动蛋白成核，并受 RHO 家族 GTP 酶的调节。

InlC 可阻碍 Rho 家族 GTPase 细胞分裂周期蛋白 42（cell division cycle protein42，Cdc42）破坏细胞刚性以促进细菌在细胞间的传播。LLO 可造成局部膜损伤，使内膜磷脂酰丝氨酸（phosphatidylserine，PS）暴露于细胞表面，随后巨噬细胞上的 PS 受体 TIM4（由 *Timd4* 基因编码）介导单增李斯特菌的摄入，促进细菌在细胞间传播。I 型干扰素受体 1（IFNAR1）缺陷小鼠感染单增李斯特菌后其组织荷菌量较低，研究发现 IFNAR1 缺失细胞中单增李斯特菌表面 ActA 不能正常极化，造成细菌的细胞间传播受阻。此外，ActA 对于细菌抑制自噬也很关键，ActA 缺失时细胞自噬接头蛋白 p62（SQSTM1）和 NDP52 能有效作用于被泛素修饰的细菌并诱导其自噬。PLC-A 也能直接抑制 LC3 的修饰并降低细胞磷脂酰肌醇 3-磷酸（phosphatidylinositol 3-phosphate，PI3P）的水平，从而抑制细菌自噬。

二、单增李斯特菌的体内感染

（一）肠道、肝和胎盘侵袭

在肠道，单增李斯特菌主要依赖 InlA 侵入上皮细胞。InlA 介导细菌进入杯状细胞并进入小肠绒毛末端的肠上皮细胞。杯状细胞中存在持续活化的磷脂酰肌醇 3-激酶（phosphoinositide 3-kinase，PI3K）信号通路，使得 InlB 与这类细胞表面 Met 的结合对单增李斯特菌侵入过程产生的影响甚微。此外，研究显示发生食源性感染后主要是胞内菌介导了单增李斯特菌向肝和脾的播散，但在肠系膜淋巴结中绝大多数单增李斯特菌存在于细胞外，并附着于活化的单核细胞表面。单核细胞受到激活转化为巨噬细胞时高表达 CD64，而后者与细菌侵入相关，进一步证实了 CD64 为单增李斯特菌受体的作用。

在单增李斯特菌播散入血后，肝中库普弗细胞可吞噬单增李斯特菌，进而发生坏死性凋亡（necroptosis），并产生炎症信号动员骨髓来源单核细胞，从而有助于肝修复。

在单增李斯特菌侵入胎盘合体滋养层的过程中，除 InlA 外，InlB 诱导活化的 PI3K 信号和 ActA 活化也发挥重要作用。分泌蛋白 InlP 在单增李斯特菌中高度保守，是近来发现的具有较强胎盘嗜性的新型毒力因子。InlP 能促进单增李斯特菌在胎盘组织中生长和传播，而在其他器官中作用很小。与巨噬细胞类似，绒毛外滋养层也可限制单增李斯特菌的胞内生长和传播。通过原子力显微镜观察发现，合体滋养层细胞具有密集的肌动蛋白纤维网络，因此具有屏障作用。

最近研究表明，除宿主因素外，人群中李斯特菌病发病还部分取决于某些细菌因素。单增李斯特菌是一种革兰氏阳性菌，可以根据进化关系将其分为 4 个谱系并进一步细分为 13 种血清型。血清型 4b、1/2a、1/2b 和 1/2c 与人类感染相关，但是这些毒株的毒力遗传学基础尚不清楚。血清型 1/2a、1/2b 和 1/2c 菌株 *inlA* 中的提前终止密码子（PMSC）可能在其侵袭人肠道上皮细胞中发挥作用，提前终止密码子存在突变的菌株则表现出明显偏低的毒力。通过不同毒力菌株间全基因组的比较，研究者发现一系列新的毒力决定因子，包括一个与中枢神经系统发病有关的纤维二糖家族磷酸转移酶系统系统（phosphotransferase system，PTS）。在单增李斯特菌侵入小鼠中枢神经系统时，这一 PTS 系统是必需的。

（二）与肠道微生物群的相互作用

在肠道中，致病菌必须与肠道微生物群共存并逃避宿主的防御才能侵入肠道上皮。无菌小鼠在感染前用副干酪乳杆菌或干酪乳杆菌进行预定植，能减少感染后的组织荷菌量，从而对免疫启动产生显著的促进作用，还能诱导单增李斯特菌钴胺素合成和乙醇胺代谢等通路激活。预定植还降低了感染后宿主 miR-378 和 miR-143 的表达，进而影响免疫相关靶基因如 *ATF3* 的表达。微生物群构成了抵抗单增李斯特菌感染的体内第一道防线，其中 4 种梭菌（*Clostridium saccharogumia*、*Clostridium ramosum*、*Erysipelatoclostridium ramosum*、*Hungatella hathewayi*）可发挥重要作用，有望被应用于高危人群预防李斯特菌感染。

对广泛使用的实验室菌株与临床分离株进行比较时，发现了在单增李斯特菌与肠道微生物群相互作用中起关键作用的一个蛋白 LLS（listeriolysin S）。LLS 在单增李斯特菌的体外生长期间几乎不表达，而当其进入肠道时则大量表达，缺乏 LLS 的菌株在肠道中生长缓慢。在发生细菌间竞争时，LLS 表现出细菌素的特性，能够杀死其他种类的细菌。体外实验中，LLS 的表达能杀死德氏乳杆菌和金黄色葡萄球菌。体内感染时，LLS 能特异性靶向 *Alloprevotella* spp.、*Allobaculum* spp.和链球菌，显著增加单增李斯特菌的丰度和毒力。

在肠道内，单增李斯特菌还可应对胆汁等抗菌性液体，毒力调节因子 PrfA 和应激调节因子 SigB 可控制细菌胆汁盐水解酶的表达。PrfA 是单增李斯特菌的一个关键毒力调控开关，PrfA 的激活对于其在宿主体内生存非常重要，但不利于其进行腐生生活。胆汁盐水解酶 BSH 和 BilE 是两种"生态位因子"（ecological-niche factor），是单增李斯特菌通过经口途径感染小鼠，应对存在胆汁的肠道环境时所需的重要毒力因子。在胆汁存在的条件下，单增李斯特菌还表达鞭毛基因 *flaA*。此外，BtlB 也介导了细菌的胆汁耐受。

三、细菌生理和调控

比较基因组学、RNA 测序技术和蛋白质组学的发展极大地帮助了研究人员深入了解单增李斯特菌的调控。

通过对单核细胞增生李斯特菌的耐药基因组（antibiotic resistome）研究发现，单增李斯特菌具有针对某些抗生素如克林霉素和头孢菌素等的内源性耐药基因，但仅有较少的外源性耐药基因。这与单增李斯特菌的泛基因组（Pan-genome）较小一致，表明单增李斯特菌在其多样性和进化历程方面很少利用外源基因。很少利用外源基因也表现在从单增李斯特菌中分离出的质粒很少，出现这些现象可能是由于其 DNA 获取能力缺失及由 CRISPR 介导的防御系统受到影响。

（一）毒力调控因子

PrfA 是单增李斯特菌毒力的主要调控因子，调控单增李斯特菌致病岛 1（LIPI-1）上 LLO、PLC-A、PLC-B、ActA 和锌蛋白酶（Mpl）等基因的表达。PrfA 属于由辅因子结合激活的转录因子家族，自身受转录、翻译和蛋白水平等的复杂调控。PrfA 在宿主胞质因子的作用下可变构激活，最近研究发现谷胱甘肽合成酶（GshF）是 PrfA 激活的关键决定因子，表明谷胱甘肽可能是 PrfA 的辅因子。$\Delta gshF$ 突变株低表达 ActA 且在胞内生长变缓，而这一表型可通过 PrfA 的组成性活化得到补偿。PrfA 与 *hly* 启动子区的结合依赖于谷胱甘肽的氧化水平。随后对 PrfA 与谷胱甘肽、DNA 结合后的结构解析进一步支持了上述发现。此外，一个双组分毒力调节系统（VirR/VirS）可调控多达 17 个基因的表达。*virR* 的缺失将影响脂磷壁酸 D-丙氨酰化和 MprF 介导的磷脂修饰，导致细菌表面负电荷的减少，因而可调节单增李斯特对人类防御素或阳离子肽的抗性，从而使细菌对抗生素敏感。

（二）小非编码 RNA

小非编码 RNA 作为调控基因表达的额外手段，使病原体能够迅速适应不同的环境。*rli31* 缺失的突变株中肽聚糖具有较少的 *N*-脱乙酰化聚糖且交联异常，使其很快从血液中被清除。而 *spoVG* 操纵子的启动子区能与 Rli31 互补，因此 *SpoVG* 可能通过与非编码 RNA 结合来进行转录后调控。另一个被发现的单增李斯特菌小非编码 RNA 为 Rli27，参与调节毒力蛋白 Lmo0514 的表达。Rli27 能反式作用于 Lmo0514 长转录本的 5′UTR，改变转录本结构，使核糖体结合位点暴露，从而增加翻译水平。

（三）核糖开关和核糖调节子

单增李斯特菌的一个生理特点是具有大量的核糖开关（riboswitch），可感受小分子并调节相应的生物合成或耐药等通路。核糖开关是编码基因上游的 RNA 元件，通常具有两种不同结构。当小分子或辅因子与核糖开关结合后，会导致其二级结构发生变化，产生较短的转录本。最近研究发现了一种控制丙二醇分解代谢相关基因的非经典核糖开关。这种维生素 B_{12} 核糖开关可控制反义 RNA——AspocR。

AspocR 在缺乏维生素 B_{12} 时以长转录本的形式抑制 PocR 表达。而 PocR 是调控丙二醇分解代谢相关基因 *pdu* 表达的转录因子，维生素 B_{12} 是 Pdu 蛋白发挥作用的必需辅因子，因此 Pdu 仅在维生素 B_{12} 存在时表达。在维生素 B_{12} 存在时，AspocR 以短转录本的形式存在而解除其对 PocR 的抑制。另一种单增李斯特菌维生素 B_{12} 核糖开关则表现出不同的调控模式。该核糖开关控制小非编码 RNA——Rli55，其长转录本含有 ANTAR 元件，可以结合调控蛋白 EutV，短转录本则不能与其结合。EutW 和 EutV 组成一种双组分系统，EutW 感受乙醇胺水平并上调 *eut* 操纵子以调节乙醇胺代谢酶，而抗终止元件 EutV 通过直接结合 *eut* 基因 5′UTR 中的 ANTAR 元件而允许其转录。在缺乏维生素 B_{12} 时，Rli55 竞争性结合 EutV，使其不再与 *eut* 基因的 5′UTR 结合。乙醇胺代谢酶也需要维生素 B_{12} 作为辅因子，这种复杂多面的调控模式使单增李斯特菌能够适应富含菌群产生的乙醇胺的肠道环境。研究人员还通过 3′端测序的方法在单增李斯特菌中鉴定出了新的核糖调节子（riboregulator），特别是在外排泵基因上游发现了一系列终止子和抗终止因子。在单增李斯特菌中鉴定出了编码 ABC 转运蛋白的新的林可霉素抗性基因 *lmo0919*，该基因受 Rli53 调节。在没有林可霉素时，核糖调节子使 Rli53 转录本提前终止。在抗生素治疗后，Rli53 可读框（ORF）上发生核糖体失速（ribosomal stalling）而产生长转录本，允许 *lmo0919* 表达并增强抗生素外排。

（四）细菌应激反应

细胞壁完整性对于细菌的应激反应、抗生素抗性、胞内生长和体内毒力等都非常关键，缺乏肽聚糖修饰酶 PgdA、O-乙酰转移酶 OatA、DltA 或 MprF 的突变株毒力显著减弱。青霉素结合蛋白和丝氨酸/苏氨酸结合蛋白激酶 PrkA 在枯草芽孢杆菌与结核分枝杆菌中非常保守，对单增李斯特菌的应激反应、胞内存活和体内毒力也至关重要。PrkA 能磷酸化 YvcK，PrkA 和 YvcK 缺陷的菌株体内毒力大幅降低。单增李斯特菌的应激反应基因具有多种激活模式。通过 N 端组学方法发现了单增李斯特菌中许多新的内部翻译起始位点和 6 种微小蛋白，其中包括 Prli42。Prli42 在厚壁菌门中高度保守，位于膜中，并能锚定应激小体（stressosome），应激小体是一种应激感受复合体。Prli42 缺失使细菌对氧化应激和巨噬细胞杀伤敏感，表明 Prli42 可通过构象变化等方式激活应激小体，以协助应激小体局部感知细菌的胁迫。

四、未来研究方向

单增李斯特菌作为一种有代表性的人类病原体，能够适应从腐生到寄生的不同环境条件，具有复杂的应激反应和调控机制。在过去的 10 年中，采用基因组学、转录组学、5′ 和 3′RNA 测序、蛋白质组学等方法已经发现了许多细菌和宿主间作用机制的新信息。未来，通过对临床分离株和环境分离株之间分子差异进行研究，将揭示更多毒力因子及致病机制；通过对感染过程中表观遗传变化进行研究，将发现更多调节组蛋白修饰的因子，以及感染影响表观遗传记忆的更多机制；通过全基因组筛选，将进一步发现影响感染的宿主基因。此外，体内感染过程仍存在许多问题尚待解决，特别是胎盘屏障和血脑屏障的穿越机制，以及人类感染为何存在较长的潜伏期（小鼠感染则不会发生）。单增李斯特菌细菌素的发现及其对菌群的影响，引出了关于细菌如何与人体菌群和土壤微生物相互作用的问题。微生物学研究的一个新时代已经开始，未来几年将能揭示单增李斯特菌如何在人体中发生感染，以及其与其他肠道致病菌相比独特的感染机制。

第二节 李斯特菌病多物种动物模型的比较

单增李斯特菌首先是一种动物病原体，常常在野生动物和家畜中导致散发或暴发性的疾病。因其导致临床病例是罕见的，在进化上单增李斯特菌尚未发展出专门针对人类的致病性武器库。比较研究不同物种间李斯特菌病的相似性和特异性，不仅有助于更好地阻断单增李斯特菌从动物源性食品向人类的传播，还有助于更好地理解李斯特菌病的病理生理学。笼统地说，单增李斯特菌具有较宽的宿主范围。但通过对单增李斯特菌与不同动物组织和细胞之间相互作用进行分析表明，它具有非常严格的物种特异性，而这种物种特异性对感染的特点和疾病的表现有很重要的影响。

一、李斯特菌的自然感染

（一）反刍动物

尽管单增李斯特菌可感染多种动物，但李斯特菌病主要还是反刍动物的一种临床疾病，该病也可由 *L. ivanovii* 引起。绵羊特别容易感染，但李斯特菌病在其他多胃动物中也很常见，如从牛、山羊、美洲驼、羊驼、鹿、驯鹿、羚羊、水牛和驼鹿中都曾分离出单增李斯特菌。李斯特菌感染是成年反刍动物脑炎最常见的病因之一。患脑炎的反刍动物可表现出明显的神经系统症状，包括共济失调、转圈行为、角弓反张和颅神经麻痹，以及高热、厌食和抑郁症状。反刍动物的李斯特菌病也常表现为妊娠晚期流产伴随胎盘炎和子宫内膜炎，以及其他非典型表现如结膜炎等。除新生和年幼动物外，李斯特菌病引起败血症并不常见，但可导致乳腺炎、胃肠炎、肝炎或肺炎。反刍动物中败血症多表现为肝、脾和其他器官的多灶性坏死。有研究显示，在某一个受李斯特菌病影响的牛群中，通常为单一的临床表现。李斯特菌病在反刍动物中呈季节性出现，冬季和早春的发病率较高，并且与摄入腐败的青贮饲料密切相关。单增李斯特菌可能沿颅神经特别是三叉神经向内迁移，继而在脑桥和延髓增殖，引起菱脑脑炎。相应地，嘴唇、鼻孔、结膜和口腔包括牙齿损伤都可能是反刍动物李斯特菌病的诱发因素。反刍动物菱脑脑炎的病理学表现通常是单侧的，位于脑干特别是脑桥和延髓，包括血管周围袖套和多灶性微脓肿，通常不涉及脑膜或脉络丛。这些病变与菱脑脑炎患者的表现非常类似。

（二）单胃哺乳动物

自发李斯特菌病在大多数单胃哺乳动物如狗、猫、马和猪中相对罕见，在啮齿目和兔形目中则较常见。单增李斯特菌也可从表现健康的单胃哺乳动物中分离出来。单胃哺乳动物的李斯特菌病通常表现为败血症。流产、脑膜炎和其他表现如结膜炎也可出现，但发生率因动物种类不同而异。圈养啮齿目和兔形目动物包括毛丝鼠、兔、大鼠与豚鼠种群都曾发生过李斯特菌病暴发。干草或甜菜等受污染的饲料可能是许多暴发疫情的源头，动物的食粪习性也起到一定的促进作用。单增李斯特菌也曾从各种其他啮齿目和兔形目动物中分离出来，包括沙鼠、蓬尾沙鼠、雪兔、欧洲野兔、日本野兔、田鼠、麝鼠、鼩鼱、水豚、松鼠及蹄兔等哺乳动物，但未发现物种与疾病存在明确关联。在一些啮齿目和兔形目动物的李斯特菌病暴发中，疾病进展表现为特急性，在尚未表现出明显的病理病变之前动物就已死亡。在另一些情况下，李斯特菌病的表现则以败血症和神经系统症状如斜颈和共济失调为主，子宫炎和流产也有报道。虽尚不明确原因，但毛丝鼠和兔似乎特别易感，尤其在毛丝鼠中流产和子宫炎较为常见，常伴随胃肠症状如腹泻、便秘、肠套叠或直肠脱垂。常见的组织病理学损害包括肝多灶性坏死和坏死性子宫内膜炎。

（三）非人灵长类

在圈养非人灵长类中发现过少数的李斯特菌病病例，从野生猴子的粪便中也曾分离出单增李斯特菌。圈养非人灵长类动物的李斯特菌病表现为败血症、脑膜脑炎和流产等，还可出现神经系统症状，包括颈部僵硬和面神经麻痹。患化脓性脑膜脑炎的非人灵长类动物组织病理可见血管套（perivascular cuffing）和单核细胞浸润，而在围产期败血症中可见局灶性肝坏死和胎盘炎，流产病例中可见胎盘绒毛坏死及器官多灶性坏死。

（四）鸟类

在鸟类中李斯特菌病很少见，并且常表现为与各种病毒、细菌、寄生虫病及肿瘤相关的继发感染。

幼鸟比成年鸟类更容易受到疾病的侵袭，而且不同种类的易感性也不同。单增李斯特菌已从各种家养和野生鸟类中分离出来，包括鸡、鹅、鸭、火鸡、鸽子、金丝雀、鹦鹉、鹰、猫头鹰和山鹑等。与哺乳动物类似，偶见无临床症状的动物排菌。鸟类的李斯特菌病最常表现为败血症，导致肝、脾、心脏、肾、肺、气囊、肠道、输卵管或角膜局灶性坏死。细菌性脑膜脑炎在鸟类中并不常见，可表现出典型的中枢神经系统症状，包括斜颈、震颤、腿或翅膀瘫痪。尸检常发现小脑和延髓有血管周围袖套和局灶性坏死，伴随着肝和脾中的败血性病变。

李斯特菌在动物中的自然感染表现概览见表 10-1。

表 10-1　分离出李斯特菌的动物种类及其临床表现和部位

动物种类		临床表现和部位	备注
牛，绵羊，山羊		流产	最常见
		神经紧张	最常见
		败血症	新生动物发生
		眼	结膜炎，角膜炎，葡萄膜炎
		乳腺	罕见，常携带菌
		消化系统	有报道
马		神经	很罕见
		流产	占流产原因的 1%
		败血症	马驹中有报道
		眼	
		消化系统	马驹中有报道
猪		神经系统	很罕见，幼猪中有报道，可自愈
		健康携带	常见
食肉动物	猫，狗	神经系统	很罕见，多数发生在幼年动物中，可伴随病毒及寄生虫感染
		败血症	很罕见
		皮肤	
		健康携带	
兔形目	家兔	流产和生殖系统	化脓性子宫炎
	野兔	神经系统	
		败血症	可伴随流产及神经系统症状，新生动物中有报道
		乳腺	
		呼吸系统	
		皮肤	
		结膜	
啮齿目	小鼠	携带	野生小鼠无感染报道
	大鼠	携带	
	豚鼠，毛丝鼠，松鼠，沙鼠，麝鼠，旅鼠等	败血症	在圈养和野生动物种群中常流行
		结膜和呼吸系统	
鸟		败血症	最常见，幼鸟易感，养殖场易散发和流行
		消化系统	
		神经系统	少见
鱼		败血症	养殖场可见散发
		皮肤	可伴随败血症
爬行动物		健康携带	

二、李斯特菌的实验性感染

感染过程是一个包含一系列宿主和微生物变量的多步骤过程。在用来研究人类感染病理生理学的动物模型中，病原体应尽可能地具有与在人体中相同的细胞和组织向性。动物模型还应能表现出相似的直接效应和间接免疫病理损伤。理想情况下，动物模型还应具有良好的遗传可修饰性，以更好地研究宿主因子在疾病发生的复杂过程中的作用。理论上，单增李斯特菌的自然宿主应作为首选的动物模型，用于研究人类李斯特菌病的病理生理学。然而，这种直接的方法有明显的技术限制，因为这些动物多是绵羊、牛和山羊这类家畜，而不是典型的实验动物。相反，小鼠具有实验动物所需的所有良好特点：体型小，适应笼养，易繁殖，在许多方面与人类有相似的生理学和病理生理学特征。但某些人类病原体不是小鼠病原体，人类病原体诱导的小鼠疾病可能与临床上的人类疾病显著不同。因此，以小鼠作为一种研究人类感染性疾病的模型并不理想，但在实践中仍然在继续使用。其他小动物偶尔也用于研究单增李斯特菌感染和免疫的某些方面。由于 InlA-E-cadherin 和 InlB-Met 的相互作用存在物种特异性，小鼠、大鼠、豚鼠和兔作为人类李斯特菌病模型的价值受到了质疑。非人灵长类动物或非传统小动物模型如沙鼠等，可能在某些方面具有一定的优越性，但目前开展的研究有限，而且从研究伦理、经济等方面考虑，研究的开展必然会存在相当大的限制。

（一）小鼠

在小鼠和大鼠中尚未发现自然感染单增李斯特菌患病的记录与文献。在实验中，小鼠也不易通过口服途径感染单增李斯特菌。大多数使用小鼠或大鼠进行的研究，即便采用口服途径使用极高的接种量感染时，也不能导致致死性感染。因此，使用小鼠剂量反应数学模型研究人类口服摄入的理论致死剂量是不恰当的。为了规避小鼠口服途径的低易感性，许多研究者曾探索了很多其他的实验感染途径，包括静脉、腹腔、鼻内、皮下、结膜、心内或脑内感染等，这些方法也曾用于兔和豚鼠。但现在我们知道这些方法同时绕过了单增李斯特菌进入宿主的自然感染途径。由于采用小鼠实验时接种诱导和监测李斯特菌病的重复性较差，一般选择动物死亡作为研究终点，并且通常将 50%接种小鼠死亡时所用剂量即半数致死剂量LD_{50}作为研究间比较的指标。在小鼠中通过静脉途径接种可产生致死性感染，因而可进行LD_{50}评价和各种菌株之间毒力的比较。静脉感染模型的运用在鉴定大多数单增李斯特菌的毒力基因时发挥了重要作用，也经由这一模型揭示了免疫抑制、低龄和妊娠与LD_{50}降低的相关性。此外，由静脉感染导致的肉芽肿性肝炎与婴儿脓毒性肉芽肿病的表现比较类似。通过小鼠的静脉感染模型还发现了细胞免疫及其细胞基础——$CD8^+$ T 淋巴细胞。但小鼠对单增李斯特菌口服途径感染的低易感性限制了单增李斯特菌在全身免疫尤其是黏膜免疫中所起作用的研究。

通过小鼠模型还推动了宿主对单增李斯特菌的易感性研究，对其分子机制进行研究将有助于更好地理解人群个体间对单增李斯特菌的易感性差异，以及确定非免疫功能低下个体患李斯特菌病的原因。在遗传背景方面，小鼠对单增李斯特菌的易感性受动物生理状态的影响，在各品系之间差异很大。不同小鼠品系和接种途径的LD_{50}值通常可相差若干数量级。例如，灌胃、静脉或腹腔接种感染时 A/J 或 BALB/c 小鼠均比 C57BL/6 小鼠更易感，灌胃接种时 A/J 小鼠的LD_{50}值为10^6CFU，而 C57BL/6 为10^8CFU。BALB/c 和 C57BL/6 小鼠在接受碳酸氢钠处理后口服接种10^9CFU 单增李斯特菌时，相比 ICR、C3H 和 FVB 小鼠可产生更为显著的胃肠损伤，显示出肠道感染阶段小鼠的品系特异性。一些小鼠品系在肝感染的控制方面也存在差异。C57BL/6 和相关亚系 NZB 和 SJL 小鼠对静脉接种的抗性显著高于 A/J、BALB/c 或 CBA 小鼠，C57BL/6 的LD_{50}值约为$9×10^5$CFU，而后者为$(4～8)×10^3$CFU，回交小鼠（C57BL/6×BALB/c）则显示中等易感性，LD_{50}值约为$3.4×10^4$CFU。

感染期间细胞因子的表达存在差异也可能影响小鼠品系的易感性。静脉接种$6×10^3$CFU 单增李斯特菌后，C57BL/6 小鼠脾中树突状细胞的 IL-12 和 IL-15 水平显著高于 BALB/c 小鼠；C57BL/6 小鼠脾中的 INF-γ 和 GM-CSF 水平也显著高于 A/J 小鼠。静脉接种单增李斯特菌后，C57BL/6J 和 C57BL/6By 小鼠之间的易感性差异与 *Ifnb1* 表达存在差异相关联，IFN-β 水平升高增加了小鼠对感染的易感性。

年龄因素可显著影响小鼠对感染的易感性。例如，ddY 品系未离乳小鼠灌胃接种后，其 LD_{50} 值比同品系 5 周龄小鼠低约 10^5CFU。灌胃接种不同菌株的单增李斯特菌后，21 日龄的 NCR 雌性小鼠易感性高于同品系 33 日龄小鼠约 10 倍。1 月、8 月和 24 月龄回交小鼠（A/Tru×C57BL/6）静脉接种单增李斯特菌 EGD 菌株时，LD_{50} 值分别为 $1.6×10^4$CFU、$4.0×10^6$CFU 和 $1.6×10^5$CFU。此外，性别因素也可能影响成年小鼠对单增李斯特菌感染的易感性，但不同研究得出的结论尚不能统一。多种免疫、遗传和生理因素均可能影响小鼠易感性，因此进行跨研究比较时应持审慎态度。

许多人类病原体都表现出严格的宿主特异性，其中的一些分子机制已经部分得到阐明，主要涉及微生物配体与其细胞受体的相互作用具有物种特异性，如肠病毒（包括脊髓灰质炎病毒）、麻疹病毒、HIV 和丙型肝炎病毒，以及细菌如淋病奈瑟球菌、脑膜炎奈瑟球菌和单增李斯特菌等。物种特异性配体-受体相互作用的体内研究模型主要有两种建立方式。一种是使用存在相同相互作用的物种作为动物模型，另一种是构建遗传修饰动物，通常是表达人类受体的转基因小鼠，可观察外源基因表达对感染过程的影响。如上所述，口服接种很难使小鼠发生系统性李斯特菌病，因为单增李斯特菌与非致病性的英诺克李斯特菌类似，穿过小鼠肠道屏障的效率很低。少数细菌的增殖部位为含有 M 细胞等的派尔集合淋巴结（Peyer's patch）。此外，小鼠脑干和胎儿-胎盘也没有发生特异性侵袭，明显不同于人群中的临床表现。

小鼠静脉接种单增李斯特菌后，作为主要毒力因子的是单增李斯特菌溶血素（LLO）、ActA、PLC-A 和 PLC-B，而不是内化素 InlA。尽管 InlA 在单增李斯特菌内化到培养细胞中所起的作用显著，但 *inlA* 突变小鼠在静脉接种和口服接种感染后的表现与野生型小鼠并没有明显差异。直到人 E-cadherin 被鉴定为 InlA 受体后，才发现与人 E-cadherin 相反，小鼠 E-cadherin 不能与 InlA 相互作用以促进单增李斯特菌进入细胞。这种物种特异性由 E-cadherin 成熟肽链的第 16 位氨基酸所决定，在人 E-cadherin 中为脯氨酸，而在小鼠中为谷氨酸。由此得出结论，单增李斯特菌确实对其宿主表现出物种特异性，并且小鼠模型不适合研究 InlA 的功能。图 10-1 展示了 InlA 和 InlB 与其受体 E-cadherin 及 Met 相互作用的种属特异性。

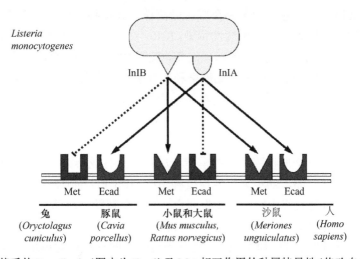

图 10-1　InlA 和 InlB 与其受体 E-cadherin（图中为 Ecad）及 Met 相互作用的种属特异性（修改自 Disson and Lecuit，2013）

适合研究体内 InlA 与 E-cadherin 相互作用的物种是豚鼠，其也是最早分离出单增李斯特菌的物种之一。在体外培养的豚鼠细胞中证明了单增李斯特菌的侵入依赖 InlA，而且豚鼠 E-cadherin 的第 16 位氨基酸也为脯氨酸。此外，在豚鼠中也观察到类似临床单增李斯特菌感染引起的肠胃炎，单增李斯特菌能够穿过豚鼠肠道屏障进入血液循环，并引起剂量和 InlA 依赖性的致死性感染。为研究 InlA-E-cadherin 相互作用在单增李斯特菌主动穿过肠道屏障中的作用，研究者构建了一种转基因小鼠模型，在人 E-cadherin 的 cDNA 加上肠道脂肪酸结合蛋白（iFABP）基因的启动子，使其仅在终末分化的小肠上皮细胞中表达。在这一模型中，单增李斯特菌通过与肠上皮细胞 E-cadherin 相互作用直接靶向小肠上皮，特别是小肠绒毛末端。这种相互作用导致单增李斯特菌内化至肠上皮细胞，随后穿过肠道屏障，在小肠黏膜固有层中繁殖，随后播散至肠系膜淋巴结、肝和脾。这一转基因小鼠模型是动物模型在细菌毒力因子研究中的第一次成功运用，揭示了 InlA 在感染关键环节中所发挥的重要作用。同时，肠道细胞特异性表达人 E-cadherin 在分子水平证明了单增李斯特菌对肠上皮细胞的直接体内靶向作用，而且单增李斯特菌确实是一种肠道致病菌。此外，该模型从分子机制方面解释了口服接种单增李斯特菌对小鼠的相对无毒性，还被用于研究宿主对单增李斯特菌的肠道反应，进而揭示了单增李斯特菌溶血素在感染过程中的关键作用。借助这一模型及单增李斯特菌及英诺克李斯特菌的基因组测序，还鉴定出细菌突破宿主肠道屏障所需的其他重要毒力因子，包括表面蛋白 FbpA、Vip 和 InlJ。这带给我们的启示是，建立一种自然感染模型对于研究揭示细菌因子的体内作用是至关重要的。

不过这一 iFABP-人 E-cadherin 转基因模型存在其固有的内在缺陷，人 E-cadherin 的表达仅限于肠上皮细胞。其他表达 E-cadherin 的细胞如树突状细胞、肝细胞、微血管内皮细胞、脉络丛上皮细胞和细胞滋养层细胞，作为人李斯特菌病的潜在靶细胞，其在感染过程中的作用无法在这一模型中进行相应研究。对此，研究人员通过将 8 号染色体内源性 E-cadherin 基因座位 *Cdh1* 上编码小鼠 E-cadherin 第 16 位谷氨酸的密码子突变为脯氨酸的密码子，构建了可克服上述限制的基因敲入（KI）小鼠。表达上述 E16P 修饰蛋白的体外细胞培养实验表明，小鼠 E-cadherin 序列的这一变化足以将小鼠 E-cadherin 转变成 InlA 受体。该基因敲入小鼠有助于研究单增李斯特菌特异性侵袭中枢神经系统和胎儿-胎盘的分子基础，以及 InlA 与 E-cadherin 在肠外组织中的相互作用等。一项流行病学研究的结果显示，InlA 在单增李斯特菌穿过胎盘屏障中可能起重要作用。从妊娠相关李斯特菌病患者中分离收集的单增李斯特菌 100% 表达功能性 InlA，而在同一时期分离的食源性分离株只有 65% 表达功能性 InlA。这一假设已通过胎盘移植实验和临床组织病理学分析得到了证实。

除宿主因素外，小鼠对各接种途径的易感性还显著受单增李斯特菌菌株种类的影响。BALB/c 小鼠在接种 2×10^9 CFU 的不同菌株时，器官荷菌量存在显著差异。这些细菌致病性存在差异的分子机制正开始得到阐明。食物来源的大部分菌株 *inlA* 基因中含有提前终止密码子，而从临床病例中分离出来的暴发株则通常表达全长 InlA。小鼠也更容易感染临床分离株，如接种临床分离株的 A/J 或 NCR 小鼠比接种食物或环境分离株的小鼠更容易发生系统性感染。ICR 小鼠灌胃接种血清型 4b 菌株 Scott A 可导致比接种等量血清型 1/2a 菌株 EGD 更为严重的病理病变，表明血清型特异性毒力因子可能在小鼠对口服感染李斯特菌的易感性中起作用。除了宿主的免疫学和生理学特性之外，接种菌株的特性也显著影响小鼠实验性感染的结果，这一点与在人群中的研究结果是相吻合的。

（二）大鼠

大鼠经常被用作研究单增李斯特菌感染的模型，尽管还没有成年大鼠口服接种后的 LD_{50} 数据，但大鼠表现为相对不易感染。例如，幼年大鼠经口接种 $10^2\sim10^9$ CFU 的血清型 4b 菌株，各主要器官可检出细菌存在，但未表现出明确的临床症状或发生死亡。使用组胺受体激动剂西咪替丁抑制胃酸产生，可显著增加大鼠发生侵袭性感染的概率，但未显著影响感染动物肝或脾的荷菌量。大鼠也被用于研究肠道菌群对单增李斯特菌易感性的影响。研究显示，正常肠道菌群的存在可对单增李斯特菌感染有一定的保护作用。无菌大鼠口服接种单增李斯特菌后，与常规大鼠相比其脾和肝中细菌更不易被清除。大鼠结扎肠袢系统（ligated intestinal loop system）已被用于研究单增李斯特菌的早期肠道感染环节。与小鼠类似，大鼠模型也被用于研究宿主对感染的免疫应答。幼年大鼠用于建立大鼠脑膜炎模型，并用来评估不同治疗方案的效果。

（三）豚鼠

豚鼠也是一种用于研究李斯特菌病的常见模型，在各种接种途径下比大多数小鼠品系更耐受感染，需要高剂量的细菌才可实现感染。口服和腹腔接种的 LD_{50} 值分别约为 10^{11} CFU 和 10^8 CFU，因此建议使用 10^{10} CFU 作为 EGD 菌株标准剂量口服接种豚鼠，而小鼠的剂量则为 $10^8\sim5\times10^9$ CFU。豚鼠对心内接种途径最为易感，其 LD_{50} 值为 1.2×10^5 CFU，而静脉接种和腹腔接种的 LD_{50} 值分别在 $10^7\sim10^8$ CFU 和

$2.5×10^8$CFU 左右。采用豚鼠实验，如比较单增李斯特菌不同菌株间的致病性差异等，有时也使用其他感染终点。老年豚鼠模型可用于评估老年动物中免疫调节对单增李斯特菌易感性的影响，灌胃接种 $2.5×10^8$CFU 血清型 4b 菌株同样不能导致老年豚鼠死亡，也没有引起明显的疾病表现。

豚鼠和兔是单增李斯特菌的天然宿主。然而，在感染的兔和豚鼠中观察到的症状与人李斯特菌病的症状并不相似，尤其是在单增李斯特菌向其靶器官播散侵袭方面。对兔和豚鼠进行口服接种实验不能产生有效的中枢神经系统感染，这使得豚鼠和兔不适合用来研究人李斯特菌病的相关问题。最近一项研究受先前发现的 InlA-E-cadherin 相互作用存在物种特异性启发，聚焦在 InlB 与其受体 Met 和 gC1q-R 之间相互作用的物种特异性上。对豚鼠和兔进行静脉接种后，InlB 突变株相对野生型菌株毒力没有明显减弱，这与在小鼠中的结果相反。另外，InlB 在单增李斯特菌进入豚鼠和兔的上皮细胞过程中不起作用，但通过转染表达人 Met 和 gC1q-R 则能够使 InlB 的功能恢复。由此可知，与 InlA 不能和小鼠与大鼠 E-cadherin 相互作用类似，InlB 也无法识别其在豚鼠和兔中的受体以促进单增李斯特菌进入细胞。这些结果表明，InlB 在单增李斯特菌突破肠道屏障后的组织向性中起作用，但其功能无法在豚鼠和兔中进行研究。这也解释了之前在豚鼠模型中得到的 InlA 在单增李斯特菌胎盘嗜性中不起作用的研究结果。InlA 和 InlB 在单增李斯特菌侵袭人类胎盘过程中共同发挥作用，在 InlB 缺失的情况下，InlA 不能单独介导单增李斯特菌向胎盘组织的播散。因在豚鼠中 InlB 不能发挥作用，所以 InlA 在胎盘组织中的作用被掩盖而出现假阴性的结果。这说明，与 InlA 在单增李斯特菌突破肠道屏障中所起的作用类似，InlB 在单增李斯特菌侵袭其他组织中所起的功能是其他细菌因子发挥作用的先决条件，如在胎盘组织中 InlB 正常运转是 InlA 发挥功能的前提。前文建立的 KI 小鼠模型， InlA 和 InlB 均可发挥其固有功能，有助于提供一个适用于研究单增李斯特菌感染胎儿-胎盘和中枢神经系统过程中细菌及宿主因子所起作用的体内模型。

（四）兔

尽管尚无明确的 LD_{50} 数据，但兔对单增李斯特菌相对易感，通常用于生产抗单增李斯特菌抗体，并用于研究宿主的免疫应答。有时兔也被用于模拟单增李斯特菌感染的其他方面，如评价李斯特菌性脑膜炎的治疗药物等。研究人员将 10^7CFU 人脑膜炎病例分离株注射到兔脑池内，通过检测脊髓液中细菌浓度的变化来评价不同化疗药物的效果。

（五）其他啮齿目动物

啮齿目非传统实验动物如沙鼠、毛丝鼠和旅鼠等，偶尔被用于制作单增李斯特菌感染模型。毛丝鼠对口服接种表现出高度易感，但很少实际应用。毛丝鼠和沙鼠已被应用于模拟李斯特菌性菱脑脑炎，伴有中耳炎和菌血症。研究人员将 10^3CFU 或 10^5CFU 的 EGD 菌株经皮注射到沙鼠中耳大泡的上腔室中，接种高剂量的动物在接种后 4~7 天死亡，而接种低剂量的动物可存活 6~12 天。大多数沙鼠表现出行为异常，在感染晚期可见典型的神经系统症状，如转圈行为、共济失调和麻痹等。口服接种实验显示，接种 10^9CFU 的 EGD 菌株也没有在沙鼠中引起严重的临床症状。仓鼠极少被用于制作李斯特菌病模型，据报道其对感染具有相当的抗性。

（六）非人灵长类

在非人灵长类动物中进行李斯特菌病的研究较少，主要集中在怀孕动物中。研究人员将 10^5~10^9CFU 单增李斯特菌 Scott A 菌株或食物来源的血清型 4b 菌株经口接种于非妊娠食蟹猴，仅检测到轻微的疾病症状，如发热、烦躁、食欲不振等，腹泻主要发生在高剂量接种动物中。

（七）无脊椎动物

除了哺乳动物模型外，大蜡螟幼虫已被越来越多地用作研究微生物包括单增李斯特菌致病性的动物模型。幼虫模型经济，容易获取，并且可在适合单增李斯特菌毒力因子表达的温度即 37℃下进行实验。

这一模型的不足之处在于进行毒力评估时剂量范围较窄（10^6CFU/幼虫），以及对某些人类致病株产生较低的毒力反应。

各种实验动物模型的特点概览见表 10-2。

表 10-2　不同动物模型优缺点一览

物种	非妊娠动物			妊娠动物		
	应用普遍程度	优点	缺点	应用普遍程度	优点	缺点
小鼠	高	最常用实验动物	InlA 受体存在物种特异性，影响细菌对肠上皮细胞的侵袭	中高	与人类似度高，胎盘形成过程研究得较为透彻	InlA 受体的物种特异性影响细菌对胎盘屏障的穿过，胎鼠体型过小
大鼠	中等	体型适于进行某些特定操作	InlA 受体的物种特异性影响细菌对肠上皮细胞的侵袭，对感染具有较强抗性	中等	与人胎盘形成过程类似	InlA 受体的物种特异性影响细菌对胎盘屏障的穿过，对感染具有较强抗性
兔	中低	常用于生产抗体，非常易感	InlB 受体的物种特异性影响细菌对肝细胞等的侵袭	中低	与人胎盘形成过程类似，体型适于进行某些特定操作	InlB 受体的物种特异性影响细菌对胎盘屏障的穿过
豚鼠	中等	体型适中	InlB 受体的物种特异性影响细菌对肝细胞等的侵袭，对感染具有较强抗性，病理损伤常限于心肌	高	与人胎盘形成过程类似，体型适于进行某些特定操作	InlB 受体的物种特异性影响细菌对胎盘屏障的穿过，对感染具有较强抗性
沙鼠	低	InlA 和 InlB 的受体均可发挥作用	作为实验动物研究不充分	低		
毛丝鼠	低	高度易感	作为实验动物研究尚不充分，InlA 和 InlB 受体功能未知	低		
仓鼠	低		对感染具有较强抗性，InlA 和 InlB 受体功能未知	低		
非人灵长类	中等	进化上接近人类	科研伦理和成本受限，样本量小	中等		

第三节　李斯特菌病多种类型动物模型的比较

一、口服感染的李斯特菌病动物模型

（一）动物的选择

多数现有的李斯特菌病动物模型都存在一定缺陷，有的在技术实现上存在很大难度，有的不能完全模拟人类疾病。一个较普遍的缺陷是实验动物感染通常需要很高的细菌剂量。人类感染剂量估计为 $10^6 \sim 10^7$CFU，而实验动物感染往往需要 $10^8 \sim 10^{10}$CFU。单增李斯特菌对酸并不特别耐受，大部分经口接种的菌可能在胃中就被杀死了。人和实验动物在胃内 pH、胆汁或胃消化酶组成方面的潜在差异，仍需进行比较研究。另一个问题是细菌表面蛋白 InlA 和 InlB 在宿主细胞上的相应受体存在物种特异性。这两种蛋白的受体可协同作用，以促进单增李斯特菌有效侵入非吞噬细胞。但大多数常用动物模型对 InlA 或 InlB 都具有较低的亲和力，这也是每种模型在使用时的主要限制。但这些实验动物仍可发生肠道感染及胎盘转移，表明其他摄取机制可能会弥补上述途径的缺失，但与人类疾病的相关性还有待研究。

1. 兔、绵羊和山羊

1926 年单增李斯特菌首次被确定为兔单核细胞增多症的病原体。在 20 世纪 80 年代前，这种细菌一直被认为是一种动物病原体，主要在羊和其他反刍动物中引起李斯特菌病。因此，早期的研究工作主要通过饲养实验来模拟其在兔子和羊中引起的疾病。虽然一些研究人员仍使用兔或山羊模型来研究经口传播，但大多数研究现在集中在啮齿动物和非人灵长类动物模型上。

2. 小鼠

早期研究表明，建立肠道感染需要 $10^8 \sim 10^{10}$ CFU 的剂量，感染剂量视品系遗传背景所存在的差异而显著不同。例如，A/J 和 BALB/c 小鼠比 C57BL/6 小鼠更易感染，发生肠内定植仅需 10^6 CFU 的剂量。粪便移植不会改变这种易感性差异，因此肠道菌群存在的差异并不是关键因素。为了增强小鼠的经口感染，研究人员建立了两种促进 InlA 和 E-cadherin 相互作用的"人源化"小鼠品系。一种是人 E-cadherin 在 iFABP 启动子的控制下异位表达，使小肠细胞双重表达小鼠和人 E-cadherin，另一种是发生单氨基酸替代（E16P）的"敲入"小鼠，改造小鼠 E-cadherin 成为 InlA 的受体。E16P 小鼠是到目前为止模拟人体中发生的单增李斯特菌 InlA/InlB 介导侵袭的最优模型。但与大多数转基因小鼠一样，E16P 敲入是在 C57BL/6 小鼠背景下产生的，将 E16P 突变引入其他更易感小鼠品系中将有助于进一步优化该模型。

3. 豚鼠

豚鼠需要 $10^8 \sim 10^{10}$ CFU 的感染剂量才能在 $3 \sim 4$ 周龄的动物中实现细菌的肠道定植。通过应用多种单增李斯特菌菌株进行体内研究发现，从肠系膜淋巴结到脾的播散是单增李斯特菌感染过程的限速步骤，每 $100 \sim 1000$ 个细菌中仅有 1 个可完成这一过程。豚鼠 E-cadherin 可作为 InlA 的受体，但豚鼠 Met 蛋白不能很好地结合 InlB，因此 InlA/InlB 介导的摄取途径在豚鼠中也不能完全发挥作用。尽管存在这种限制，但由于其他啮齿动物的胎盘并不具有与人类相同的结构，因此豚鼠一直被用于研究单增李斯特菌的母胎传播。豚鼠与人都具有血绒毛膜胎盘，在妊娠后期只有一层滋养细胞分隔孕妇和胎儿的血液供应。研究表明，怀孕豚鼠经口感染剂量范围为 $10^4 \sim 10^8$ CFU 时，能导致约半数的胎儿发生单增李斯特菌侵染。

4. 沙鼠

沙鼠作为单增李斯特菌的宿主，其细胞上的相应受体对于 InlA 或 InlB 都没有物种特异性。因此可能是研究人李斯特菌病最具生理学意义的啮齿动物模型。但由于缺乏适用于沙鼠的试剂，开展的相关研究较为有限。有研究使用 $10^9 \sim 10^{10}$ CFU 剂量经口接种沙鼠，发现单增李斯特菌在小肠和大肠可显著定植，接种孕鼠时可导致 100% 的胎儿致死率，但没有进行更低剂量的实验。

5. 非人灵长类

在非人灵长类动物种群中，偶尔会暴发李斯特菌病，导致妊娠雌性动物发生脑膜脑炎和自然流产，其临床症状与人类疾病较为类似。但非人灵长类动物模型成本高昂，每项研究通常只使用很少量的动物。总结各项研究可大致推算出单增李斯特菌的感染剂量。早期研究发现，食用含有 10^7 CFU 单增李斯特菌牛奶的食蟹猴可在粪便中持续排菌达 21 天，而给予 10^9 CFU 剂量时动物才表现出疾病临床症状，如败血症和间断腹泻等。最近一项研究使用单增李斯特菌的猴分离株来感染妊娠雌性恒河猴，估计 LD_{50} 值约为 10^7 CFU。

（二）单增李斯特菌菌株的选择

选择不同的单增李斯特菌菌株进行口服接种可显著改变感染过程。研究人员使用 66 株不同分离株对 BALB/c 小鼠进行灌胃感染，发现血清型 4b 和 1/2a 毒力较强，表现与人类疾病相似。多数研究使用血清型 1/2a 菌株如 EGD 或 10403s，但使用新鲜的临床分离株则可能更能准确地反映人类疾病的某些特征。例如，研究人员在一家水产品加工厂分离到一株单增李斯特菌 La111，其体外毒力一般，且不会持续存在于经口感染的怀孕豚鼠肠道中，但其侵染胎儿的发病率显著高于其他临床分离株。另一项研究发现，怀孕小鼠对单增李斯特菌 2203 菌株经口接种显著易感，其是在一次李斯特菌病在孕妇中暴发期间分离出来的。

为了克服受体介导的上皮细胞侵袭的物种屏障，研究人员还构建了单增李斯特菌"小鼠化"

菌株。这些菌株表达经过修饰的 InlA（InlA^m），其对小鼠 E-cadherin 具有较高的亲和力，与野生型 InlA 对人 E-cadherin 的亲和力类似。使用较低剂量（$10^6 \sim 10^8$CFU）可以实现表达 InlA^m 细菌的经口传播，其感染过程可模拟人类疾病的各个阶段。但有研究表明，经修饰的 InlA^m 蛋白可结合 N-cadherin 和 E-cadherin 而增强绒毛 M 细胞的摄取功能，因此该菌株的向性改变可能影响小鼠模型的感染过程。

（三）接种方法

对实验动物进行经口接种存在多种方式。早期的一种方法是为小鼠提供含有单增李斯特菌的饮水，由于很难控制剂量，研究人员很快改用灌胃技术定量接种。根据实验动物的不同，通常会使用不同大小的圆头灌胃针或软管，尽管能有效进行剂量控制，但还是存在一些其他效应。一是以这种悬液形式接种时，大部分单增李斯特菌迅速通过肠道，并在 15min～4h 随粪便排出。单增李斯特菌的快速通过使其暴露于上消化道中酸性及胆汁环境的时间过短，不足以诱导单增李斯特菌进行应对体内环境的转录调控转换。二是灌胃过程特别是使用灌胃针时可能对食道造成轻微的损伤，使单增李斯特菌有机会直接侵入血液。比较分析小鼠的灌胃接种实验表明，实验结果受研究人员的具体操作技术影响，结果重现性较差。控制接种剂量的另一种方法是将细菌悬液接种到动物的口腔内。例如，对于豚鼠可使用注射器将菌悬液缓慢滴入口腔中，对于小鼠可使用无菌接种环将菌悬液涂到口腔内。需要注意的是，不同经口接种方法可导致不同的细菌侵入或播散过程，在解读未详细描述接种程序的研究文献时应持谨慎态度。此外，不同麻醉方法也可能会改变单增李斯特菌易感性。有研究表明，戊巴比妥钠增加了灌胃接种小鼠感染的严重程度，而异氟烷则对感染率没有显著影响。

（四）其他增强感染的操作和方法

在动物模型中，增强单增李斯特菌经口感染的一种方法是中和胃酸。例如，在灌胃的菌悬液中加入碳酸氢钠或者为小鼠提供碱性的饮水，可显著增加接种 15min 后小鼠胃中的单增李斯特菌数量，但其对感染终点的影响尚不明确。中和胃酸可能确实延长了单增李斯特菌的初始存活时间，然而其在肠内的定植可能取决于暴露于酸性环境后细菌发生的基因表达改变。因此，经过胃酸作用后存活的少量细菌可能更适应肠道环境并能更好地侵入肠黏膜。递送载体的不同也会影响口服单增李斯特菌的感染，特别是一些研究发现高脂肪含量载体如黄油、奶油等在增加小鼠和猴的李斯特菌病发病率方面起作用，提示食用高脂食物可能会促进细菌在肠胃道中的存活或定植。

由于许多实验动物存在高度的天然抗性和显著的表型差异，单增李斯特菌的经口感染在过去几十年中没有得到广泛使用。同时，由于研究人员选择的菌株不同，接种和辅助感染的方法与操作不同，相互间也难以进行比较。借助于最近的技术进步，特别是在小鼠模型中，已经极大地提高了单增李斯特菌经口接种后在肠道定植的效率，并且标准化模型的使用将有助于这一领域的加速发展。

二、妊娠相关李斯特菌病动物模型

无论动物种类或接种途径如何，怀孕均可显著增加单增李斯特菌易感性。与在非怀孕动物中的观察结果类似，怀孕小鼠对单增李斯特菌的易感性尤其在高剂量接种时也存在品系特异性。与易感小鼠品系相比，抗性小鼠品系表现为胎鼠受侵袭风险低，病死率低，以及肝和脾中的荷菌量低。对促进妊娠期单增李斯特菌易感性增加的免疫学、解剖学和生理学方面的影响因素已经进行了广泛的研究，但仍没有得到清晰的认识。妊娠过程会带来一系列免疫学改变，导致 Th1/Th2 细胞因子平衡发生改变，倾向于发生 Th2 介导的体液应答。Th1 介导的细胞免疫应答，主要通过 INF-γ 和 TNF-α 来介导完成，其对于成功控制细胞内病原体如单增李斯特菌感染至关重要，但在妊娠期间显著下调。小鼠模型已广泛用于研究妊娠期间的免疫学变化，包括保护胎儿所需的生理变化和感染后引发的反应。通过对怀孕和非怀孕雌性 BALB/c 小鼠进行比较研究发现，T 淋巴细胞介导的免疫反应在妊娠期间显著受损，INF-γ 水平下降而

IL-10 水平上升。单增李斯特菌感染后,怀孕的 BALB/c 小鼠相比未怀孕雌鼠 TNF-α 和 IL-6 水平增加,而 CXCL1 出现下降。借助小鼠模型还揭示了特定组织中与妊娠相关的免疫学变化。例如,感染单增李斯特菌后,与非怀孕雌鼠相比,怀孕 BALB/c 小鼠肝中 TNF-α、INF-γ 和诱导型一氧化氮合酶(iNOS)的转录减少,因此免疫系统在肝、脾和其他器官中控制单增李斯特菌感染的能力在怀孕期间被严重削弱。

胎盘保护胎儿免受感染的复杂免疫和生理机制正逐步得到揭示。可以认为,小鼠胎盘是固有免疫系统的一部分。通过基因敲除小鼠的比较研究发现,CSF-1 在控制单增李斯特菌感染中起到的重要作用。小鼠接种 10^4CFU 的 EGD 菌株后,CSF-1 可诱导滋养层中 CXCL1 和 MIP-2 的表达,从而募集胎盘中的主要免疫细胞——中性粒细胞。野生型小鼠能够在接种后第 3 天控制感染,并可继续妊娠完成生产,而 CSF-1 敲除小鼠均发生了流产。另外,胎盘可能是宿主怀孕期间单增李斯特菌的一个重要据点,直接介导了易感性的增加。怀孕小鼠对不同菌株的 LD_{50} 值显著下降,研究显示口服接种后结肠、脾和肝中的荷菌量在怀孕和非怀孕小鼠中无显著差异,但胚胎、卵黄囊和蜕膜组织中存在大量细菌,且蜕膜组织的感染与孕鼠病死率增加有关。

单增李斯特菌穿过胎盘屏障并导致流产或死胎的机制仍未完全了解。虽然胎盘的类型不同,但流产是人类、单胃哺乳动物及反刍动物患李斯特菌病后的常见表现。反刍动物、猪和马为上皮绒膜胎盘,食肉动物为内皮绒膜胎盘。相反,灵长类、啮齿目和兔形目动物为血绒膜胎盘,其特征为胎儿绒毛膜和母体毛细血管直接接触,从而使得营养和其他大分子包括免疫球蛋白的转移更高效。人类和小鼠的胎盘都是盘状类型,因此小鼠已被广泛用于研究人类怀孕期间的生理和病理过程。尤其在孕晚期,人类和小鼠胎盘在结构、功能与胎盘细胞的胚胎起源方面较为类似。但二者也存在一些解剖学差异,如在小鼠胎盘中母体毛细血管的排列更为错综复杂,而胎儿毛细血管呈多孔状而不是连续的内皮结构。

在患有李斯特菌病妇女的胎盘中,以及在自发或实验感染动物的胎盘中,均可在绒毛间隙、绒毛核心和滋养层中检测到单增李斯特菌,而人胎盘绒毛膜的邻近组织中却没有细菌存在,提示单增李斯特菌可穿过胎盘进行播散。而穿过的位置被认为是合胞体滋养层和胎儿血管的交界处,其机制尚不明确。细菌穿过人胎盘的能力同时依赖于 InlA 和 InlB,这一点不同于在小鼠和豚鼠中观察到的结果。怀孕沙鼠的研究表明,*inlA*、*inlB* 和 *inlA/inlB* 缺失的 EGD 突变株均表现出较低但未完全丧失的胎盘侵袭与胎儿感染能力。此外,在豚鼠中的研究显示,细胞与细胞之间的直接传播也在胎儿感染中起关键作用。因此,存在多种不同的感染途径可导致胎儿感染,并且感染途径存在显著的物种特异性。

妊娠相关李斯特菌病动物模型往往在妊娠不同时期的感染情况、观察时间长度及研究终点等方面存在很大差异。近年来非人灵长类动物和豚鼠已受到越来越多的关注,沙鼠也是一种比较有希望的妊娠相关啮齿目动物模型,但目前研究数据十分有限。

(一)非人灵长类

非人灵长类可能是研究人类疾病最适合的模型,研究人员已经建立了可引起死胎的妊娠相关模型,但伦理、经济和其他条件极大地限制了研究的规模与数量。研究人员以奶油为载体对孕晚期恒河猴经口服接种不同剂量的单增李斯特菌,观察到死胎、早产及正常分娩等不同表现。考虑到菌株、妊娠时期和食物载体等因素存在差异,估算 50%动物发生死产所需的剂量范围为 $10^6 \sim 10^8$CFU。此外,受感染动物并没有出现显著的临床症状,也没有从流产的胎儿中分离出单增李斯特菌。

(二)豚鼠

孕豚鼠常用来模拟妊娠相关李斯特菌病,各项研究所使用的感染终点不尽相同。与非怀孕豚鼠的表现类似,孕豚鼠对单增李斯特菌也具有较强的抗性。例如,通过口服途径接种 10^8CFU 血清型 1/2a 菌株的怀孕豚鼠并没有表现出临床症状。流产率与接种剂量有关,随着接种剂量从 10^6CFU 提高到 10^8CFU,流产率也从 11%升高至 75%,从接种到发生流产的时间也从 20 天减少到 10 天。使用奶油为载体口服接种血清型 1/2a 菌株,导致 50%豚鼠产生死胎所需的剂量约为 10^7CFU。研究还发现,细菌对母体肝的侵袭程度与胎儿死亡率之间并不十分相关。

豚鼠胎儿和胎盘发生感染也需要相对较高的接种剂量。例如，研究人员通过静脉接种 2×10^7CFU 的 10403S 菌株时，发现单增李斯特菌在豚鼠胎盘中累积，并且可导致多灶性炎性病变。此外，实验表明细菌对豚鼠母体、胎盘和胎儿组织的侵袭能力存在菌株特异性。

（三）其他啮齿目动物

小鼠模型经常用于研究妊娠期感染单增李斯特菌的免疫应答。研究人员通过对怀孕 BALB/c 小鼠经腹腔接种 10^5CFU 的 EGD 菌株，证明一种合成的单链 DNA 分子 CpG ODN 可激活由 TLR9 介导的固有免疫应答而使其发挥保护作用。口服接种细菌时怀孕小鼠比非怀孕小鼠更易感。研究人员比较了不同的小鼠品系和接种时妊娠天数，确定 BALB/c 小鼠为最适宜品系，最佳接种时机在妊娠的第 14 天。有研究显示，静脉接种 2.5×10^4CFU 的 EGD 菌株后，非妊娠和妊娠 BALB/c 小鼠的感染持续时间平均分别为 7 天和 14 天。

皮下接种血清型 4b 菌株后，妊娠和非妊娠大鼠的 LD_{50} 值分别为 10^8CFU 和 10^9CFU。大鼠妊娠第 16 天时其易感性最高，而在妊娠第 9 天时感染可导致胚胎吸收。

综上所述，明确最适宜的妊娠相关李斯特菌病动物模型还需要进一步详细阐明相关的病理生理学和免疫学机制，如 InlA 和 InlB 在细菌穿过胎盘屏障中所起的复杂作用及其他播散途径的机制等。

三、老年李斯特菌病模型

老年人和免疫抑制人群患李斯特菌病的风险特别高，可模拟这些群体的动物模型已经建立，并且老年动物模型也用于研究单增李斯特菌及其他病原体如沙门菌、金黄色葡萄球菌或弓形虫感染等，但这些模型较为昂贵，且在与人类疾病的相关性方面仍存在问题。在老年患者及老年动物模型中，衰老和基础疾病往往存在错综复杂的联系。老年小鼠普遍存在肝病、肾小球肾炎或肿瘤等基础疾病。动物物种间的平均预期寿命、普遍的老年性疾病均显著不同，就小鼠而言不同品系的衰老过程也显著不同。啮齿目实验动物和人类之间的年龄对应关系相当复杂，有研究估算 1 月龄、13 月龄和 24 月龄小鼠其年龄相当于人类 12 岁、45 岁和 70 岁。同时对其他物种衰老过程了解得更不充分，因此利用老年动物模型模拟人类疾病的可行性尚需更深入的研究。

老年人易感性增加的免疫学和生理学原因尚未得到完全揭示，目前认为主要与淋巴细胞-巨噬细胞系统的功能缺陷有关。在老年个体中，T 淋巴细胞介导的免疫应答下降，主要表现为初始 T 细胞数量减少，巨噬细胞表达的前列腺素 E2 升高，初始和记忆 T 细胞中 IL-2 分泌及 T 细胞受体表达减少，SOCS3 表达增加，以及 T 淋巴细胞信号转导途径受损等。老年个体中的吞噬细胞，包括库普弗细胞普遍表现出内吞能力受损。老年小鼠对脂多糖（LPS）比年轻小鼠更敏感，表现为 LPS 暴露后具有较低的 LD_{50} 值及细胞因子 IL-1α、IL-6、IL-10 和 TNF-α 表达升高。多项研究显示，老年动物对单增李斯特菌的易感性增加。研究人员通过静脉接种感染 8～12 周龄和 24～28 月龄回交小鼠（A/Tru×C57BL/6），发现老年小鼠肝和脾中的荷菌量更高。24 月龄回交小鼠（A/Tru×C57BL/6）与同品系的 8 月龄小鼠的 LD_{50} 值分别约为 1.6×10^5CFU 和 4×10^6CFU。在一项输血实验中，来自年轻小鼠的 T 淋巴细胞在保护受体小鼠免于单增李斯特菌感染的效力方面比来自老年小鼠的 T 淋巴细胞约高 100 倍，且产生的保护性 T 细胞数量也远远多于老年小鼠。在 BALB/c 品系中，老龄小鼠在静脉接种单增李斯特菌时也表现为更易感。与年轻小鼠相比，11 月龄小鼠即可对单增李斯特菌感染表现出显著的年龄差异，18 月龄时则表现更加明显。20 月龄的老年大鼠经气管内接种 10403S 菌株后，与 2.5 月龄的年轻大鼠相比更容易表现出肺部症状，且在 5×10^5CFU 感染剂量下于 6 天内全部死亡，而 28% 的年轻大鼠在感染 7 天后仍然存活。

研究人员通过灌胃接种 10^2CFU 血清型 4b 菌株来感染老年豚鼠（体重约 1000g）和年轻豚鼠（体重 250～300g），约 15% 的老年豚鼠和 8% 的年轻豚鼠发生感染，但均未发生死亡。而补充维生素 E 对老年和年轻豚鼠均可起到一定的保护作用。另一项研究发现，与野生型 C57BL/6 小鼠相比，维生素 D 受体敲除小鼠的肝和脾清除单增李斯特菌的能力降低，表明营养因素可能发挥了潜在影响。

值得注意的是，另一些研究得出的相反结果显示，老年小鼠对单增李斯特菌感染比年轻小鼠具有更高的抗性。这些与临床数据相悖的研究结果表明，当前老年动物模型对于李斯特菌病研究的价值及二者的相关性仍存在亟待解决的基础性问题。

鉴于上述提到的各种限制，老年李斯特菌病的动物模型研究还不充分，当前老年动物模型对于李斯特菌病研究的价值及与其的相关性仍存在亟待解决的基础性问题。

第四节 李斯特菌病动物模型与人类疾病的临床表现比较

单核细胞增生李斯特菌通过受污染的食物被摄入后，能穿过肠壁，从肠系膜淋巴结向脾和肝传播。而如果免疫系统未能在肝和脾部位有效控制感染，单增李斯特菌将可能会导致长时间和无症状的菌血症，接着到达脑或胎盘，导致免疫功能低下的患者发生脑膜炎或脑炎，孕妇发生流产，新生儿发生全身感染如婴儿脓毒性肉芽肿病。

健康人摄入受污染食物后可能发生自限性肠胃炎。最近的研究显示，肠道感染细菌后并不是以前所认为的无临床症状，而是可能产生消化系统症状，如恶心、腹泻、腹痛和发热等。导致这些早期临床症状发作，接种量十分关键。健康非人灵长类动物口服攻菌实验显示，接种量必须高于 10^9 CFU 才能诱导产生可检测到的早期临床症状。

在李斯特菌病高风险即免疫功能低下的人群中，广泛感染的症状往往会经历一个相当长的潜伏期（10~70 天）才会出现。菌血症能导致流感样发热，伴有肌痛、关节痛、头痛和背痛等症状。怀孕期特别是怀孕相关免疫抑制最强烈的妊娠晚期，普通感冒症状可能反映了与单增李斯特菌相关的菌血症。单增李斯特菌穿过胎盘屏障后，能导致绒毛膜炎、胎盘囊肿、绒毛膜羊膜炎，以及最终胎儿的全身感染。母胎患李斯特菌病能导致早产、死胎、流产和新生儿感染，病死率高。新生儿中主要有两种不同形式的李斯特菌病。一种为由宫内感染引起的早发性李斯特菌病，于出生后一周内发病，可表现为早产、败血症等，伴有急性呼吸窘迫及肺炎，气促、呻吟、青紫等呼吸道症状常是首发症状。这种胎儿播散性感染也称为婴儿脓毒性肉芽肿病，其特征是肝、脾和皮肤广泛出现微脓肿与肉芽肿，预后差，病死率可达20%~30%，愈后常留有后遗症。在肠道和肺中单增李斯特菌浓度较高，因此感染更可能是通过摄入受污染的羊水导致，而不是单纯的感染经胎盘发生血源性传播的结果。另一种为迟发性李斯特菌病，一般在新生儿分娩期感染，以脑膜炎为主要特征，出生后 7~20 天发病。经常出现类似于无乳链球菌感染引起的原发性败血综合征，有时还伴有脓性结膜炎、播散性丘疹和迟发性脑膜炎等，病死率为 10%左右。单增李斯特菌是导致新生儿脑膜炎的三大原因之一。

除了能够穿过肠道屏障和胎盘屏障，单增李斯特菌还具有突破血脑屏障感染中枢神经系统的能力。与其他能引起脑膜炎的细菌如肺炎链球菌、脑膜炎奈瑟球菌和流感嗜血杆菌不同，单增李斯特菌既能导致脑膜炎，也能引起脑实质感染。在细菌性脑膜炎中，单增李斯特菌性脑膜炎的病死率最高（22%）。最近一项研究显示，单增李斯特菌性脑膜炎占所有细菌性脑膜炎患者的11%，单增李斯特菌是 50 岁以上患者脑膜炎的第二大常见原因，仅次于肺炎链球菌。与其他细菌性脑膜炎的临床特征不同，单增李斯特菌性脑膜炎具有亚急性期，且伴随行动异常、癫痫发作和意识障碍等，这些症状发作表明存在脑实质感染。脑内的播散大致分为两种不同类型：脑炎或脑脓肿。脑炎通常累及菱脑，临床表现为伴有颅神经损害、小脑失调综合征及运动和感觉中枢损害的脑膜炎综合征。菱脑脑炎具有双相病程，前驱期有流感样症状，如发热、头痛、肌痛和恶心呕吐，继而突发颅神经单侧或双侧瘫痪、共济失调、眩晕和意识障碍，甚至是呼吸和心脏衰竭，导致患者死亡。小脑和延髓出现血管周围脓肿与微小脓肿是常见的相关组织学表现。2/3 的这类脑炎病例血培养呈阳性，而脑脊液培养为阳性的病例不足半数。菱脑脑炎的发病并不局限于免疫功能低下的患者，也可在健康成人中发生。在小部分（约 10%）单增李斯特菌中枢神经系统感染病例中存在肉眼可见的脑实质脓肿。单增李斯特菌性脑脓肿通常会优先出现在皮质下区域、丘脑、脑桥或髓质，这种不寻常的脓肿位置一般提示单增李斯特菌感染。脑炎和脑脓肿的发生都与高比例的神经系统后遗症及病死率有关。

单增李斯特菌性心内膜炎约占所有单增李斯特菌感染病例的 10%，常发生于有患心内膜炎风险的患者，也有罕见的局部接触感染（如结膜炎、皮肤感染或淋巴腺炎）、消化系统受累（腹膜炎或胆囊炎）或血源性播散（肝和脾脓肿、胸膜肺部感染、关节感染和骨髓炎、心包炎、心肌炎、动脉炎或眼内炎）等。

在自然感染动物和实验感染动物中观察到了部分与人类类似的临床症状，如流产和神经系统感染等，在第二节我们已经进行了相应的介绍。但由于各动物模型在 E-cadherin 和 Met 及其他方面存在物种特异性，其临床表现与人类有较大差异。在本节中我们重点总结了人类疾病的临床表现，今后在动物模型研究中可针对具体的临床症状进行优化和研究。

第五节　李斯特菌病动物模型与人类疾病的免疫反应比较

对李斯特菌病免疫反应机制的认识主要是在小鼠模型中进行研究获得的。早在 20 世纪 60 年代早期 George Mackaness 就建立了系统性李斯特菌感染小鼠模型，目前其仍然是应用于李斯特菌病相关免疫反应研究的最普遍模型。在该模型中，单增李斯特菌通过静脉注射直接接种到血液中，低剂量感染时细菌可在 7～10 天从小鼠体内清除。与其他胞内菌类似，这种有效清除与细胞毒性 T 细胞应答及 Th1 效应细胞形成相关。相比之下，抗体反应通常不是自然感染过程中免疫保护的重要手段，可能是由于胞质中的单增李斯特菌在感染细胞借助肌动蛋白运动直接侵入邻近细胞来进行播散。在小鼠中，单增李斯特菌的清除与长效的细胞免疫应答有关。一些固有免疫和炎症反应对于初期的感染控制也很重要。此外，炎症反应通过激活抗原呈递细胞和启动 T 淋巴细胞应答来协助抗原呈递过程。

一、固有免疫应答

（一）发生系统性感染时髓系细胞可迅速吞噬单增李斯特菌

播散入血的单增李斯特菌可在 1～2min 被脾和其他组织中的多种髓系细胞捕获。在脾中，细菌主要被边缘区的细胞滤除，包括树突状细胞（DC）和专职吞噬细胞。炎症刺激还诱导募集 $Ly6C^{hi}$ 炎性单核细胞到感染组织。这些类型的细胞都可吞噬游离的细菌，但单增李斯特菌在不同细胞中的命运是不同的。一些吞噬细胞能够杀死其吞噬的细菌来保护宿主，而其他髓系细胞吞噬细菌与宿主易感性增加相关。最初中性粒细胞仅吞噬血液中少部分的单增李斯特菌，但能非常有效地杀死细菌。研究人员使用 Ly6G 单克隆抗体在感染前一天去除中性粒细胞，发现感染后 1 天和 3 天肝中荷菌量增加了 10～1000 倍。此外，使用较高剂量的 Gr-1 单抗同时耗尽 $Ly6G^{hi}$ 和 $Ly6C^{hi}$ 炎性单核细胞则更加显著地增加了单增李斯特菌的负荷，表明中性粒细胞和炎性单核细胞早期对细菌的吞噬可增强宿主对单增李斯特菌的抵抗。然而，这些细胞与其他髓系细胞竞争性吞噬血液中的单增李斯特菌，这种竞争显著影响了宿主与病原体之间的相互作用。

（二）固有免疫对李斯特菌的分子识别

细菌感染后，Toll 样受体（TLR）能识别细胞表面的单增李斯特菌病原体相关分子模式（PAMP），也可识别位于吞噬体中的细菌，从而激活 NF-κB。细胞质中细菌碎片可激活炎性小体及环状 GMP-AMP 合成酶（cGAS），产生一种环二核苷酸（CDN）——环 GMP-AMP（cGAMP），同时能激活 STING（stimulator of interferon gene）。细菌产生的 5′-三磷酸 RNA 被 RIG-I（retinoic acid inducible gene I）识别，导致线粒体形式或者过氧化物酶体形式的线粒体抗病毒信号蛋白 MAVS（mitochondrial antiviral- signaling protein）被激活。这些不同的信号通路协同激活干扰素、细胞因子和其他抗菌效应蛋白，如多种 ISG（interferon stimulated gene）等。通过胞质途径，STING、TBK1、IRF3 及 IRF7 等识别细菌 DNA 后能诱导 ISG15 以不依赖干扰素的形式产生早期快速应答。单增李斯特菌可通过分泌环二腺苷酸（c-di-AMP）直接激活 STING，以增加巨噬细胞中干扰素的生成，但通过 c-di-AMP 激活的固有免疫途径影响了 T 淋巴细胞介导的免疫活化，削弱了再次暴露时病原体的清除效率。感染时，单增李斯特菌 PAMP 激活 TLR1、TLR2 和 NOD1，协同激活 NF-κB 信号转导并产生抗菌应答。研究人员进一步筛选发现了一种肝酶 RECON（一种氧化还原酶），RECON 能以更高的亲和力与 c-di-AMP 结合，从而减弱 STING 信号转导。RECON 可抑制 NF-κB 信号转导，但与单增李斯特菌 c-di-AMP 结合时其活性受到抑制，进而促进一氧化氮产生和 NF-κB 信号转导。这是首次发现一种酶可作为模式识别受体（PRR）识别细菌环二核苷酸，并能显著改变由感染引起的固有免疫信号转导。

（三）DC 细胞在单增李斯特菌感染中的双重作用

虽然单增李斯特菌最初通过边缘区进入脾，但 24h 后大多数细菌出现在动脉周围淋巴鞘（PALS）的 T 细胞区。单增李斯特菌的这种快速重新定位现象出现在其剧烈增殖并引发严重的全身感染之前，进一步研究发现感染 24h 后白髓中的大多数单增李斯特菌与 CD8α⁺ CD11c⁺ DC 细胞相关。在单增李斯特菌感染前去除 DC 细胞，72hpi（hours post-incubation/inoculation）脾中荷菌量减少到了约 1/500，而将感染的骨髓来源 DC 细胞（BMDC）接种至去除 DC 细胞后的小鼠体内则可有效引起脾感染。CD8α⁺ DC 细胞在感染前位于脾边缘区和红髓，小鼠感染后 1～3h 大部分 CD8α⁺ DC 细胞发生感染并包含了脾中大部分的单增李斯特菌。最近的研究进一步证实了 CD8α⁺ DC 细胞在单增李斯特菌系统性感染中的重要作用。转录因子 Batf3 缺失的小鼠不能产生功能性 CD8α⁺ DC 细胞，Batf3⁻/⁻ 小鼠在感染弓形虫时更易死亡，但能抵抗致死剂量的单增李斯特菌感染。感染后 24h，Batf3⁻/⁻ 小鼠脾中的荷菌量减少到 1/10。采用组织学和流式细胞术等方法揭示了 Batf3 缺失对单增李斯特菌与 Langerin⁺ CD8α⁺ DC 细胞从脾边缘区向 PALS 迁移的重要影响。感染早期，单增李斯特菌出现在野生型和 Batf3⁻/⁻ 小鼠的红髓，随后野生型小鼠而非 Batf3⁻/⁻ 小鼠脾中感染和未感染的 Langerin⁺ CD8α⁺ DC 细胞在感染后 18h 迁移到 PALS，同时出现大量中性粒细胞浸润。

最近研究表明，CD8α⁺ DC 细胞摄取单增李斯特菌的过程得到沉积在细菌表面的补体成分 C3 的增强。C3⁻/⁻ 小鼠在感染后 1 天脾中荷菌量减少到 1/10，并且在感染后 3 天内荷菌量不再增加。在结合 DC 细胞前，受到调理的单增李斯特菌通过血小板膜糖蛋白 Ib（GPIb）迅速与 CD41⁺ 血小板聚集。去除血小板能显著影响单增李斯特菌对 DC 细胞的靶向和其在脾中的增殖。因此，C3 和血小板通过快速作用于游离单增李斯特菌使其从血液中更快被清除，并且使其靶向 CD8α⁺ DC 细胞。这一过程使细菌免受其他吞噬细胞如中性粒细胞和巨噬细胞的摄取与杀伤。然而，DC 细胞并不影响单增李斯特菌从血液中清除的速率，说明 CD8α⁺ DC 细胞缺失时，C3 的调理作用可将细菌靶向呈递给其他类型细胞。总之，单增李斯特菌的增殖最初受益于 C3 的调理作用和 DC 细胞的摄取，但 CD8α⁺ DC 细胞的感染随之诱导了更强烈的固有和适应性免疫反应。DC 细胞感染对于自然杀伤（NK）细胞的活化十分重要。感染早期，单增李斯特菌感染的 DC 细胞迁移到 PALS，伴随着 NK 细胞的迁移。感染后 24h，当两种细胞在 PALS 中聚集时，NK 细胞的激活和 IFN-γ 的产生达到峰值。去除 CD11c⁺ 细胞的小鼠感染细菌后，NK 细胞的活化受到抑制。尽管 70% 以上的脾 NK 细胞在感染后 24h 产生 IFN-γ，但 PALS 中仅有一小部分 CD8α⁺ DC 细胞含有单增李斯特菌，进一步研究发现，一种细菌大量分泌的蛋白 p60 可单独结合 DC 细胞并使其驱动 NK 细胞活化。此外，宿主细胞因子 IL-18 对于 NK 细胞活化过程也至关重要。

二、适应性免疫应答

（一）模式识别和适应性免疫的启动

固有免疫应答在启动有效性细胞免疫转变的过程中起关键作用。研究表明，固有免疫反应既可以促进适应性免疫的形成，也可以抑制适应性免疫。固有免疫应答和 T 淋巴细胞介导的免疫应答需要的条件在某些情况下可能是相反的。缺乏溶血素 Hly 的单增李斯特菌突变株不能从吞噬小体中逃逸，其毒力显著降低，且宿主不能建立抵抗继发感染的长期保护性免疫。类似地，MHC-Ⅱ类抗原加工所需的重要组分之一——溶酶体巯基还原酶（GILT）可减少 Hly 蛋白中的二硫键并使其活化。GILT 缺失小鼠表现出抗原加工缺陷及偏低的抗菌免疫能力，但能更快控制感染。阻止单增李斯特菌进入胞质会损害 T 淋巴细胞介导的免疫应答，不单单只是由于影响了抗原呈递。单增李斯特菌进入胞质可刺激不同的模式识别受体（PRR）和多种转录过程。因此，其持留在吞噬小体中本身就具有免疫调节作用。这种效应还依赖于 IL-10，表明将单增李斯特菌持留在吞噬体内可能是宿主细胞一种积极的免疫调节机制。

在细胞质中激活模式识别受体可能会增强宿主对单增李斯特菌的适应性免疫应答，但也可能起到相反的作用。例如，NLRC4 炎症小体激活能力更强的单增李斯特菌菌株更易被固有免疫应答所清除，但能抑制适应性免疫应答，使宿主应对再次感染的能力减弱。适应性免疫的诱导同样受到单增李斯特菌的胞质生活方式包括毒力因子分泌改变的影响。例如，热灭活单增李斯特菌免疫小鼠诱导产生的 CD8$^+$ 记忆性 T 细胞不能对再次感染提供有效保护，而经辐照后仍保留部分胞质生存能力的单增李斯特菌可诱导保护性细胞毒性 T 细胞（CTL）的记忆能力。另一个例子是 SecA2 分泌系统，细胞质中 SecA2 介导的分泌能促进单增李斯特菌感染。SecA2 缺失的突变株毒力减弱，更容易被免疫系统清除，但不能诱导保护性 CD8$^+$ T 细胞免疫。尤其是，SecA2 是宿主为应对单增李斯特菌感染而产生可分泌 CCL3 的 CD8$^+$ 记忆性 T 细胞所必需的。这些发现表明，单增李斯特菌感染引起的固有免疫和适应性免疫之间的联系是十分复杂的。

（二）DC 细胞对于启动适应性免疫的重要作用

DC 细胞对于针对单增李斯特菌的初次和再次 CTL 应答启动非常关键，其中 CD8α$^+$ 细胞亚群可最有效地呈递单增李斯特菌抗原。可促进 APC 活化、抗原呈递和 T 淋巴细胞介导的免疫的精确炎症环境及机制尚未完全明确，最近研究发现了一些在单增李斯特菌感染时可有效促进 DC 细胞成熟和 T 淋巴细胞介导的免疫启动的因子。例如，与 Th17 细胞应答相关的细胞因子 IL-23 对于单增李斯特菌的清除是必需的；IL-23 可调节 γδT 细胞的产生，其分泌的 IL-17 可增强 DC 细胞的交叉呈递；单增李斯特菌感染可迅速诱导非经典 MHC-Ⅰ类分子 H2-M3 介导的 T 淋巴细胞应答，并促进 DC 细胞成熟，继而引发经典的 T 淋巴细胞应答。此外，粒细胞巨噬细胞集落刺激因子（GM-CSF）在单增李斯特菌感染时也可增强 CD8α$^+$ DC 细胞的交叉呈递。但受到直接感染的 DC 细胞并不能特别有效地启动 T 淋巴细胞应答，可能是由于其固有免疫的识别机制抑制自身成熟和 T 淋巴细胞应答启动所需的信号。补体成分 C3 可直接影响和加强单增李斯特菌感染引起的 CTL 活化与应答，如前所述，C3 介导了血液中单增李斯特菌进入脾 CD8α$^+$ DC 细胞，继而增强了适应性免疫应答。因此，CD8α$^+$ DC 细胞既有效促进了适应性免疫，又促进了菌血症时单增李斯特菌在脾内的播散。

（三）影响抗单增李斯特菌适应性免疫的其他因子

抗单增李斯特菌的 T 淋巴细胞应答主要依赖 CTL 和 Th1 细胞，但 Th17 细胞、滤泡辅助性 T 细胞和调节性 T 细胞（Treg）也发挥了一定的作用。发生单增李斯特菌感染时，Treg 细胞没有增多，但阻碍了保护性 CTL 应答的早期启动。γδTCR$^+$ 和 Th17 细胞应答与 Th1 细胞应答相比较为短暂。IL-12 等炎症细胞因子可调控效应 CTL 的分化，而 IL-2 在 Th1 和 CTL 细胞介导的保护性免疫中发挥关键作用。今后需要进一步研究理解单增李斯特菌感染时 DC 细胞成熟、抗原呈递和 T 淋巴细胞应答启动的机制，以揭示其诱导复杂的适应性 T 细胞应答启动的功能和机制。

第六节　李斯特菌病动物模型与人类疾病的影像学比较

动物和细菌遗传学技术及成像技术的发展融合使宿主-病原体相互作用研究进入了新的时期。在感染过程中，起关键作用的分子机制和细胞动力学可借由活体成像技术得以实时展现。宿主的解剖学构造在针对病原体的免疫应答中起重要作用。研究感染在脾、肝、肺、肠道等组织器官中展开的过程，以及这些组织中各类细胞如何共同作用抵抗感染，对于理解病原的致病机制及指导疫苗和药物研发有重要意义。

一、体内生物发光成像（BLI）

生物发光成像是一种非侵入性技术，可以对整个活体动物进行实时体内成像。BLI 使研究人员得以在感染过程中研究病原体在整个动物体内的位置、播散和分布情况，近年来已被应用于研究伤寒沙门菌、金黄色葡萄球菌、肺炎链球菌和李斯特菌等多种病原。BLI 的应用推动了李斯特菌致病机制的研究，如通过连续监测和分析发现，不论接种剂量高低，生物发光李斯特菌均可在受感染小鼠的胆囊中定植。这一发现再次提示了无症状感染者携带并传播李斯特菌的可能性，并就这一假设提出了新的研究方向。通过组织解剖进一步确认了胆囊腔是李斯特菌进行细胞外复制的位置。李斯特菌通过从胆囊腔分泌到肠道中进行再次感染，或者排出到外部环境中以感染其他宿主，非常类似伤寒沙门菌。通过 BLI 分析清楚地显示了在胆囊收缩的情况下，在胆囊中繁殖的细菌能有效地排入肠道。表明 BLI 与组织菌落计数相结合，能有效推动发现新的体内细菌繁殖热点区域。

BLI 在很多方面的应用也存在其固有的缺点。首先，其分辨率较低，不能对单个宿主细胞和细菌成像，因而不能在细胞水平上研究宿主与病原之间的相互作用。其次，其对感染动态的呈现往往需要几分钟的曝光时间，因而不能研究以秒为单位发生的动态现象，如白细胞募集等。此外，萤光素酶基因及其底物需要在细菌中表达，这可能会引起细菌毒力等性状的改变。为了在李斯特菌中稳定产生高水平的发光，研究人员将来自发光杆状菌的 *lux* 操纵子克隆到染色体整合载体 pPL2lux 中，该标记系统经过优化适用于革兰氏阳性菌，可使 pPL2 进行位点特异性整合，并且不会干扰菌株的生长速率或毒力。

二、磁共振成像（MRI）

急性神经系统症状和感染迹象等临床表现有助于对急性感染性脑炎进行诊断，但在表现不典型的情况下诊断可能会有难度。因此，脑成像对于急性脑炎的诊断至关重要。脑部 MRI 是急性脑炎的首选检查手段，脑部 CT 扫描也是必要的，除此之外还可以考虑进行腰椎穿刺。脑部 MRI 能为诊断提供重要线索，有时甚至可以直接提示病原体，能用于评估脑损伤程度及预后，还能用于鉴别诊断，如排除脑静脉血栓形成、脑卒中、可逆性后部白质脑病综合征或脑瘤等。

如前所述，单增李斯特菌感染可能导致急性脑膜炎或脑炎。表 10-3 为李斯特菌性脑炎患者的颅内 MRI 表现及部位。脑部 MRI 在约 64% 的神经性李斯特菌病患者中表现异常。在约 1/3 的患者中，脑部 MRI 表现为菱脑脑炎，即 T2 信号增强和占位效应。在脑干中常可观察到实质性微脓肿，有时也可以在脑半球内观察到。一项新生儿化脓性脑膜炎研究发现，李斯特菌感染脑后的脑部 MRI 弥散加权图像（DWI）显示为局灶性或广泛性脑白质损伤，可表现为大脑半球、枕叶皮层及皮层下存在广泛的条状或片状高信号。还可观察到脑膜炎的其他非特异性表征，如柔脑膜区域 FLAIR 序列上的高信号等。另外，约 20% 的患者表现出脑积水。

表 10-3 李斯特菌性脑炎患者的颅内 MRI 表现及部位

MRI 表现	比例（%）	损伤部位	比例（%）
T2 信号增强	81	脑干	67
反差增强	60	幕上白质	30
脓肿	46	小脑半球	24
水肿	16	小脑脚	16
占位效应	8	基底神经节	12
脑积水	7	内囊	8
扩张	4	丘脑	5
出血	4	脊髓	5

综上所述，基于李斯特菌病动物模型进行的体内研究与人类疾病感染的相关性往往需要根据临床观察和体外实验结果进行不断修正。现有的动物模型总会不断受到挑战，暴露出其局限性，并最终得到改进或替代。尽管如此，许多模式生物如黑腹果蝇、秀丽隐杆线虫和斑马鱼等，虽然与人存在显著区别，但仍是非常有效的研究细菌致病机制的动物模型。因此，对这些动物模型进行综合应用，使其相辅相成、取长补短，将最终帮助我们揭示李斯特菌病复杂的病理生理学。

参 考 文 献

沈艳华, 刘红, 齐宇洁, 等. 2014. 新生儿李斯特菌败血症临床诊治分析. 中国新生儿科杂志, 29(2): 82-85.

吴淑燕, 张超, 陈国薇, 等. 2014. 单增李斯特菌入侵宿主分子机理研究进展. 食品科学, 35(19): 290-294.

张静, 毛健, 李娟, 等. 2012. 新生儿不同病原菌化脓性脑膜炎在磁共振影像学上的特点. 中国当代儿科杂志, 14(7): 489-495.

Alam MS, Costales M, Cavanaugh C, et al. 2016. Oral exposure to *Listeria monocytogenes* in aged IL-17RKO mice: a possible murine model to study listeriosis in susceptible populations. Microbial Pathogenesis, 99: 236-246.

Allard MW, Bell R, Ferreira CM, et al. 2018. Genomics of foodborne pathogens for microbial food safety. Current Opinion in Biotechnology, 49: 224-229.

Arslan F, Ertan G, Emecen AN, et al. 2018. Clinical presentation and cranial MRI findings of *Listeria monocytogenes* Encephalitis. The Neurologist, 23(6): 198-203.

Arslan F, Meynet E, Sunbul M, et al. 2015. The clinical features, diagnosis, treatment, and prognosis of neuroinvasive listeriosis: a multinational study. European Journal of Clinical Microbiology & Infectious Diseases, 34(6): 1213-1221.

Bertrand A, Leclercq D, Martinez-Almoyna L, et al. 2017. MR imaging of adult acute infectious encephalitis. Médecine et Maladies Infectieuses, 47(3): 195-205.

Buchanan RL, Gorris LGM, Hayman MM, et al. 2017. A review of *Listeria monocytogenes*: an update on outbreaks, virulence, dose-response, ecology, and risk assessments. Food Control, 75: 1-13.

D'orazio SEF. 2014. Animal models for oral transmission of *Listeria monocytogenes*. Frontiers in Cellular and Infection Microbiology, 4(15): 1-6.

David DJV, Cossart P. 2017. Recent advances in understanding *Listeria monocytogenes* infection: the importance of subcellular and physiological context. F1000 Research, 6: 1126.

Disson O, Lecuit M. 2013. *In vitro* and *in vivo* models to study human listeriosis: mind the gap. Microbes and Infection, 15(14-15): 971-980.

Disson O, Lecuit M. 2014. Targeting of the central nervous system by *Listeria monocytogenes*. Virulence, 3(2): 213-221.

Grad YH, Fortune SM. 2016. Biodiversity and hypervirulence of *Listeria monocytogenes*. Nature Genetics, 48(3): 229-230.

Hoelzer K, Pouillot R, Dennis S. 2012. Animal models of listeriosis: a comparative review of the current state of the art and lessons learned. Veterinary Research, 43(1): 18.

Lebreton A, Stavru F, Brisse S, et al. 2016. 1926–2016: 90 Years of listeriology. Microbes and Infection, 18(12): 711-723.

Lecuit M. 2007. Human listeriosis and animal models. Microbes and Infection, 9(10): 1216-1225.

Maury MM, Tsai Y-H, Charlier C, et al. 2016. Uncovering *Listeria monocytogenes* hypervirulence by harnessing its biodiversity. Nature Genetics, 48(3): 308-313.

McGavern DB, Dustin ML. 2009. Visualizing Immunity. Berlin: Springer.

Radoshevich L, Cossart P. 2017. *Listeria monocytogenes*: towards a complete picture of its physiology and pathogenesis. Nature Reviews Microbiology, 16(1): 32-46.

Regan T, Macsharry J, Brint E. 2014. Tracing innate immune defences along the path of *Listeria monocytogenes* infection. Immunology & Cell Biology, 92(7): 563-569.

Vázquez-Boland JA, Krypotou E, Scortti M. 2017. Listeria placental infection. mBio, 8(3): e00949-17.

Williams MA, Schmidt RL, Lenz LL. 2012. Early events regulating immunity and pathogenesis during *Listeria monocytogenes* infection. Trends in Immunology, 33(10): 488-495.

Wolfe B, Wiepz GJ, Schotzko M, et al. 2017. Acute fetal demise with first trimester maternal infection resulting from *Listeria monocytogenes* in a nonhuman primate model. mBio, 8(1): e01938-16.

实验动物科学丛书

I 实验动物管理系列

实验室管理手册（8，978-7-03-061110-9）

实验动物科学史

实验动物质量控制与健康监测

II 实验动物资源系列

实验动物新资源

悉生动物学

III 实验动物基础科学系列

实验动物遗传育种学

实验动物解剖学

实验动物病理学

实验动物营养学

IV 比较医学系列

实验动物比较组织学彩色图谱（2，978-7-03-048450-5）

比较传染病学——病毒性疾病（13，978-7-03-063492-4）

比较组织学（14，978-7-03-063490-0）

比较生理学（16，978-7-03-068356-4）

比较传染病学——细菌性疾病（20，978-7-03-073821-9）

比较影像学

比较解剖学

比较病理学

V 实验动物医学系列

实验动物疾病（5，978-7-03-058253-9）

大鼠和小鼠传染性疾病及临床症状图册（11，978-7-03-064699-6）

实验动物感染性疾病检测图谱（15，978-7-03-067872-0）

实验动物医学管理（19，978-7-03-072221-8）

VI 实验动物福利系列

实验动物福利

VII 实验动物技术系列

动物实验操作技术手册（7，978-7-03-060843-7）

动物生物安全实验室操作指南（10，978-7-03-063488-7）

VIII 实验动物科普系列

实验室生物安全事故防范和管理（1，978-7-03-047319-6）

实验动物十万个为什么

IX 实验动物工具书系列

中国实验动物学会团体标准汇编及实施指南（第一卷）（3，978-7-03-053996-0）
中国实验动物学会团体标准汇编及实施指南（第二卷）（4，978-7-03-057592-0）
中国实验动物学会团体标准汇编及实施指南（第三卷）（6，918-7-03-060456-9）
中国实验动物学会团体标准汇编及实施指南（第四卷）（12，918-7-03-064564-7）
中国实验动物学会团体标准汇编及实施指南（第五卷）（17，978-7-03-069226-9）
中国实验动物学会团体标准汇编及实施指南（第六卷）（18，978-7-03-071868-6）
毒理病理学词典（9，918-7-03-063487-0）